中医肺病

基础与临床

张广迎 编著

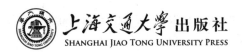

U0351690

上海交通大学出版社
SHANGHAI JIAO TONG UNIVERSITY PRESS

内容提要

本书首先介绍了中医对肺的认识，其次围绕中医基础知识讲述了肺病的诊断、治疗、预防与调护，最后全面阐述了肺病的定义、病因病机、诊断与鉴别诊断、治疗等方面的内容。全书强调在识病的基础上，进行中医辨证施治，体现了辨病与辨证相结合的理论思想，适合广大中医师及中医院校学生参考使用，对提高他们综合分析问题和解决问题的能力有较高的实用价值。

图书在版编目（CIP）数据

中医肺病基础与临床 / 张广迎编著. --上海 ： 上海交通大学出版社，2023

ISBN 978-7-313-29312-1

Ⅰ．①中… Ⅱ．①张… Ⅲ．①肺病（中医）－中医疗法 Ⅳ．①R256.1

中国国家版本馆CIP数据核字（2023）第160728号

中医肺病基础与临床
ZHONGYI FEIBING JICHU YU LINCHUANG

编　　著：张广迎
出版发行：上海交通大学出版社　　　　地　　址：上海市番禺路951号
邮政编码：200030　　　　　　　　　　电　　话：021-64071208
印　　制：广东虎彩云印刷有限公司
开　　本：710mm×1000mm 1/16　　　经　　销：全国新华书店
字　　数：227千字　　　　　　　　　　印　　张：13
版　　次：2023年9月第1版　　　　　　插　　页：2
书　　号：ISBN 978-7-313-29312-1　　印　　次：2023年9月第1次印刷
定　　价：198.00元

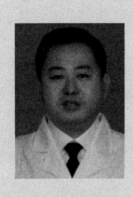

张广迎

男，主治医师，医学硕士，毕业于山东中医药大学，现就职于淄博市中医医院。从事中医临床工作15余年，擅长治疗呼吸系统疾病及其他内科杂症，尤其对发热疾病、慢性咳喘疾病、胸闷胸痛疾病，如慢性支气管炎、肺气肿、支气管扩张症、肺心病、哮喘等常见病诊治效果良好；对肺癌、肺结节、肺间质纤维化、呼吸衰竭等疑难危重疾病有丰富临床经验。

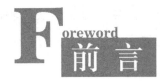

前言

　　近年来，随着社会的发展，人们生活水平在不断提高，生活方式和环境在不断的变化。肺病的发病率和病死率均呈现上升的趋势，肺病已经成为严重威胁人们生命健康的重要疾病之一。

　　中医学认为，"肺主气，司呼吸"。《素问·灵兰秘典论》也说："肺者，相傅之官，治节出焉。"所谓相傅，即宰相；治节即节制与调理。五脏之肺的功能为协助君主、节制均衡天下，即肺以助心，起宣发和肃降的作用。具体来说，肺朝百脉，肺的宣发功能正常，则百脉通顺；肺主行水，肺的肃降功能良好，则水液运行通畅。因此，肺的功能正常有助于其他脏腑的高效运作。然而，肺为"华盖"，主皮毛而开窍于鼻，直接与外界相通，是人体卫外的第一道防线；但肺又为"娇脏"，易于感受邪气为病，由此肺病具有易感性、流行性、严重性的临床发病特点。所以，在肺病的新技术、新科学、新知识得到了很大进步的基础上，针对肺的生理功能及肺病的发病特点，医师们如何提高自身的临床诊治水平及创新肺病的治疗方法成为了临床获得较好诊治效果的关键。为此，本人在参考大量国内外资料的基础上，结合自身临床经验，特编写了《中医肺病基础与临床》一书。

　　本书立足于中医学，系统地阐述了肺病的中医诊治思维和中医特色疗法。首先，讲述了中医对肺的认识及肺病中医理论基础；其次，以肺病的中医诊治为主体，从病因病机、诊断与鉴别诊断、治疗等方面，系统地介绍了肺病的诊治方法。本书表述通俗易懂,逻辑严谨,层次分明,可供各级中医临床医师、中医学研究人员及中医学院学生参考使用。

由于医学发展日新月异,书中难免存在不足之处,期望广大读者见谅,并提出宝贵意见,以便更正。

张广迎

淄博市中医医院

2023 年 5 月

C目录

第一章

中医对肺的认识

第一节　肺的生理特性和生理功能

一、生理特性

(一)肺为华盖

盖,即伞。华盖,原指古代帝王的车盖。肺位于胸腔,居五脏的最高位置,有覆盖诸脏的作用,肺又主一身之表,为脏腑之外卫,故称肺为"华盖"。《素问·病能论》说:"肺者,藏之盖也"。《灵枢·九针论》说:"肺者五脏六腑之盖也"。吴克潜的《大众医药·卫生门》谓:"肺居五脏最高之部位,因其高,故曰盖。因其主气,为一身之纲领。恰如花开向荣,色泽流霞,轻清之体,华然光采,故曰华盖。"所以,肺为华盖是对肺在五脏中位居最高和肺保护脏腑、抵御外邪、统领一身之气的高度概括。

由于肺位最高,且通过气管、喉、鼻直接与外界相通,因此,肺的生理功能最易受外界环境的影响。如自然界风、寒、暑、湿、燥、火"六淫"之邪侵袭人体,尤其是风寒邪气,多首先入肺而导致肺卫失宣、肺窍不利等病变,由于肺与皮毛相合,所以病变初期多见发热恶寒、咳嗽鼻塞等肺卫功能失调之候。由此可知,五脏之中,外感之邪侵犯人体,首先犯肺。故肺为诸邪易侵之脏。

(二)肺为娇脏

《鸡峰普济方·咳嗽》记载:"古人言肺病难愈而喜卒死者。肺为娇脏,怕寒而恶热,故邪气易伤而难治"。经文献考证,这是有关"肺为娇脏"的最早记载。后于清代康熙年间《顾松园医镜》谓:"人之声音,出自肺⋯⋯盖人肺金之气,夜卧则归藏于肾水之中⋯⋯此一脏名曰娇脏,畏热畏寒"。自此,始有"娇脏"一说。

清代段玉裁《说文解字注·马部》称:"骄,俗制娇。"故有理论认为"娇"通"骄"字,"娇"寓"骄"之意。本文只取"娇脏"论。肺为娇脏,主要表现在以下3个方面。

1.从生理结构上讲,肺脏"清虚娇嫩"

肺脏清虚,吸之则满,呼之则虚,是肺主气司呼吸的结构基础。《难经·三十三难》均称"肺得水而浮"。现代解剖学表明肺质软而轻,呈海绵状,富有弹性,内含空气,比重小于1,故浮水不沉。肺脏娇嫩,从其脏器质地来看比较柔软、湿润光滑而富有弹性与延展性,充气时尤见空虚、单薄、娇嫩柔软。正如吴敦序所说:"肺叶娇嫩,通过口鼻直接与外界相通,且外合皮毛,易受邪侵,不耐寒热故有"娇脏"之称。"

2.从发病角度上来说,肺脏"清虚娇嫩"而易损

肺为清虚之体,且居高位,为诸脏之华盖,百脉之所朝,外合皮毛,开窍于鼻,与天气直接相通;六淫外邪侵犯人体,不论是从口鼻而入,还是侵犯皮毛,皆易于犯肺而致病。清·叶天士《温热论》中的开篇之语即为"温邪上受,首先犯肺,逆传心包。"他脏之寒热病变,亦常波及肺,以其不耐寒热,易于受邪,凡其他脏腑的病变易上及于肺。《薛氏医案》中提出:"肺主皮毛而在上,是为嫩脏,故形寒饮冷则伤肺。"《医学三字经·咳嗽第四》说:"肺为脏腑之华盖,呼之则虚,吸之则满,只受得本然之正气,受不得外来之客气,客气干之则呛而咳矣;只受得脏腑之清气,受不得脏腑之病气,病气干之亦呛而咳矣。"清·程钟龄的《医学心悟》也道:"肺体属金,譬若钟然,钟非叩不鸣,风寒暑湿燥火六淫之邪,自外击之则鸣,劳欲情志,饮食炙煿之火自内攻之则亦鸣。"

现代医家吕维柏指出,娇就是娇嫩的意思,肺虽属金,但反不如肝木刚强。称肺为娇脏,是因为肺既怕火也怕水,既怕热也怕寒,还怕燥。因为肺脏能为这么多的病邪所侵犯,因而称为娇脏。故无论外感、内伤或其他脏腑病变,皆可累及肺而为病,加之肺是唯一与外界相通的脏腑,外邪入侵,必首当其冲。可见,肺之"易损"并非仅仅指外邪易犯,亦是言其发病因素及致病途径之多重。故《不居集》曰:"肺为娇脏,所主皮毛,最易受邪"。《理虚元鉴》云:"肺气一伤,百病蜂起,风则喘,寒则嗽,湿则痰,火则咳,以清虚之府,纤芥不容,难护易伤故也。"

3.从治疗用药上讲,以"治上焦如羽,非轻不举"为原则,以轻清、宣散为贵

尤其是久咳气喘之人,治疗多使用滋润调和之剂,缓而图之,过寒过热过润过燥之剂皆所不宜。正如徐灵胎在《医学源流论·伤风难治论》也指出:"肺为娇脏,寒热皆所不宜。太寒则邪气凝而不出,太热则火烁金而动血,太润则生痰饮,太燥则耗精液,太泄则汗出而阳虚,太涩则气闭而邪结。"

综上所述,肺脏"清虚娇嫩"指肺清虚不容纤芥,质地娇嫩;"易损"指外感、内伤及他脏病变等多因素均可伤及肺而为病,尤其是外邪侵袭,肺首当其冲;在治疗上,肺不耐慓悍攻伐之剂,治疗肺系疾病时,用药需灵活配伍以达到祛邪而不伤正的目的。故正确理解"肺为娇脏"这一理论对于肺系疾病及肺系相关疾病的防治工作有着重要的指导意义。

(三)肺主宣肃

"宣"谓宣发,即宣通和发散之意,《医学实在易》有云:"气通于肺脏,凡脏腑经络之气,皆肺气之所宣"。"肃"谓肃降,即清肃下降之意,肺在五行属金,清肃是金的属性之一,故有"金气清肃"之说。

宣发与肃降为肺气机升降、出入运动的具体表现形式。肺位居上,既宣且降,又以下降为主,方为其常。肺气必须在清虚宣降的情况下才能保持其主气、司呼吸、助心行血、通调水道等正常的生理功能。

1.肺主宣发

肺主宣发是指肺气向上升宣和向外布散的功能。其气机运动表现为升与出。其生理作用主要体现在以下 3 个方面。

(1)吸清呼浊。肺通过本身的气化作用,经肺的呼吸,吸入自然界的清气,呼出体内的浊气,司体内清浊的运化,排出肺和呼吸道的痰浊,以保持呼吸道的清洁,有利于肺之呼吸。

(2)输布津液精微。肺将脾所转输的津液和水谷精微,布散到全身,外达于皮毛,以温润、濡养五脏六腑、四肢百骸、肌腠皮毛。

(3)宣发卫气。肺借宣发卫气,调节腠理之开合,并将代谢后的津液化为汗液,由汗孔排出体外。宣发功能正常对保证人体水液代谢,维护人体生命活动正常有重要的影响,对人体的免疫功能也起着十分明显的调节作用。肺的宣发又为其发挥清肃和下降功能的前提。肺合于皮毛,司腠理开合,人体皮肤是抵御外邪的一道屏障。宣发功能正常,卫气达于皮毛,腠理致密则易拒邪于外。

肺为娇脏,不耐寒热,无论何邪侵犯肺脏都易使肺失宣发和宣通,导致肺气闭塞、郁闭、输布失常,从而影响其他脏腑功能。肺的宣发障碍,一方面可出现鼻塞流涕、呼吸不利、咳喘胸闷等症;另一方面由于不能很好地宣发卫气,可出现腠理闭塞无汗,邪不能外达。若因肺气虚,布散无力,卫外失司,可致腠理疏松,出现自汗,易感外邪。如肺失宣发造成布散津液功能减弱,可使津液停滞于肺而成痰,甚则溢于肌肤而为水肿。

宣发功能障碍又影响肺的清肃与下降功能。肺与大肠相表里,肺气失于宣畅也可影响大肠排泄糟粕的功能。肺失宣发、通畅,治当宣肺。李时珍言:"壅者,塞也;宣者,通也、散也。"即指此。宣肺是指宣散和宣通肺气的方法。肺受邪则肺气郁滞,故宜使肺气疏达通畅,据此,临床上常用"提壶揭盖法",即通过宣发肺气,治疗小便不通、大便闭塞之症。

2.肺主肃降

肺主肃降是指肺气有清肃下降的功能,其气机运动形式为降与入。其生理作用,主要体现在以下 4 个方面。

(1)吸入清气。肺通过呼吸运动吸入自然界的清气,肺之宣发以呼出体内浊气,肺之肃降以吸入自然界的清气,一宣一肃以完成吸清呼浊、吐故纳新的作用。

(2)输布津液精微。肺将吸入的清气与由脾转输于肺的津液、水谷精微向下布散于全身,以供脏腑组织生理功能之需要。

(3)通调水道。肺为水之上源,肺气肃降则能通调水道,使水液代谢产物下输膀胱。

(4)清肃洁净。肺的形质是"虚如蜂窠",清轻肃净而不容异物。肺气肃降,则能肃清肺和呼吸道内的异物,以保持呼吸道的洁净。

肺喜清肃,一旦肺的洁净状态受到破坏,则会直接影响肺的生理功能,出现各种症状。《医贯》曰:"肺为清虚之脏,一切不容,毫毛必咳。"故各种内外之邪气及异物犯肺均可影响肺的肃降。如肺失清肃影响了肺主气、司呼吸、通调水道等功能,则可见呼吸不利、咳嗽、气逆、水肿、痰饮内阻、小便不利等症状;肺气壅塞或肺失清肃或肺气不通。大便秘结也可直接影响肺气的顺利下降,而出现肺气上逆的症状,如咳嗽、气急、胸闷、喘息等;若影响到通调水道的功能则可出现如小便不利、痰涎壅盛等症;若久病及肾则可出现面色黧黑、皮毛枯槁之象,出现呼吸浅急、动则喘甚等肾不纳气的症状。

肺气的宣发和肃降,是相辅相成的矛盾运动。在生理情况下,相互依存和相互制约;在病理情况下,则又常常相互影响。所以,没有正常的宣发,就不能有很好的肃降;没有正常的肃降,也会影响正常的宣发。只有宣发和肃降正常,才能使气能出能入,气道畅通,呼吸调匀,保持人体内外气体之交换,才能使各个脏腑组织得到气、血、津液的营养灌溉的同时,又免除水湿痰浊停留之患,才能使肺气不致耗散太过,从而始终保持清肃的正常状态。如果二者的功能失去协调,就会发生肺气失宣或肺失肃降的病变。

(四)肺喜润恶燥

肺气通于秋,燥为秋之主气,内应于肺。六淫致病因素中,最易伤及肺阴的就是燥邪。《临证指南医案》云："燥为干涩不通之……始必伤人上焦气分"。《类证治裁》中解释道："今析言之,燥在上,必乘肺,为燥嗽。"因为肺脏喜清肃濡润,内燥则最伤津,而外燥自口鼻、皮毛而入后多劫伤肺津,均使肺脏失去温润的环境,影响了肺宣发肃降的功能,肺失肃降,故发疾病,出现干咳少痰,或痰少而稠、难于咳出,甚则出现痰中带血、胸痛喘逆等症。

二、生理功能

(一)肺主气,司呼吸

古人通过肺脏形体的观察研究,发现肺藏于胸廓,有"二十四空,虚如蜂窠,下无透窍"之说,与口鼻喉等通气的组织器官结构相通,可视的呼吸运动与藏有肺脏的胸部起伏活动密切相关,从而提出了"肺藏气""肺者,气之本"等肺主气、司呼吸的主要功能。

肺主气包括主呼吸之气和主一身之气两方面。

1.肺主呼吸之气

肺主呼吸之气是指肺通过呼吸运动,吸清呼浊,实现体内外清浊之气的交换。不断地呼吸吐纳,促进气的生成,从而保证了人体新陈代谢的正常运行,维持人体的生命活动。所以《医宗必读·改正内景脏腑图》说:"肺叶百莹,谓之华盖,以复诸脏。虚如蜂窝,下无透窍,吸之则满,呼之则虚,一呼一吸,消息自然。司清浊之运化,为人身之橐龠。"这里"橐龠"是古代冶炼用以鼓风吹火的装备,犹今之风箱,以此来类比肺的呼吸运动。中医学认为,呼吸运动不仅靠肺来完成,还有赖于肾的协作。肺为气之主,肾为气之根,肺主呼,肾主纳,保持呼吸的深度,一呼一纳,一出一入,才能完成呼吸运动。

2.肺主一身之气

肺主一身之气是指肺有调节、主司全身各脏腑之气的作用,即肺通过呼吸而参与气的生成和调节的作用。"人身之气禀命于肺,肺气清肃则周身之气莫不服从而顺行。"肺主一身之气的生理功能主要体现在以下方面。

(1)主宗气。《灵枢·邪客》云:"宗气者,积于胸中,出于喉咙,以贯心脉而行呼吸焉。"肺主宗气,主要表现在两方面。①主宗气的生成:宗气由清气和谷气汇聚而成,肺在其形成过程中起着关键性作用。一方面,自然界清气进入肺脏,通过肺的肃降作用透肺进胸。正如《医学衷中参西录·升陷汤》说:"盖谓吸入之气,虽与胸中不相通,实能隔肺膜透过四分之一以养胸中大气"。另一方面,胃中水谷之气通过胃络"虚里"上注于胸中与清气汇合,经肺气化合生成宗气。《素问·平人气象论》说:"胃之大络,名曰虚里,贯膈络肺,出于左乳下,其动应衣,脉宗气也。"《医学衷中参西录》释之曰："按：虚里之络，即胃输水谷之气于胸中，以养大气之道路。"故宗气是肺气化合清气和谷气的产物，肺气之强弱直接影响宗气生成量之多少。若肺气虚，宗气生成不足，则见少气不足以息、语言低微、身倦乏力等气虚不足的症状。如《灵枢·本神》说："肺气虚……少气。"《灵枢·海论》云："气海不足，则气少不足以言。"以其病本在肺，故《素问·通评虚实论》指出"气虚者，肺虚也"。②主宗气的运行：宗气积于胸中，赖肺气宣降布达上下，《灵枢·刺节真邪》云："宗气留于海，其下者，注于气街，其上者，走于息道。"肺气宣发，则宗气上达，"走于息道"；肺肃降，则宗气下行，"注于气街"，从而发挥"贯心脉、行呼吸、行血气资先天"的作用。如果肺失宣降，使宗气运行紊乱，积郁胸中，不得布达，则会失去"贯心脉""行呼吸"之用，可见胸膈满闷、呼吸不利，甚则心脉瘀阻等症。《黄帝内经》在多篇中对此均有论述，如《灵枢·刺节真邪》曰："宗气不下，则脉中之血，凝而留止"。《灵枢·本神》云："肺气实则喘喝胸盈仰息。"以其病本在于肺失宣降，故《黄帝内经》说："诸气膹郁，皆属于肺。"

（2）主营卫之气。①主营卫的生成：《灵枢·营卫生会》云："人受气于谷，谷入于胃，以传于肺，五脏六腑，皆以受气，其清者为营，浊者为卫。"这是对营卫之气生成过程的最好说明。食物经过"入于胃"，在脾的参合下，化生于水谷精微，但终未分出气、血、津液。当水谷精微由脾既"传于肺"，在肺内与大自然清气相汇，经肺气化合乃成营气和卫气，此始称水谷精微。可见，营卫之气来源有二，一为水谷精微，一为自然界清气，生成的器官是肺。《黄帝内经》对此论述较多，如《灵枢·营卫生会》曰："中焦亦并胃中，出上焦之后，此所受气者，泌糟粕，蒸津液，化其精微，上注于肺脏，乃化而为……故独得行其经隧，命曰营气。"②主营卫的运行：营气沿十二经脉运行，始于手太阴肺经而又终于手太阴肺经，肺经制节着营气的运布。肺宣降正常，则营气一日五十周于身；否则，可致营气运行紊乱。如《素问·生气通天论》云："营气不从，逆于肉理，乃生痈肿。"即属于这一病理变化，可用宣肺之"汗"法治疗，所谓"汗之则疮已"道理即在于此。

卫气不循经脉运行，其流布有内外两大区域。肺宣发，则卫气达表布于肌肤腠理，如《灵枢·痈疽》有"上焦出气，以温分肉而养骨节，通腠理。"肺肃降，则卫气行里散于胸腹诸腔，如《灵枢·平人绝谷》有"上焦泄气，出其精微，慓悍滑疾，下焦下溉诸肠。"若肺宣降失常，制节无权，使卫气运行逆乱，则变证诸端。如肺不宣发卫气于表，则"气不荣而皮毛焦。"肺不肃降，卫气逆乱于胸腹，如"卫气之留于腹中，蓄积不行，菀蕴不得常所，使人支胁胃中满，喘呼逆息。"皆此之变。上述诸症，要在理肺，肺气一畅，则卫气运行无阻，而病自能除。

（3）主清阳之气。清阳，乃轻清阳和之气，指精纯清润的一类物质，其功能主要是温润头面诸窍，以使视听言嗅灵敏无误。《素问·阴阳应象大论》云："清阳出上窍"，《灵枢·邪气脏腑病形》说："其精阳之气上走于目而为睛，其别气走于耳而为听"。然清阳欲发挥温运之功，须赖肺气宣发相助，如《灵枢·阴阳清浊》云："手太阴独受阴之清。其清者上走空窍"。肺宣发清阳上行清窍，于是，听声发音，感受无穷，诚如《素问·六节藏象论》所说："五气入鼻，藏于心肺，上使五色修明，音声能彰"。

若肺气虚弱，或邪扰于肺，不能宣发清阳于头面清窍，可见鼻塞、耳鸣耳聋、头晕目眩，或目赤鼻干、咽痛等症，总分虚、实两类。虚者清阳不升，如"肺气虚则鼻塞不利""上气不足，脑为之不满，耳为之苦鸣，头为之苦倾，目为之眩"等。实者清阳郁而化火，如《医学准绳六要》说："痰火郁于上焦胸中，肓膜之上，上窍不通，则元门闭密而鼻不闻香臭，口不知味，或耳聋目昏"。然无论虚证、实证，总以治肺为先。

肺主一身之气和呼吸之气，实际上都隶属于肺的呼吸功能。肺的呼吸调匀是气的生成和气机调畅的根本条件。如果肺的呼吸功能失常，势必影响宗气的生成和气的运动，那么肺主一身之气和呼吸之气的作用也就减弱，甚则肺丧失了呼吸功能，清气不能入，浊气不能出，新陈代谢停止，人的生命活动也就终结了。所以说，肺主一身之气的作用，主要取决于肺的呼吸功能。但是，气的不足和升降出入运动异常，以及血液运行和津液的输布排泄异常，亦可影响肺的呼吸运动，而出现呼吸异常。

（二）肺主行水

《素问·经脉别论》云："饮入于胃，游溢精气，上输于脾，脾气散精，上归于肺，通调水道，下输膀胱，水精四布，五经并行。合于四时五藏阴阳，揆度以为常也。"这阐述了肺在水液代谢中的作用，说明了肺具有推动水液输布和排泄的作用，是疏通和调节水液运行的通道。由于肺为华盖，体内居位最高，参与调节体内水液代谢，所以《血证论·肿胀》中又称肺为"水之上源"。

肺主行水的生理功能，是通过肺气的宣发和肃降来实现的。肺气的宣发，一方面使水液向上向外布散到全身，外达皮毛，"若雾露之溉"，充养润泽和护卫各种组织器官；另一方面使一部分被机体代谢利用后的废水和剩余的水液，通过皮肤汗孔以蒸发和排汗的形式排出体外。津液随肺气的宣发作用外达肌表体窍，濡养肌表。肺在体合皮毛，肺的通调水道功能正常，则肌肤濡润，腠理开合有度，津液在卫气的作用下生成汗液并排出体外。另外，肺还可通过呼吸作用，呼出大量的水气,以协助维持体内外水液平衡。肺失宣发,可致水液向上向外输布失常,出现无汗、全身水肿等症。

肺气的肃降作用,一方面使水液向下向内输布以充养和滋润体内的脏腑组织器官,另一方面使大部分被机体代谢利用后的废水和剩余的水液不断地向下输于肾,经肾和膀胱的气化作用,生成尿液排出体外。如果外邪袭肺,肺气失于宣肃,则肺将失其主水的功能,水道不调,水液输布和排泄障碍。内伤及肺,肺失肃降,可致水液不能下输其他脏腑,浊液不能下行至肾或膀胱,出现咳逆上气、小便不利或水肿。

肺气的宣发和肃降,不但能使水液运行的道路通畅,而且在维持水液代谢平衡中发挥着重要的调节作用。如果肺气宣降功能失常,肺主行水功能失常,水道不调,则可出现水液输布和排泄障碍,如痰饮、水肿等,临床上多用"宣肺利水"法来治疗此类疾病,往往收到很好的疗效。

(三)肺朝百脉

"肺朝百脉"首见于《素问·经脉别论》:"食气入胃,浊气归心,淫精于脉,脉气流经,经气归于肺,肺朝百脉,输精于皮毛"。然而关于"肺朝百脉",历代医家有不同的看法。

1.朝即"朝会"之义

唐·王冰注释为"经气归宗,上朝于脉,肺为华盖,位复居高,治节由之,故受百脉之朝会也。故肺朝百脉,然乃布化精气,输于皮毛矣";其后,诸如历代《黄帝内经》注家都秉承王氏之说,将其称为"肺受百脉之朝会"或"百脉朝会于肺"。比较著名的有张介宾在其《类经·藏象类》中曰:"精淫于脉,脉流于经,经脉流通,必由于气,气主于肺,故为百脉之朝会,皮毛为肺之合,故肺经输矣";李中梓在《内经知要》中云:"注于经脉,必流于经,经脉流通,必由于气,气主于肺,而为五脏之华盖,故为百脉之朝会。"上述医家对"朝"字的注释源于该字的本义。"朝"是由表"早晨"之义引申而成"朝见朝会"之义。

2.肺"潮"百脉

王景明等医家认为"朝"仅解释为"朝向"似有欠缺,还应作"潮动"理解,即"肺潮百脉",肺使百脉中的气血按一定的时间秩序如潮汐样运行而布达周身之意。并从肺及其相关结构、肺的生理功能等方面,现分析以下四条依据。

(1)肺脉实为全身百脉之气血运行的起始部位。肺主气,司呼吸,是体内外气体交换的场所。清浊之气通过肺的呼吸功能才得以交换,而后富含清气的血液在宗气的作用下由肺开始经百脉布达周身,实现其助心行血的作用。另外,肺主气,气行血,肺通过宗气贯心脉而实现其助心行血的作用,而宗气的生成与肺密切相关。

(2)古老的经络理论为"肺潮百脉"奠定了结构基础。脏腑通过经脉而相互络属,到达肺的经脉,除手太阴肺经外,还有手阳明大肠经、手少阴心经、足厥阴肝经、足少阴肾经。经脉中之气血即是始于肺,通过经脉而输送至五脏六腑的。

(3)人类的生物节律与太阳、月亮、地球及星辰运动的相对位置有关。人体十二经脉在不同的时间里有不同的生理变化及反应,即是由于月球引力的改变及月亮的不同光照而引起的。月球的引力不仅引起了地球及其生物的液体潮,也由此而出现了相应的气体潮和固体潮。《素问·灵兰秘典论》指出:"肺者,相傅之官,治节出焉。"此"治节"即指肺可使呼吸运动、血液运行及津液的代谢有节奏、有规律地进行。肺脉为全身百脉之气血运行的起始部位,肺在主气运血的同时,也调节着津液的代谢,肺的这种结构和生理决定了肺是连接月球与人体气血运行"似潮汐节律"的一个重要桥梁。

(4)子午流注学说在时间上佐证了肺使气血如潮汐样运行的规律。源于"天人相应观"的中国古代时辰生物学明确指出:"人与天地相参也,与日月相应也。"宇宙中日月星辰的运动变化,会导致地球上各种生物出现周期性的节律变化。人体经脉中气血的运行,随自然界阴阳消长变化而有其昼夜的盛衰周期,犹如流水之灌注。经脉于中焦"受气取汁"后,化赤为血而上注于肺,于寅时自手太阴肺经开始,按十二经脉的流注秩序,逐经依次相传,至丑时终于足厥阴肝经,寅时又由肝经复注于肺经,如此周而复始,循环不休。肺经为经脉中气血流注的始端,肝经则为其流注的终端。气血流注于某一经脉时,该经即如潮汛之涨;而气血离去时,该经又如潮汛之落。

肺潮动百脉的观点,不仅印证了《素问·五脏生成》所言"诸血者,皆属于心,诸气者,皆属于肺,此四肢八溪之朝夕也。"的理论,而且与现代生物学中人体生物钟之潮汐理论相吻合。

以上两种对"朝"字的解释,在本质上并不矛盾,只是各有侧重,且又相互补充,可谓仁者见仁,智者见智。编者认为,肺通过朝会百脉,进一步发挥对肺的调节与调和作用,使肺能有节律地潮动和运行,将气血输布全身。"肺潮百脉"的功能可体现在助心行血调节脉管维持人体生物节律等多个方面,肺对"脉"的调节作用可发生在许多环节。生理上,"肺朝百脉"是对肺与血、肺与脉相互作用的高度概括;病理上,"肺朝百脉不利"同样可变生诸证。

(四)肺主治节

"肺主治节"强调肺与人体五脏的统筹关系,是中医整体观念的体现。明·马蒔在《黄帝内经素问注证发微》中写道:"肺与心皆居膈上,经脉会于太渊,死生决于太阴,故肺为相傅之官,佐君行令,凡为治之节度,从是而出焉。"说明肺在施行治节的环节中,是通过"朝百脉"的途径,以宣发、肃降的方式,来完成"主气""司呼吸""通调水道"等生理功能及与其他脏腑的协调作用,最终方能"上焦开发,宣五谷味,熏肤、充身、泽毛,若雾露之溉"。因此,"治节"功能的实现,需要气血津液、各个脏腑经络的共同发挥。反之,在病理状态下,即功能失调时,一旦统令不行或行令有误,就会导致整体功能的失常。同样的,各脏腑的病变,亦能通过"朝百脉"而反逆至肺,加重治节失常状态。肺主治节的作用,主要体现于以下三方面。

1.调节呼吸节律

肺的呼吸运动,有节律地一呼一吸,呼浊吸清,对保证呼吸的调匀有着极为重要的作用。《灵枢·天年》所谓:"呼吸微徐,气以度行"。通常情况下,肺主治节使呼吸节律与脉搏节律构成1∶4的比例。肺脏吐故纳新,主生成诸气,合成宗气,宗气走息道,贯心脉,协助心主血脉,作为联结心肺功能的中心环节或中介。宗气的运行具节律性,并受呼吸节律调控,参与心脏搏动节律的形成和维持。正因为这样,不但心脏搏动节律和肺密切相关,而且心率和呼吸频率之间还存在着一定的比例,比如《灵枢·动输》的一呼一吸(一息)脉动4次,《难经·一难》关于一呼一吸(一息)脉行六寸的比例等。

此外,还可以适应机体变化需要,调节呼吸的节律和深度。当机体在某些情况下对自然界清气需求增加或肺中待排出浊气增多时,肺则相应调节呼吸运动加深加快。如人在增加运动量或情绪激动时,机体对自然界清气的需求量和产生的浊气量都增加,这时通过肺的治理调节,呼吸加深加快,充分吸入清气和排尽浊气,维持机体运动状态及情绪激动状态下的气体交换。当人体由运动或激动状态趋于平静时,机体对清气的需求和产生的浊气逐渐减少,肺则调节呼吸运动逐渐趋于平稳。当机体恢复平静时,呼吸运动也随之恢复到通常相对稳定的节律。

2.对津液分布的调节

《素问·经脉别论》载:"水液上归于肺,通调水道,下输膀胱,水精四布,五经并行。"肺、脾、肾、三焦及膀胱协作完成人体水液代谢。肺通过宣发和肃降功能对津液分布进行调节,肺的宣发作用推动津液向上、向外输布,代谢后以汗的形式由汗孔排泄;肺的肃降作用,将上部水津向下输送、下达于肾,并成为尿液生成之源,经肾的气化,将代谢后的水液化为尿贮存于膀胱而排出体外。肺气这一功能作用与春夏季节卫气从皮肤散泄相一致。春夏时节肺气调控津液向上向下输布增加,使皮肤外泄津液载卫气增多,卫气调控腠理的开合,使汗液经腠理排泄增多。此外,肺脏宣发过甚且肃降不够,致水道下行不利,则溲便见少,如春夏之季的生理性尿量减少,汗泄增多。相反,当气温骤降、湿度较大时,肺脏宣发受制,肃降增强,水道通利下行,溲便见多,如秋冬两季的生理性尿量增多和汗泄减少。

3.肺对其他脏腑的调节

肺主宣发肃降和"朝百脉"促进心行血的作用,是血液正常运行的必要条件。肺的宣发肃降和通调水道,有助于脾的运化水液功能,防止内湿的产生;肺主降、肝主升,肺与肝相互协调共同调畅人体气机;肾主水的功能也有赖于肺的宣发肃降和通调水道,肺失宣肃会累及肾而致尿少甚至水肿;肺与大肠相表里,大肠的传导赖于肺的肃降功能,肺气不降津液不能下达,则可见大便秘结;卫气有赖于肺的宣发而外达皮毛,从而行使防御功能;肺在体合皮,皮肤有赖于肺输布精气得到充养;肺开窍于鼻,鼻的通气和嗅觉也依靠肺气的作用,肺气宣畅,呼吸平和,鼻窍通畅,才能知香臭。

因此,肺主治节,实际上是对肺的主要生理功能的高度概括。肺主治节是在肺主气的前提下,肺通过宣发肃降和通调水道等生理功能,对人体脏腑功能、气血津液运行变化的节律和周期性变化起到节制、协调和制约作用,使人体达到气血通畅、脏腑功能和谐、阴平阳秘的状态,即机体达到一种"周期和节律和谐有序的状态"。故《类经·三卷·脏象类》曰:"肺主气,气调则营卫脏腑无所不治。故曰治节出焉。""治节"是人体气血顺畅、脏腑和谐的整体表现,是肺作为"相傅之官"协调、制约十二官生理功能的结果,体现了肺在十二官中的特殊地位。

第二节　肺与形窍志液的关系

一、肺在体合皮，其华在毛

皮毛包括皮肤、汗腺、毫毛等组织，是一身之表。它们依赖于卫气和津液的温养和润泽，具有防御外邪、调节津液代谢、调节体温和辅助呼吸的作用。肺与皮毛相合，是指肺与皮毛相互为用的关系。

(一)肺对皮毛的作用

肺对皮毛的作用体现在以下两方面。

(1)肺气宣发，宣散卫气于皮毛，发挥卫气的温分肉、充皮肤、肥腠理、司开阖及防御外邪侵袭的作用。

(2)肺气宣发，输精于皮毛，即将津液和部分水谷之精向上、向外布散于全身皮毛肌腠以滋养之，使之红润光泽。故《素问·五脏生成篇》说："肺之合皮也，其荣毛也"。若肺精亏，肺气虚，既可致卫表不固而见自汗或易感冒，又可因皮毛失濡而见枯槁不泽。而外邪侵袭皮毛，腠理闭塞，卫气郁滞的同时也常常影响肺，导致肺气不宣。

(二)皮毛对肺的作用

皮毛对肺的作用体现在以下两方面。

(1)皮毛能宣散肺气，以调节呼吸。《黄帝内经》把汗孔称作"玄府"，又叫"气门"，是说汗孔不仅是排泄汗液之门户，而且也是随着肺的宣发和肃降进行体内外气体交换的部位。汗孔通过散气和闭气以调节体温，配合肺的呼吸运动。

(2)皮毛受邪，可内合于肺。若肺卫气虚，肌表不固，则常自汗出而呼吸微弱。如寒邪客表卫气被郁遏，毛窍闭塞，可见恶寒发热、头身疼痛、无汗、脉紧而气喘等症，则表明病邪已伤及肺脏，影响了肺的呼吸功能。故治疗外感表证时，解表与宣肺常同时并用。

二、肺开窍于鼻

(一)鼻肺的生理关系

鼻是气体出入的通道，与肺直接相连，所以称"鼻为肺之窍"。《素问·阴阳应象大论》说："肺主鼻……在窍为鼻。"《素问·金匮真言论》说："西方白色，入通于肺，开窍于鼻"。均阐述了鼻与肺的官窍与脏腑之络属关系。中医学把肺的附属器官如气管、喉、鼻道等连成的呼吸道,统称肺系。主要生理功能是司呼吸、助发音、主嗅觉。肺气贯通于整个肺系,上达鼻窍,肺气充沛,肺系功能正常,肺鼻协调,共同完成肺气之"宣"与"降"的功能,使精气、卫气上注清窍,鼻窍得以濡养,护卫而通利,嗅觉敏锐。故《灵枢·脉度》云:"肺气通于鼻,肺和则鼻能知臭香矣"。《严氏济生方·鼻门》云:"夫鼻者,肺之所主,职司清也,调适得宜,则肺脏宣畅,清道自利"。

(二)鼻肺的病理关系

肺与鼻生理上息息相关,病理上亦相互关联。鼻病多源于肺,肺病可因于鼻。当肺气失常,不能宣发肃降而上逆,或肺虚津少,鼻窍失养,或肺气虚弱,腠理疏松,卫表不固,鼻窍易感外邪,均可致鼻病。临证中,更可见诸多鼻病日久,可致肺疾之证,如鼻衄、鼻渊等证久病不愈,可见咳嗽、哮喘等症,均提示了鼻病与肺的关系。如《灵枢·本神》云:"肺气虚则鼻塞不利少气。"提出了肺虚鼻病。《脉因证治》亦说:"鼻为肺之窍,同心肺,上病而不利也。有寒有热,寒邪伤于皮毛,气不利而壅塞。热壅清通,气不宣通。"阐述了肺实鼻病。《严氏济生方·鼻门》云:"夫鼻者,肺之候……其为病也,为衄,为痈,为息肉,为疮疡,为清涕,为窒塞不通,为浊脓,或不闻香臭。此皆肺脏不调,邪气蕴积于鼻,清道壅塞而然也。"《医学摘粹》亦云:"鼻病者,手太阴之不清也。"说明了鼻病多由于肺病的关系。鼻病及肺者,如《辨证录·咳嗽门》云:"夫肺窍通于鼻,肺受风寒之邪,而鼻窍不通者,阻隔肺金之气也。"

总之,临床上肺与鼻关系密切,如果鼻部病变不能得到很好改善,则肺部始终处于一个易感状态。鼻在正常状态不仅可抵御外邪,另外还会使邪气黏聚胶着在局部,成为致病源,使得病邪一有机会即下传,引起肺部新感或宿疾复发。因此,肺病不治鼻或鼻病不治肺都非治疗良策。

三、肺在志为悲(忧)

《黄帝内经》中对于肺之志有两种说法:一种认为肺之志为悲,一种认为肺之志为忧。虽然悲和忧分属七情,意义稍有差别,但当二者作为致病因素影响人体功能时是基本相同的,所以将忧和悲同归属于肺之志。肺脏在情志变化中起着重要的作用,肺脏气血是悲忧情志变化的物质基础,而悲忧情志是肺脏功能活动的表现形式之一。

(一)悲忧的概念

悲是指人得不到喜爱的人或物或者是自己的愿望不能实现时的情绪体验。忧是指忧虑、担心,是指提前感应到不开心的事情有可能发生,而表现出的忧心忡忡、难以排解的情绪状态,或者是面对困难不能解决,导致情绪低落并伴有自卑感的一种心境。悲忧是每个人都会产生的情志活动,人体能够承受的范围内悲忧情志对人体功能的正常发挥意义重大。悲哀和忧伤虽属不良性情志刺激,但在正常范围内,是不会引起人体发病的。《素问·生气通天论》曰:"阴平阳秘,精神乃治。"说明当人处于平和状态时,各项功能均可正常发挥;一旦失去这种平衡,人体就会产生不适,甚至导致疾病。当"悲(忧)"情志出现"失衡"时,人又缺乏移情易性的能力,这种过度的悲忧便会影响人体生理功能的发挥,最终导致疾病。

(二)悲忧的影响

悲忧皆属肺志,由肺精、肺气化生而成,反映的是肺的生理功能,是人体正常的情绪、情感反映。但人体处于过度悲哀或忧伤,则属不良的情志变化,此时可能会损伤肺精、肺气,或影响肺气的宣发、肃降功能。

1.悲则气消

《素问·举痛论》曰:"悲则气消。"悲为七情之一,在五行中属金行,金之特性是肃杀、收敛;气消指肺气消损。悲则气消是说悲哀太过,就会导致肺气消损。如张志聪说:"气郁于中则热中,气不运行,故潜消也。"可见,悲则气消,是由于心藏神,悲为肺志,过悲则心系挛急,肺叶胀大上举而功能失调,肺失宣发,则营卫之气壅遏于上焦,气郁化热,热邪耗伤肺气所致。

《素问·宣明五气》说:"精气并于肺则悲也。"这是指在正常情况下,外界刺激引起人产生悲哀的情志时,人体内脏的精气就相对地集中于肺,于是肺产生悲哀情志变化。如果过度刺激作用于人体,悲哀的情志呈持续状态,超过人体所能承受的范围,便会使肺气耗伤而为病,荣卫之气不能布散,滞于肺中,久而化热,更耗肺气,所以《素问·举痛论》在原文中解释说:"悲则心系急,肺布叶举,而上焦不通,荣卫不散,热气在中,故气消矣。"即阐明了化热耗气的机制。当然,在临床上也有悲哀太甚不化热而直接耗散肺气者,这就要看患者的素体状况和病程的长短,又不可拘泥于郁而发热一端。悲哀太过,既可因哭泣呼号而耗伤肺气,而导致气短太息,又可使心肺之气收敛,使气机不畅,而致意志消沉。悲哀过甚者,待其哀伤之后,常感觉到神疲乏力,萎靡不振,怠惰思卧,此均为悲则气消的临床表现。

悲忧则气消,悲忧作为七情致病因素主要还是影响肺脏的气机,肺脏气机紊乱,影响肺脏宣发肃降的生理功能,从而导致肺脏疾病的产生。

2.忧则气聚

忧则气聚是指强烈、持久的忧愁会使肺气耗伤,从而导致气机调节功能失常,表现为闷闷不乐、少气倦怠、郁郁烦躁等。忧归肺属金。《三因极一病证方论》中说:"遇事而……忧伤肺,其气为聚。"因忧伤肺,气机失调,或气衰不行而致的疾病,治宜疏泄条达,散其聚气。在临床中,忧郁会导致疾病的产生,反之疾病亦会加重忧郁的程度。忧郁属于不良的情志刺激,如果长时间处于这种状态,不利于疾病的恢复,甚至会使病情加重,产生各种兼证。

3.悲(忧)伤肺

肺在志为悲忧,但过度的悲忧还是归属于不良情志刺激,在影响全身气机的同时,更主要的还是影响肺脏的气机。王冰注:"虽(肺)志为忧,过则损也。"《黄帝内经太素》中有"忧则气乱伤魄,魄伤则肺伤也。"此处将悲忧伤肺更进一步具体化了,认为"伤魄"即会导致"悲忧伤肺"。过度的悲忧导致了肺脏气机的紊乱,从而影响了肺脏正常的生理功能的发挥,导致了"气乱伤魄"。

4.悲(忧)导致气血阴阳逆乱

《黄帝内经》认为过度的情志刺激会伤血耗气,使气血逆乱,最终导致疾病的发生。《素问·调经论》说:"喜则气下,悲则气消,消则脉虚……故曰虚矣。"这说明"悲"太过对气血的不良影响,主要表现在以下三方面。

(1)损耗气血:会导致虚证的产生。

(2)气血逆乱:会导致急性病症的产生。

(3)气滞血瘀:会导致虚实夹杂病症的产生。《素问·痿论》曰"悲哀太甚,则包络绝,包络绝则阳气内动,发则心下崩,数溲血也。"说明异常的情志刺激会阻滞经络,影响经络沟通表里、通行气血的功能,从而损伤包络而为病。

5.影响病情转归

有学者指出:"一切对人不利的影响中,最能使人短命夭亡的就要算是不好的情绪和恶劣的心境,如忧虑、悲伤、怯懦、憎恨等。"过度的情志刺激会使病情加重甚至使病情急剧恶化。"悲(忧)则气消",悲忧伤肺,影响肺的功能,易导致气滞,气为血之帅,气滞则影响体内津液等精微物质的正常运行,若悲忧不已,导致气机不畅,从而影响正常物质的化生,影响病情的转归。

四、肺在液为涕

鼻涕是鼻黏膜的分泌液,属于津液的范畴。肺精、肺气的作用是否正常,亦能从鼻涕的变化中反映出来。若肺精、肺气充足,则鼻涕润泽鼻窍而不会外流。如果寒邪袭肺,肺气失宣,肺的精津被寒邪所凝而不化,则鼻流清涕;肺热亢盛,可见鼻流黄浊涕,或涕中带血;如果燥邪犯肺,肺的精津受损,鼻涕分泌不足,又可见鼻干而痛。

五、在季应秋

"肺应秋"是指肺的生理功能随着秋季气候的变化而呈现出相应的变化规律,在《黄帝内经》中有多处论及。如《素问·六节藏象论》指出:"肺者,为阳中之太阴,通于秋气。"《素问·四气调神大论》曰:"秋三月,此谓容平。天气以急,地气以明,早卧早起,与鸡俱兴,使志安宁,以缓秋刑,收敛神气,使秋气平,无外其志,使肺气清,此秋气之应,养收之道也。"时至秋令,自然界的阳气渐收,阴气渐长,即"阳消阴长"的过渡阶段。此时,肺的主气、司呼吸、主通调水道、主皮毛等功能在秋季表现出与气候相适应的一系列变化,从而维持机体内环境的稳态,达到阴阳的平衡。主要体现在以下几个方面。

(一)调控宣肃功能以应秋

调控宣肃主要表现在对津液代谢和卫气布散的调节方面。肺的本性以肃降为主,在秋季当旺之时,则肃降功能表现较强,正是肺气旺于秋的表现。夏季阳气旺盛,气候炎热,人体温度升高,肺的宣发功能相对增强而肃降作用减弱,表现为皮肤出汗增多,卫气向上向外发越,这样有利于热量发散以维持机体的温度平衡;秋季阴长阳消,外界温度转凉,为适应气候的变化,肺的宣发功能减弱而肃降作用增强,表现为皮肤腠理致密,汗孔闭合,卫气外散减少,从而温煦和保护机体脏腑,减少汗液的排泄以抵御秋季干燥气候的影响。另外,肺的肃降作用增强,津液向下、向内输布增多,废液下流,则表现为小便量增多。

(二)调控皮毛汗孔开合以应秋

秋季天气转凉,肺的肃降功能增强,卫气趋向于里,皮毛腠理致密,以利于阳气的敛藏、养蓄,从而适应秋季的寒凉特性。

(三)调控呼吸深浅以应秋

春夏季节,人体心肝阳气发越,功能活动旺盛,以适应春生夏长的节律。而此功能的建立需要有外界清气的参与和人体脾胃为其提供水谷精微等营养物质作为基础。肺在气体的分布和运行上起着至关重要的作用,主要表现在呼吸的深浅和气体的分布上。

首先,春夏季节呼吸表浅,清气和水谷精微等营养物质直接通过手太阴肺经走入心肝,为其新陈代谢提供物质来源。其次,呼吸轻浅也有利于人体气血在肌表的运行,促进人体阳气的生长和为肢体活动提供能量来源。此所谓"春夏养阳"。进入秋季以后,外界气候变凉,心肝功能活动减弱,皮肤腠理致密,体表血液循环减少,不再需要过多的营卫之气。此时,肺肃降作用增强,表现在呼吸变慢加深,心脏搏动慢而有力,这样更有利于血液和气体循行,保护和滋养脏腑器官,此所谓"秋冬养阴"。可见,肺通过调控呼吸深度的变化间接影响了荣卫之气在人体内外上下的分布,从而与自然界气候变化相适应。

(四)调控精神情志以应秋

七情与五脏有密切的关系,人体情志活动以脏腑中的气血阴阳为物质基础。《素问·天元纪大论》有"人有五脏化五气,以生喜怒思忧恐",即五脏化五气,生五志。外界环境的变化对人体气血阴阳具有一定的影响,而这又可以导致人体精神情志发生变化。《内经·四气调神大论》提出了情志养生的方法,即随着季节的变化调整自己的情志以适应春生、夏长、秋收、冬藏的规律。如进入秋季后气候转冷,大自然呈现出一派收引的趋势,此时人应该收敛自己的精神,不要使其过分张扬,使情志保持平静调和的状态,以利于阳气的收敛,如"秋三月,此谓荣平,天气以急,地气以明,使志安宁,以缓秋刑,收敛神气,使秋气平,无外其志",以使精神情志的变化与季节气候相适应。

第三节 肺与其他脏腑的关系

一、肺与心

心肺同居上焦,横膈之上,位置相邻,经脉相连,由此心肺之间的功能必然是密切相关的。《素问·灵兰秘典论》曰:"心者,君主之官也,神明出焉。肺者,相傅之官,治节出焉。"说明心肺之间的"君相"关系。心主血,肺主气;心主行血,肺主呼吸,心与肺的关系主要体现以下几个方面。

(一)肺主气,维持心脏正常功能活动

1.肺主宗气,是心气的组成部分之一

心气是一身之气分布于心的部分,是心脏功能活动的原动力,是推动和调控心脏搏动、脉管舒缩及精神活动的一类极细微的物质。心气一部分由心精、心血化生,另一部分则由宗气中贯心脉、行血气的那部分化生。心气是靠宗气来供养的,而宗气则是由肺吸入的自然界清气与脾传输的水谷之精气结合而成。因此,宗气为肺所主。肺的呼吸功能正常有利于宗气的生成与运行,从而间接影响心气功能的发挥。

肺的呼吸功能失常,宗气生成减少,可导致心肺之气不足,心肺二脏功能也不能得到正常的发挥,凡呼吸、心搏、视听、语言、声音、肢体运动及心神脑力等皆可因失于宗气的推动而表现异常。

2.肺主营卫之气,是心主血的物质基础

《灵枢·营卫生会》云:"人受气于谷,谷入于胃,以传于肺,五脏六腑,皆以受气,其清者为营,浊者为卫。"当水谷精微由脾"上传于肺",在肺内与大自然清气相汇,经肺气化合乃成营气和卫气,营卫之气,实乃肺气,营气之源为宗气,在肺中生成。

营气是血液化生的主要物质,《灵枢·营卫生会》说:"中焦亦并胃中,出上焦之后,此所受气者,泌糟粕,蒸津液,化其精微,上注于肺脉,乃化而为……故独得行其经隧,命曰营气。"营气入于肺脉中化为血液,在心气的推动作用下周行全身,发挥营养和濡润作用。因而肺脏在化生血液中有重要作用。

(二)肺主百脉,助心行血

血液的正常运行需要心气的推行,心气包含宗气,宗气是心气功能发挥的动力保障。宗气由肺所主,运行全身的血液,必然上归于肺,通过肺的呼吸运动吸入自然界的清气,呼出体内的浊气,使流经肺脉的血液得以实现气体交换,又在宗气的推动下运行到全身,因而,肺通过宗气实现其"朝百脉"的作用,若肺气不足,则宗气的生成也不足,进而导致"宗气不下,脉中之血凝而留止",临床多出现心悸、怔忡、短气喘息的病症。

肺主行血的理论与现代医学中肺的血液循环理论十分相似。现代医学认为,进入肺的血流量是双重的,一为肺循环,为其功能支,全部右心室的输出血流进入肺动脉,逐次进入肺毛细血管,并与肺泡相连,然后集成肺静脉而汇入左心房;二为支气管动脉营养支,它主要来自胸主动脉,有的来自肋间、锁骨上或乳内动脉,入肺后与支气管伴行,收纳各级支气管的静脉血,最后经上腔静脉回右心房。可见,在科学技术条件极不发达的情况下,古人能够提出"肺辅心行血"的理论,确是以解剖所见之"肺朝百脉"为依据的。

二、肺与肝

肺为相傅之官,治节出焉,位居上焦,为阳中之阴脏,其气肃降;肝为将军之官,谋虑出焉,位居下焦,为阴中之阳脏,其经脉由下而上贯膈注于肺,其气升发,体内肝升肺降,以维持气机正常。肝肺两脏在生理上关系密切,病理上也是互相影响,密切相关。如《知医必辨·论肝气》言:"人之五脏,唯肝易动而难静,其他脏有病,不过自病,亦或延及别脏,乃病久而生克失常所致;唯肝一病即延及他脏。"肝肺生理病理功能的相关有以下几个方面。

（一）经络相连

《灵枢·经脉》曰:"肝足厥阴之……其支者,复从肝,别贯膈,上注肺。"且十二经脉的气血循环流注顺序是起于肺经,止于肝经,肝经与肺经首尾相连,使十二经脉气血循环流注生生不息,从而维持人体正常的生理功能。若肝之气血失损,沿经下传,伤及于肺,可见金失常态。

（二）五行制化

在五行之中,肝性生发,喜条达,类似木之升发、生长的特性,同气相求故五行属木。肺性清肃下行,与金之刚硬、收敛的特性相通,故属金。生理情况下,肺金克肝木,木能生火,火能克金,如此相克互制,从而使木火不燃,木气升发,繁茂自荣;而金亦不亢不衰,清肃自润,宣降如常。正如《素问·宝命全形论》中所云:"木得金而伐,金得火而缺"。

（三）气机升降

肝升于左,肺藏于右,是对肝肺两脏功能特点的高度概括。肝肺气机一升一降,使肝肺二脏的生理功能得以实现。《临证指南医案》云:"人身气机合乎天地自然,肺气从右而降,肝气从左而升,升降得宜,则气机舒展。""肝升""肺降"相辅相成,是人体气机正常升降运动中的关键。周学海云:"肝者,贯阴阳,统血气,居真元之间,握升降之枢者也。世谓脾胃为升降之本,非也。脾者,升降之所经;肝者,发始之根也。"肝肺升降对脾升胃降有促进作用,与脾升胃降相互为用,共同调节气机的升降。

（四）输调水道

肺居位最高为水之上源,肺气的肃降可使上焦的水液源源下输,直至于膀胱而使小便通利,《素问·经脉别论》曰:"脾气散精,上归于肺,通调水道,下输膀胱。"肝主疏泄,调畅三焦气机,能协助调节水液代谢。如"治水必治气,气行则水行""气化则湿化"的论治思想,进一步肯定了肝主疏泄在调节水液代谢方面的重要作用。

（五）气血运行

气与血关系密切,肺主气,主治节,治理调节全身之气,其性肃降;肝藏血,主疏泄,调节全身之血,其性升发。肺气的肃降可使心血归藏于肝,而肝体阴而用阳,肝得滋养,则可制约涵养肝阳,使肝阳不亢,肺主治节周身之气,肝司调节全身之血;肺调节全身之气的功能需靠血的濡养,而肝向周身各处输送血液之功又赖气的推动。人之周身气血流行,实赖肝肺气机调畅。肝肺二脏,一升一降,一温一凉,一主血一主气,对人身气血调畅至关重要。

(六)风摇钟鸣

风为百病之长,善行而数变,临床上哮喘发病多骤发骤止,反复发作,与风邪致病特点极相符合。风有外风、内风之分,外风始受于肺,内风肇始于肝。因此,风与肝肺的关系是最为紧密的。肝肺功能的失常,容易导致风胜致病,引发哮喘。

三、肺与脾

肺为华盖,为人体后天之"天",《灵枢·九针论》有云:"五脏之应天者肺,肺者五脏六腑之盖也"。脾为后天之"地",《素问·太阴阳明论》云:"脾者土也"。地气必须上升,天气又必须下降,天地合气,方能化生万物。因此脾肺之间存在着密切的关系,脾肺的相关性在生命也发挥着重要的生理作用。

(一)经络相连

肺脾两脏经络相连,故肺脾两脏有病则常常相互影响。临床上,肺病可以及脾,《素问·痹病》说:"肺痹者,烦满喘而呕"。即是说肺之痹邪可以通过经脉之于脾胃,导致脾气不运、胃气上逆,从而引起呕吐。脾病也可及肺,《素问·咳论》也认为"其寒饮食入胃,从肺脉上至于肺则肺寒,肺寒则外内合邪因而客之,则为肺咳。"外来寒邪随饮食入胃,先阻遏脾胃阳气,伤及中焦经气,寒气通过经络传于肺,肺气被束,宣降失常,气逆而咳。

(二)五行相关

脾属土肺属金,二者为母子之脏,肺主气而脾益气,肺所主之气来源于脾。

脾胃主受纳,腐熟水谷,为气血生化之源,但气血的运行亦有赖于肺气的推动,必先上注于肺,才能流注于十二经脉,营养五脏六腑、四肢百骸。从肺与脾的关系而言,脾是根本。李中梓云:"肺气受伤者,必求之于脾土"。这是对脾肺关系的进一步论述。

(三)气机相关

1.气的生成

肺主气司呼吸,吸入自然界的清气;脾主运化,将食物转化生为水谷之精并进而化为谷气,清气与谷气在肺中汇为宗气,宗气与元气再合为一身之气。因元气由先天之精化生,而先天之精的量一般固定不变,故一身之气的盛衰,主要取决于宗气的盛衰。

脾胃运化的水谷精微,需通过肺气宣降输布全身;肺所需的营养物质,又依赖脾的运化作用以生成。脾与肺功能正常并相互协调,宗气才能不断地生成,以"走息道行呼吸,贯心脉行气血",营养脏腑官窍与四肢百骸。《灵枢·五味》云:"谷始入于胃,其精微者,先出胃之两焦,以溉五脏,别出两行营卫之道。其大气之传而不行者,积于胸中,命曰气海。出于肺,循喉咽,故呼则出,吸则入。"故有"肺为主气之枢,脾为生气之源"之说。

临床上,肺与脾任何一脏的虚弱,都会导致宗气亏虚,形成气短乏力、咳嗽、咳痰、腹胀、便溏等症状。正如《医方集解·补养之剂第一》所云:"脾者,万物之母也,肺者,气之母也,脾胃一虚,肺气先绝。脾不健运,故饮食少思,饮食减少,则营卫无所资养。脾主肌肉,故体瘦面黄,肺主皮毛,故皮聚毛落,脾肺皆虚,故脉来细软也。"

2.气的运行

肺主司一身之气,《医学实在易》曰:"气通于肺脏,凡脏腑经络之气,皆肺气之所宣。"肺主气,主司一身之气的运行;同时,肺主治节,对全身的气机有调节作用。肺呼吸的节律均匀一致,各脏腑经络之气运动亦协调一致。脾位于中焦,是一身气机升降的枢纽。《素问·刺禁论》曰:"肝生于左,肺藏……脾为之使,胃为之市"。即人体气机的升降出入,均有赖于脾胃的转枢功能。枢纽所司,则当升者升,当降者降,以维持精微的运化与敷布及其全身的气机升降运动。因此,脾胃为枢是生命活动的重要环节;同时,脾胃为枢的功能活动也必须达到正常生命活动的需求。因此,在气的运行方面,肺与脾共同调节,也是相互协调作用。

(四)水液代谢

肺为"水之上源",肺气宣降以行水,使水液正常地输布与排泄;脾气运化,散精于肺,使水液正常地生成与输布,故为"水液代谢中枢"。《素问·经脉别论》曰:"饮入于胃,游溢精气,上输于脾,脾气散精,上归于肺,通调水道,下输膀胱……"人体的水液通过脾胃的运化,形成"水精",由脾气上输于肺,通过肺的宣发肃降而布散周身及下输肾或膀胱。因此,生理上肺脾两脏协调配合,相互为用,是保证津液正常输布与排泄的重要环节。肺重点在调节水之道路,而脾重点在维持水之转化,两者是相辅相成的,水液正常转化也有利于水液道路的正常运行,而水液道路的通畅更有利于水液的转化。

从病理方面来讲,"脾为生痰之源、肺为贮痰之器"。若脾失健运、气不化水,则湿聚成痰,停留于肺,临床可见咳喘、痰多清稀等肺系病证;若肺气虚弱或邪气束肺,宣肃失常,内生痰湿日久也会伤及脾阳。因此,在治疗中上焦痰饮病时往往脾肺同治,道理就在于此。

(五)血液运行

血的运行主要依靠于气的推动作用。血在脉管中运行而不至逸出脉外,又是缘于气的固摄作用,所以血的正常运行,决定于气的推动作用及固摄作用之间的协调平衡。肺的朝会百脉及脾的统血功能正是二者的有机结合。肺通过"朝百脉"的作用,推动血液在脉管中正常运行;脾气统摄血液,可使血液在脉管内运行,而不至于出血。

(六)营卫相合

《灵枢·营卫生会》曰:"人受气于谷,谷入于胃,以传与肺,五脏六腑,皆以受气,其清者为营,浊者为卫。"营气与卫气的产生,与肺及脾胃有密切联系,"营出于中焦⋯⋯此所受气者,泌糟粕,蒸津液,化其精微,上注于肺脉,乃化而为⋯⋯命曰营气。卫出于上焦,上焦出于胃上口,并咽以上,贯膈而布胸中",说明了营卫之气来源于饮食水谷,营气出自中焦脾胃,卫气出自上焦肺脏。因此,有"肺主卫,脾主营"一说。

生理上,脾与营属阴,肺与卫属阳,两者相互依存不可分割。《灵枢·五味》亦说:"谷始入胃,其精微者,先出于胃之两焦,以灌五脏,别出两行,营卫之道"。脾胃化生之水谷精微,是营卫气血的主要物质基础。由此可见,营气与血液共行脉中,滋养全身;卫气行于脉外,温煦机体,固护肌表。营卫失和,卫气不足时,机体易于感冒,常用玉屏风散加味治疗。玉屏风散是固补卫气,预防感冒的方剂,其义即是补脾肺。正如《杂病源流犀烛》所说:"肺主气,脾生气,故伤风虽肺病,而亦有关于脾。脾虚则肌肉不充,肺虚则六府不闭,皆风邪之所由以入也。"

四、肺与肾

肺司呼吸,肾主纳气;肺为水之上源,肾为主水之脏;肺在五行属金,肾在五行属水。肺与肾之间的联系主要体现在以下4个方面。

(一)经脉相连

《灵枢·经脉》曰:"肾足少阴之脉,起于小指之⋯⋯其直者,从肾上贯肝膈,入肺中,循喉咙,挟舌本。""少阴属肾,肾上连肺。"说明肺肾两脏通过经络相联系。《八十一难》曰:"督脉者,起于下极之俞,并于脊里,上至风府,入属于脑,上巅循额,至鼻柱,阳脉之海也。"而肺开窍于鼻,故肺肾两脏亦通过鼻部相联系。据此,肺肾两脏经脉相连,经气互通,生理上密切配合,病理上密切相关。

(二)金水相生,阴阳相资

肺在五行属金,肾在五行属水,金能生水。《素问·阴阳应象大论》曰:"肺生皮毛,皮毛生肾"。《医碥·五脏生克说》曰:"肺受脾之益,则气愈旺,化水下降,泽及百体,是为肺金生肾水。"《杂证会心录》谓:"肾与肺,属子母之脏,呼吸相应,金水相生……肺属太阴……金体本燥,通肾气而子母相生。"

肺金为肾水之母,肺阴充足,下输于肾,使肾阴充盈,肾阴为诸阴之本,肾阴充盈,上滋于肺,使肺阴充足。肾阳为诸阳之本,肾阳充足,资助肺阳,推动津液输布。肺主气,即肺将自然界吸入的清气与脾胃化生的水谷精气合而为宗气,为精气的产生提供物质基础。肾主藏精,精气充足,方可使先天之精不损,后天之精充盛,使肾有所藏。

肺脏之病,或虚或实,病久多致肺气亏虚抑或肺阴不足、肾无实证、肾阴不足、肾阳亏虚均可致病。肾阳亏虚,蒸腾气化失司,肺气温化不足,是为子病及母。陈士铎在《石室秘录》中说:"命门者,先天之火也,肺得命门而治节……无不借助命门之火而温养也。"肾阳虚衰,无力温助肺阳,肺阳亦虚,宣发无力,津液不能四布,停聚肺中为痰为饮,壅塞气道,如陈修园《医学从众录》中所指:"痰之本,水也,源于肾……痰之成,气也,贮于肺。"老年久病咳喘病证,常为肺肾阳虚,临床治疗咳喘、痰饮病证时,多温补肺肾之阳,肺肾同治,以期饮化喘平,即所谓的"母能令子壮,子能令母实"。肺燥阴虚,肺津不能下养肾阴,金不生水,母病及子,肾阴匮乏,肾津不能上滋肺阴,而致肺阴不足,或致虚火灼肺,《医医偶录》所曰:"肺气之衰旺,全恃肾水充足,不使虚火炼金,则长保清宁之体"。

(三)水液代谢

肺主行水,肺气宣发,向上向外布散津液;肺气肃降,向下输送津液至肾,并将代谢后的浊液下输膀胱。肾本身就是一个水脏,对水液有直接蒸化作用,且对整个水液代谢过程中的各个器官都有调节、推动、促进作用。水液代谢过程中,由人体从外界摄入胃、大肠、小肠的水液,经脾气的转输,上行于肺,经肺气的宣发,清者布散周身,浊者由肺气的肃降作用下输至肾与膀胱。同时,肺的宣发肃降和通调水道,有赖于肾阳的推动作用;反之,肾的主水功能,亦有赖于肺的宣发肃降和通调水道。此外,肾与膀胱相表里,主小便;肺在体合皮,其华在毛,为水之上源,二者分别通过小便与汗液共同完成体内水液的排泄。肺肾两脏的功能正常,相互配合,是保持水液代谢平衡的重要条件之一。

病理上,肺肾功能失调,水液输布排泄障碍,聚水而成内湿之邪,可致水肿、痰饮等疾病的发生,如《素问·水热穴论》论水肿曰:"其本在肾,其末在肺,皆积水也。"《景岳全书·肿胀》云:"其本在肾……故其标在肺。"临床对水液代谢障碍出现的水肿、痰饮等病证,在上宣肺利水,提壶揭盖,即《黄帝内经》"开鬼门"之法,《医学源流论》所说:"开上源以利下流",在下温补肾阳,滋补肾阴,填补肾气,肺肾同治,以求水道通调。

同时,肺肾水液输布排泄障碍,产生的痰饮水湿之邪也会上犯于肺,导致肺失肃降,出现一系列咳痰喘之证,《景岳全书》中言:"夫痰即水也,其本在肾,其标在脾。""治痰者,必当温脾强肾,以治痰之本,使根本渐充,则痰将不治而自去矣。"由此可知,痰的形成与肾关系密切,治痰若只专注于肺脾,则难除痰之根,故治当肺肾同治。如寒痰所患,则息迟而气微,痰量多,涎如清水,此治以补肾阳之药,再辅补肺气之品使肾气足,由此温阳纳气,痰必自降;痰热内阻,则息数气粗而喘急,痰黏色黄,此当清金化痰,辅以滋肾阴之味润金,使痰祛而肺不燥。

(四)呼吸运动

肺主气司呼吸,肾主纳气,二者共同完成呼吸运动。

肺主呼吸之气,是指通过肺气的宣发与肃降运动,吸清排浊,实现机体与外界环境之间的气体交换。肾主纳气,是指肾气摄纳肺所吸入的清气,保持吸气的深度,防止呼吸表浅。肺司呼吸,依赖肺的肃降功能,但要维持吸气的深度,还须依赖肾气的摄纳。从人体脏腑气机升降理论来说,位于上者,以下降为顺,位于下者,以上升为和。肺居上焦,其气清肃,下降于肾,肾居下焦,其气升腾,上济于肺,摄纳潜藏肺所肃降之气,肺肾两脏,气机和调,升降相因,呼吸乃作也。故而《类证治裁·喘证》云:"肺为气之主,肾为气之根,肺主出气,肾主纳气,阴阳相交,呼吸乃和。"《医宗必读》则认为:"肾为脏腑之本,十二脉之本,呼吸之本"。

病理上肺肾互相影响,肾气亏虚,摄纳无权,不能潜藏肺所吸入的清气;外邪犯肺,肺失肃降,久伤肾气,肾不纳气,都可导致呼吸表浅、气短喘促、呼多吸少等表现,《医贯》认为:"真元耗损,喘出于肾气之上奔,其人平日若无病,但觉气喘,非气喘也,乃气不归元也。"《证治准绳》中亦云:"肺虚则少气而喘,若久病仍迁延不愈,由肺及肾,则肺肾俱虚。或劳欲伤肾,精气内夺,根本不固,皆使气失摄纳,出多入少,逆气上奔而发喘。"临床治疗肺胀、喘证等肺系疾病时,肺肾同治,疗效显著。

五、肺与胃

肺与胃两者仅一薄横膈膜之距,肺位膈上,胃居膈下,喉咙既是呼吸之气出入肺之门户,又是饮食入胃必经之道,"喉咙者,气之所以上下者",外邪可循喉咙同时入侵肺胃两脏,不仅如此,与胃相连之食道也居胸中,与肺系相邻。因此,肺胃之间关系密切。

(一)经络相关

肺胃一膜相隔,经络相连,手太阴肺经之脉"起于中焦,下络大肠,还循胃口,上膈属肺""中焦亦并于胃中",《灵枢·脉度》云:"肺气通于鼻",由此可见,肺胃不仅在解剖位置上密切相关,而且通过经络相互关联。《素问·咳论》在谈到咳嗽时说:"其寒饮食入胃,从肺脉上至于肺,则肺寒,肺寒则外内合邪,因而客之,则为肺咳。"即吃了寒冷的饮食,寒气在胃循肺脉上行于肺,肺亦因此而受寒。《素问·平人气象论》指出:"胃之大络,名曰虚里,贯膈络肺,出于左乳下,其动应衣,脉宗气也。"这种"虚里"的特殊诊法,也说明肺胃一脉贯通。

(二)母子相生

从五行角度来讲,胃属土,肺属金,二者为母子关系,纳布相助,阴液互滋。肺胃均有喜润恶燥之特性,肺为娇脏,其体清虚,性喜清润,可宣散津液,润泽和滋养各个组织器官。胃主受纳水谷,喜润恶燥。《临证指南医案》认为"阳明燥土,得阴始安……胃喜柔润也。"胃润是胃中的饮食得以腐熟、通降的必要条件。

生理状态下,胃之水谷精微通过脾之散精作用而至于肺,肺始得水精滋润,肺又通过宣降把精微气血散布至胃,胃始得精微滋养。两者互相维系,密不可分。

病理状态下肺燥不能将津液宣降至胃而致胃伤;胃热也可上灼肺金,胃燥使源泉干涸,致肺无以受气,临证若见喉痛唇干、口热如烧或做干呕是肺胃同病,由胃火炽盛、灼伤肺阴所致。

(三)气血化生

天地之气通肺胃,气味相合生气血。天地之气通过口鼻进入人体,首先入肺胃,经肺胃共同作用才能化生有形之气血。《素问·经脉别论》云:"饮入于胃,游溢精气,上输于脾,脾气散精,上归于肺,通调水道,下输膀胱。"《灵枢·营卫生会》云:"中焦亦并胃中,出上焦之后,此所受气者,泌糟粕,蒸津液,化其精微,上注于肺脉,乃化而为血。以奉生身",《灵枢·营气》言:"营气之道,内谷为宝,谷入于胃,乃传于肺,流溢于中,布散于外,精专者行于经隧……"《灵枢·动输》言:"胃为五脏六腑之海,其清气上注于肺,肺气从太阳而行之。"可见后天精气的滋养是人体生长发育的基本条件,肺与胃缺一不可,胃化精微为生气之源,肺主宣发为气之主,气血化生与肺胃相关。

肺胃病变常导致气血衰少或失常,如后天饮食失调劳倦太过、思虑不解,则伤脾胃,或肺气不利,治节失常,气病及血,使气血化源不足,导致气虚血亏,机体失养。例如,脾胃虚弱,母不生子,肺金易感邪受病。《脾胃论·脾胃盛衰论》中说:"肺金受邪,由脾胃虚弱不能生肺,乃所生受病也。"肺主皮毛,主宣发卫气,然而"胃为卫之源""卫出中焦",若脾胃虚弱,可引起卫外功能低下,易受外邪侵袭,故凡卫外不固,不仅是肺气虚弱,而且每缘于化源之胃气先虚。

(四)水液代谢

肺胃两脏在体内水液代谢之中起到重要的作用。《素问·经脉别论》云:"饮入于胃,游溢精气,上输于脾,脾气散精,上归于肺,通调水道,下输膀胱。"肺主肃降,通调水道;胃主受纳,化生津液,二者又共同主司津液的生成与输布,然痰湿的形成,多因气与水湿。胃为化源,肺主布津,若胃能和降而不上逆,肺气自可通调肃降水津;反之,胃失和降,则肺不布津,必致水湿停滞胃中而为痰为饮,复可,上逆壅肺而为咳变,故陈修园云:"盖胃中水谷之气,不能如雾上蒸于肺而转输诸脏,只是留积胃中,随热气而化为痰,随寒气而化为饮,而胃中既为痰饮所滞,而输肺之气亦必不清而为诸咳之患矣。"

(五)肺胃同降

肺胃以和降为顺。从气机升降角度来分析,肺主肃降,胃主通降,同主降气,"降"为肺气、胃气运行形式和方向的共同性,参与维系人体脏腑气机升降出入相对平衡的状态。肺与胃相助为用,肺主气,其肃降为胃之通降的基础;而胃之通降也是肺的肃降之必要条件。肺欲收,胃喜降。虽然肺司宣降,宣降相因,但肺气通于金,以收敛为务,以肃降为主。胃为六腑之一,"六腑者,传化物而不藏",其气主降,以通为用,胃气和顺通降。二者的相互协助是全身气机调畅的重要方面,肺气下行可助胃气和降通顺,传送糟粕;胃气和顺通降,可以助肺气下行,肺又与大肠相表里,大肠主传送糟粕,胃气下降,助大肠传导糟粕,大便排出是胃气降浊的延续。相反,肺清肃下降可助胃之谷浊下行以助消化吸收,"魄门亦为五脏使",大便通调则有利于胃气和肺气的肃降。

肺胃的相互协助又是全身气机调畅的重要方面,肺降能防肝升太过克伐胃土;胃降助脾升清,气机枢转灵活,肺宣降道路畅通无阻,整个机体浑然一体,和谐共济,胃有降才有入,肺有降才能宣,肺胃相协,排泄糟粕,调畅气机,促进代谢,保证生命活动的正常进行。

肺胃之气的下降,在生理状态下相互协调,病态时又能互为其害。如肺失肃降,则腑气不通,胃纳呆滞,出现脘腹胀痛、便秘等症;若胃失和降,气机不畅,可致肺气上逆而见喘促、胸满等症,临床上常见到嗳气、呕吐、泛酸的患者伴有咳喘等肺部症状。

六、肺与大肠

肺与大肠相表里,即肺与大肠是通过经脉的络属而构成表里关系,肺气的肃降,有助于大肠传导功能的发挥;大肠传导功能正常,则有助于肺的肃降。二者的相关性主要表现在以下几个方面。

(一)经络相关

《灵枢·本输》云:"肺合大肠,大肠者,传道之府""肺手太阴之脉,起于中焦,下络大肠,还循胃口,上膈属肺……其支者,从腕后直出次指内廉,出其端。"又曰:"大肠手阳明之脉,起于大指次指之端……下入缺盆,络肺,下膈,属大肠。"从条文中可以看出,手太阴与手阳明的经脉表里相通,互相络属,这是"肺与大肠相表里"关系的内在属性之一和实现表里关系的沟通基础。肺与大肠之间还通过络脉经别,六合关系加强相互体表、体内关系及循环路径上表里相贯。

(二)通调气机

"肺者,相傅之官,治节出焉。"肺气宣降正常则有助大肠传导有节。一方面,肺气肃降,通调气机,下助大肠传导糟粕。正如《医经精义·脏腑之官》所说:"大肠之所以能传导者,以其为肺之腑。肺气下达,故能传导。"另一方面,肺气肃降,通调津液到大肠,使大肠润而不燥,以利传导糟粕,故《医经精义·脏腑之官》又说:"肺气传输大肠,通调津液,而主治节,制节下行,则气顺而息安大便调。"

若肺气虚而无力推动,则肺气壅遏肃降不能,可使大肠传导迟缓,而引起排便困难,正如《妇人大全良方·卷八》说:"肺主气,肺气不降,则大肠不能传送。"若痰热闭肺,不能通调津液于大肠,则招致肠燥腑气不通,引起便秘,正如《石室秘录·大便闭结》说:"大便闭结者,人以为大肠燥甚,谁知是肺气燥乎?肺燥则清肃之气不能行于大肠,而肾经之水仅足自顾,又何能旁流以润溪涧哉?"若肺热移于大肠而使大肠传导功能失职,则可引起泻利,故《医经精义·上卷》说:"大肠痢证,发于秋金之时,亦是肺金遗热于大肠。"

"大肠者,传导之官,变化出焉。"大肠是传化糟粕之腑,大肠传导正常,腑气通畅,气机调顺,启闭有度,则有助于肺的宣降。正如《医经精义·上卷》所说:"肺合大肠,大肠者,传导之腑……谓传导肺气,使不逆也。"《医旨绪余》亦说:"肺色白,故大肠为白肠,主传送浊秽之气下行,而不使上干于心肺,所谓传泻行道之腑也。"

若大肠传导障碍,积滞不通,糟粕内阻,也会使肺失于宣降,如阳明腑实,燥屎内结,腑气不通,气机上逆,则可影响肺主宣降,出现便秘腹满而喘咳等证。《灵枢·四时气》说:"腹中肠鸣,气上冲胸,喘不能久立,邪在大肠。"对于邪热壅盛的肺病采用所谓"釜底抽薪""引热下行"之法,既给邪气以出路,又通畅腑气,从而恢复肺的正常肃降。《伤寒论》说:"阳明病,……短气,腹满而喘,……手足濈然汗出者,此大便已硬也,大承气汤主之。"因实热壅结于里,腑气不通,影响气机,不得通降,故见短气、腹满而喘,治宜攻下,荡涤大肠,使腑气通则肺气降,肺气降则喘息平。

(三)水液代谢

肺主通调水道,为"水之上源",大肠主津,为传导之官,二者在机体津液代谢方面相辅相成。

大肠主津,指的是大肠通过对水分的重新吸收参与机体水液代谢的功能。机体津液代谢的正常运行离不开肺与大肠的相互配合。肺与大肠在机体津液代谢方面生理上相辅相成,病理上相互影响。肺主宣发与肃降,输布津液于下以濡润肠道,保证机体水液代谢的正常进行;大肠主津,濡养肠道以通畅腑气,有益于肺气之肃降和通调水道功能的正常发挥。

病理上,肺主通调水道的功能受损,进而肺病及肠,导致大肠传导功能出现障碍,临床上出现便秘或腹泻等胃肠道症状;大肠主津的功能异常,水液代谢失衡,肠燥津亏,腑气不通,进而肠病及腑,影响肺气的肃降功能,导致临床上出现咳嗽、喘憋、胸闷等肺系症状。《金匮要略》中将"水走肠间,沥沥有声"者谓之"痰饮"。肺与大肠相表里,经脉互相络属,"肠间水气不行于下,以致肺气郁于上",故易发胸闷、咳喘等肺系症状,这属于津液代谢失常肠病及肺的表现。大肠主津功能失常,肠中水气逆于心肺,出现心悸、咳喘、胸闷等"水凌心肺"之证。

(四)阴阳相合

肺与大肠的阴阳关系主要体现在以下两方面。

(1)从脏腑的解剖形态与功能特点而言,肺为脏属阴,大肠为腑属阳。

(2)肺与大肠的经脉相互络属,循行位置内外相对。二者经脉相互络属,同时通过经别、络脉加强阴阳两经的联系。经络是循行血气的通道,肺与大肠阴阳两经相互络属以行气血,共同维持人体内气血阴阳的顺畅循行。可见,肺与大肠阴阳互助,相合而为用。

(五)共司排浊

肺为水之上源,排泄汗液,通过宣发,调控腠理开合,使津液敷布于体表,调节汗液的排泄。同时,肺和尿液排泄有关,因为腠理开闭、汗液排泄由肺调控。肺气肃降,将水液下输至膀胱,经肾的气化与膀胱的转输作用,形成尿液而排出体外。此外,肺呼出浊气,清除肺及呼吸道中的痰浊等异物,浊气或从口鼻而出,或由皮毛而出,从而维持呼吸道的洁净,有助肺司呼吸。

肺与大肠同气,气化相通。肺呼出浊气,大肠排出矢气。大肠通过矢气,将体内的废气排出。同时,大肠将糟粕传至魄门而排出。大肠将肺气下输的水液重吸收,保持机体的水液平衡,通过粪便排出部分水液。因此,肺主行水功能正常,有助于大肠主津。肺津能够下行滋润大肠,利于粪便的通行。

可见,肺与大肠均能清除人体的废物,体现了"清空"的特性,通过共同排浊,保持人体的洁净,也是"金曰从革"的具体体现。

七、肺与膀胱

《脏腑疏凿论》云:"肺与膀胱相通,肺病宜清利膀胱水,后用分清利浊,膀胱病宜清肺气为主,兼用吐法。"肺与膀胱的关系甚为重要,一为太阴,一为太阳,一脏一腑,经属不同,但关系密切,主要体现在以下几方面。

(一)经气相通

肺属于手太阴经脉,膀胱属于足太阳经脉,其气行于脉外,由肺布散于全身,太阳膀胱经气,经一身营卫行体表,所以膀胱经气能助肺通行卫气于体表,肺与膀胱在布卫输津、宣气行水、抵御外邪等生理作用方面紧密相连、相互配合。在病理上,二者也相互关联,早在《灵枢·经脉》中论手太阴肺经病变时指出:"气盛有余则肩背痛,风寒汗出,中风,小便数而欠,气虚则肩背痛寒,少气不足以息,溺色变。"肩背为膀胱经所过,小便频而欠,溺色变都是膀胱病证,可见,肺经有病可影响膀胱经。

(二)津液代谢

肺与膀胱在生理上密切相关,其主要表现在肺与膀胱相联,共同维护人体正常的水液代谢。

如果肺主治节失常,膀胱气化则不利,津液排泄就会异常。如肺气失于宣发或肃降,肺气郁闭则膀胱气化无权,而为尿闭、遗溺或水肿,若肺为邪热所伤,热盛伤津耗液,肺金燥热,金不生水,不能下输水液于膀胱,则膀胱气化无源,同样可致津液排泄之异常。抑或肺气虚弱,不能主司诸气则膀胱气化无力,致使津液输布排泄功能异常。李东垣云:"如小便遗失者,肺气虚也,宜安卧养气,禁劳役,以黄芪、人参之类补之。"《金匮翼》云:"有肺脾气虚不能约束水道而病,为不禁者,宜补中益气汤为属。"因肺中虚寒而致小便遗失者,《金匮要略·肺痿肺痈咳嗽上气》曰:"肺痿吐涎沫而不咳者,其人不渴,必遗尿,小便数,所以然者,以上虚不能制下故也。此为肺中冷"。治宜温肺复气,可选甘草干姜汤加减。肺阴亏虚,小便短涩,《血证论·脏腑病机论》曰:"肺中常有津液润养其金,故金清火伏。若津液伤……水源不清,而小便涩"。肺中津液匮乏,化源不足,无液输布于下,小便生成减少,则小便短涩。症见小便短涩不畅,形体消瘦,面色潮红,干咳少痰,舌干红,脉细数,治宜滋阴润肺,可选沙参麦冬汤或百合固金汤加减。《医述·卷九》曰:"热在上焦气分,便闭而渴,乃肺中伏热不能生水,膀胱绝其化源,宜用淡渗之药,泻火清金,滋水之化源。"故宜清肺热,利水道。亦有因邪气闭肺,肺失宣降所致癃闭,可用"提壶揭盖"法,或催吐,或取嚏而获效。《丹溪心法》亦云:"气虚、血虚、实热、有痰,吐之以提其气,气生则水自降下,盖气承载其水也。"

膀胱气化不利,亦可导致肺主治节功能的失常。膀胱本为"州都之官",气化正常,则水液之排泄正常而下源通利,下源通利则上源为之正常;膀胱气化功能失常,下源不利,则肺之通调水道功能亦因之而失常,肺失治节。近贤秦伯未说:"膀胱不利,则肺气不达",正是对膀胱气化不利影响至肺的集中体现。

(三)气机升降出入的关系

根据脏腑经络的升降学说,肺与膀胱同主降,肺气降,则能通调水道,下输膀胱;膀胱之气下降,则能保持小便通利。若肺气不降,则膀胱气阻而为癃闭,因"肺为上焦,膀胱为下焦,上焦闭则下焦塞"。若膀胱气阻,则肺气逆,而出现咳喘气急之症,《景岳全书·癃闭》明确指出:"小便不通是癃闭,此最危最急症……再入上焦则为喘。"

八、肺与小肠

肺主气,司呼吸,有通调水道,下输膀胱的功能,可调节气之升降出入,如肺气不降,通调失利,则可导致肠道气机失调,小肠传送转化功能失常的病机改变,出现腹胀满闷、大便不畅等临床症状。反之,小肠气滞,也可导致肺气不降,宣肃失司,出现肺气上逆、咳嗽等症状。

《素问·咳论》谓:"五脏六腑皆令人咳,非独肺也。"可见,五脏六腑的病变发展皆能导致肺之气机失调而引起咳嗽。《素问·咳论》又谓:"心咳之状,咳则心痛,喉中介介如梗状,甚则咽肿喉痹……五脏之久咳,乃移于六腑……心咳不已,则小肠受之,小肠咳状,咳而失气,气与咳俱失。"如久久不愈,病邪就会循经络内传于小肠,引起小肠气机紊乱,传化失司,转化精微的功能失调,精微不足,气血津液之散布亦减少,则出现咳嗽。

九、肺与脑

阐述肺和脑的关系的文献不是很多,临床上肺病及脑或者脑病及肺者却并不少见,肺与脑的关系其实是紧密相连的,具体体现在以下几方面。

(一)肺脑经络相通

《灵枢·经别》曰:"手太阴之正,别入渊腋少阴之前,入走肺,散之大肠,上入缺盆,循喉咙,复合阳明。"清楚地说明手太阴肺经的经别在喉咙沿着手阳明大肠经上头面,这就使得手太阴肺经经气与脑相通。《灵枢·经脉》在论及手少阴心之脉时说:"其支者,从心系,上夹咽,系目系。其直者,复从心系,却上肺。"这里手少阴心经"系目系",与脑相连,同时手少阴心经"复从心系,却上肺"使得心肺气血相通,从而手太阴肺经通过手少阴心经和脑相通。在论及足少阴肾经时说:"其直者,从肾上贯肝膈,入肺中,循喉咙,挟舌本。"足少阴肾经"挟舌本"上了头,同时又"入肺中"与手太阴肺经脉相通,这也说明手太阴肺经通过足少阴肾经与脑间接地相通。在论及足厥阴肝经时说"与督脉会于巅""其支者,复从肝别贯膈,上注肺",这里足厥阴肝经在肺脑之间建起了联系的桥梁。

以上的经脉循行都直接或者间接地加强了肺和脑之间的联系。需要说明的是,五脏六腑之精气都上头面以奉养元神,强调了脑的主宰地位,而诸多经脉与肺相连,也突出了肺作为"相傅之官"的重要性。

(二)肺脑生理相联

1.肺主一身之气,气是神明活动的基础

全身的气由肺吸入的自然之气、脾胃运化的水谷之气、肾元真之气组成,但是人身主要靠肺的呼吸之气。《素问·六节藏象论》说:"肺者,气之本,魄之处也"。《素问·五脏生成》说:"诸气者,皆属于肺。"都清楚地说明了肺在人体气的生成方面的决定性作用。脑作为神明之主宰,更是依赖气的温煦、濡养、推动来维持自己的生理活动。气足则神旺,气闭或气脱则神亡。

2.肺朝百脉,脉中气血奉养脑中元神

经脉中的气血在濡养全身生命活动的过程中其所含的营养精微物质是逐渐减少的,所以必须进行气体交换以呼浊吸清,吐故纳新,也必须吸收脾胃转输的水谷精微物质才能继续濡养生命活动。《素问·经脉别论》说:"脉气流经,经气归于肺,肺朝百脉,输精于皮毛""饮入于胃,游溢精气,上输于脾,脾气散精,上归于肺;通调水道,下输膀胱。"表明肺不仅是气体交换的场所,也是水谷精微物质交换的场所。经过物质交换的经脉气血濡养着全身脏腑器官,也濡养着精明之府的脑及其功能。

3.肺藏魄,属于脑中元神

《黄帝内经》认为,精神活动的产生,是以五脏的功能活动为基础的,故将其分而为五,其存在及其功能活动从属于五脏。但是人的精神、意识、感觉、认知运动,虽然在脏腑方面各有所主,其最根本控制中枢是在脑。脑为精神意识和思维活动的枢纽,所以神、魂、魄、意志都统摄于脑中元神的范围。

4.脑总司脏腑神机,调控着肺的生理活动

五脏六腑各有所司,而人体生理活动的正常进行只有在各脏腑有机协调之下才能完成,而控制和协调各脏腑使之有序化、和谐化以达到人体正常状态的器官就是脑。《医宗金鉴》中云:"头为诸阳之首,位居至高,内涵脑髓,脑为元神之府,以统全身者也。"这说明人的五脏六腑的生理活动受着元神的调控,所以肺的生理功能也离不开神的控制和协调。脑神机失用则肺主气司呼吸朝百脉等功能不能正常进行。

(三)肺脑病理相关

温热邪气侵犯上焦时,如果温邪过于亢盛,就可以从肺直接传至心包,如春温、风温等。清·叶天士《温热论》里说:"温邪上受,首先犯肺,逆传心包。"描述的就是温邪侵犯肺卫后,不顺传阳明气分,直陷心包出现的高热、神昏、谵语、肢厥、舌绛等由肺直接伤及心窍、脑窍的临床表现。

肺脏慢性疾病时肺的气血阴阳俱虚,痰浊、瘀血、水饮等毒物丛生,导致肺气膨满不能敛降,变证丛生,从而出现咳、喘、痰、满、发绀、心悸、气短、肿、神昏、谵语等。如肺胀后期出现神昏谵妄、撮空理线就是典型的由肺演变至脑的病变。中风急症患者常在神志改变的基础之上伴有痰涎壅盛,呼吸表浅而急促,或者呼吸深长而鼾声如雷、口唇发绀等,最后往往就是由于呼吸和心跳停止而死亡。这种情况下,西医在抢救过程中常常行气管切开术或者呼吸机辅助呼吸,其中,吸痰是一个重要而常规的环节。这是脑之元神受蒙神机失用危及肺的典型表现。脑之元神受蒙会影响到肺的诸多功能,如影响到肺的主气司呼吸功能就出现呼吸的深度和节律的改变,同时也影响了肺的清肃功能而出现痰浊内生,喉中痰鸣,痰涎壅盛;影响到肺朝百脉、通调水道的功能就会导致气体交换和营养物质的交换不能正常进行,产生了痰浊、水饮、瘀血等病理产物。一方面这些病理产物是脑病影响了肺功能的结果,另一方面痰浊、水饮、瘀血等作为病理因素又影响到脑、心和其他脏腑的功能,更进一步加重了心、脑的损害,导致患者身体全面衰竭,迅速危及生命。

第二章

肺病的诊断

第一节　病　因　病　机

一、病因

（一）六淫所伤

六淫是风、寒、暑、湿、燥、火六种外感病邪的统称。在正常情况下,风、寒、暑、湿、燥、火称为"六气",是自然界六种不同气候的正常变化。健康的人体对这些自然的变化有适应能力,所以六气不会致病。当气候变化异常,非其时而有其气,或六气太过与不及,加之人体抵抗力低下,不能适应外界气候的变化时,六气就成为伤害人体的六淫。六淫致病特点有以下五方面。

1.外感性

六淫由外而来,发病多侵犯肌表、皮毛,或自口鼻而入,或二者同时受邪,即所谓"外感六淫",如《素问·咳论》说:"皮毛者,肺之合也。皮毛先受邪气,邪气以从其合也。"

2.季节性

六淫致病,多与季节气候有关,发生时令性常见病、多发病,如春季多风病、夏季多暑病、长夏多湿病、秋季多燥病、冬季多寒病等;有四季发病的规律,即各个季节中的"主气"。

3.地域性

六淫致病与生活、工作的区域环境密切相关,如西北多燥病、东北多寒病、江南多湿热为病、久居潮湿环境多湿病、长期高温环境作业多燥热或火邪为病等。

4.兼邪性

六淫致病,既可单独袭人,又可两种以上同时侵犯人体发病,如风寒、寒湿、风寒湿等。

5.转化性

六淫致病,不仅能相互影响,而且其病证可在一定条件下相互转化,如寒邪入里,日久可化热等。

肺为娇脏,不耐寒热,最怕燥邪,易为邪侵。六淫邪气是肺系疾病最常见的病因,外邪侵袭,或从口鼻而入,或从皮毛而受,肺卫受邪,肺气壅遏不宣,清肃之令失常,肺气出入升降失调,引起肺系疾病。

风邪伤肺,《黄帝内经》认为风为"百病之长",风邪为外感病邪的先导,所以风邪常夹寒邪、湿邪、燥邪、火邪、温邪、热邪等而犯肺,但由于四时气候变化的不同,人体所感受的致病邪气亦有区别,临床多出现风寒、风热和燥热等不同咳嗽。

寒邪伤肺,多为寒邪侵犯肌表,也常见寒饮入胃犯肺,如《素问·咳论》说:"其寒饮食入胃,从肺脉上至于肺则肺寒。肺寒则外内合邪,因而客之,则为肺咳。"明确指出形寒饮冷而伤肺,为肺病主因之一。

暑邪伤肺,季节明显,独见夏令,如《素问·气交变大论》所说:"岁火太过,炎暑流行,肺金受邪,民病疟,少气咳喘"。此"少气"乃暑邪升散耗气所致。暑性炎热,又常夹湿邪,呈暑湿伤肺。

湿邪犯肺,凡气候湿冷,或冒雨涉水,久卧湿地,水湿之邪亦可湿聚为痰,痰湿交织,阻滞于肺脏和气道而致病。如《素问·阴阳应象大论》所说:"秋伤于湿,冬生咳嗽"。

燥邪伤肺,燥性干涩,易伤津液,最易伤肺。因肺为娇脏,喜润恶燥。肺开窍于鼻,外合皮毛,燥邪无论是从口鼻抑或从皮毛侵入人体,皆可犯肺而劫伤肺津发病。《素问·至真要大论》曰:"阳明司天,燥淫所胜……病……咳"。

火、热、温邪皆可犯肺。温邪犯肺,诚为吴鞠通在《温病条辨》中记载:"凡温病者,始于上焦,在手太阴。""温邪上受,首先犯肺,逆传心包。"指出温热阳邪,从口鼻吸入、自上而下的发病特点。火热阳邪,易侵阳位,肺位最高,阳位也。所以,火热阳邪最易犯肺致病。

(二)七情内伤

七情即喜、怒、忧、思、悲、恐、惊七种情志变化,是人们对客观事物的不同反应。正常情况下,七情不会致人于病,只有强烈地或长期持久地情志刺激,超过了人的正常生理适应范围,或五脏精气不足,调控功能失常,对过度情志刺激,不能及时消除或排解,此时的情志变化就变成了病因,可导致疾病的发生。由于七情属于情志致病因素,又是直接影响内脏,使脏腑气机逆乱、气血失调,故称为"七情内伤"。情志致病是中医病因特点之一。《黄帝内经》中就记载着大量七情与人体阴阳气血脏腑的生理联系与病理影响,认为情志活动是以五脏精气为物质基础,脏腑气血的变化会影响情志的变化。反之,情志的变化也对脏腑气血有不同程度的影响,如《素问·阴阳应象大论》认为"肝在志为怒""怒伤肝";"心在志为喜""喜伤心";"脾在志为思""思伤脾";"肺在志为悲""悲伤肺";"肾在志为恐""恐伤肾"等。

肺在志为忧,忧、悲同属肺志。忧是愁苦忧虑,悲是悲哀的情绪表现。悲、忧是人体接受外界某些不良刺激而发生的不愉快的情绪反应。悲多自外来,可由引起伤心哀痛的事物刺激而引起;忧多自内发,是对某种不良刺激因素先有所了解,因而表现忧心忡忡。一般来说,二者虽略有不同,但对人体生理活动的影响大体相同,故悲和忧同属肺志。悲、忧动于心而应于肺。《素问·举痛论》记载:"悲则气消",即悲忧过度可致肺气抑郁、意志消沉、肺气耗伤。此外,神气不足,也可以致悲。《素问·调经论》曰:"神有余则笑不休,神不足则悲。"故肺和心是产生悲、忧情志的生理和病理基础。喜、怒、忧、思、悲、恐、惊七情内伤,可导致五脏气机逆乱,直接或间接影响肺气之宣发和肃降,使气不布津,聚而为痰。

(三)饮食不节

饮食不节是指饮食失宜、饥饱失常、饮食不洁或饮食偏嗜等。首先,贪凉饮冷,最易伤肺。《素问·咳论》说:"其寒饮食入胃,从肺脉上至于肺则肺寒。"明确指出形寒饮冷而为肺伤咳嗽。其次,饮食不节,易伤脾胃,使脾胃受损,失于健运。一方面,脾气虚弱,不能资生肺气而致肺气虚,出现咳喘、短气、咳逆上气;另一方面,脾失健运而痰浊内生,上干于肺,壅阻肺系,肺失宣降,而致咳喘等证。再次,嗜烟过酒,易助生湿热,酿生痰浊,阻于肺脏,易发肺病。最后,食鱼虾、螃蟹、毛笋、蘑菇等发物,可诱发鼻衄、咳喘等症;食酸咸太过,可致哮证。

(四)劳逸所伤

劳逸所伤包括过度劳累与过度安逸2个方面。劳逸适度,有益健康。过度劳逸就成了致病因素之一。劳力过度(形劳),"劳则气耗",可致肺虚气弱;房劳过度则耗伤肾精,精气内夺,肾不纳气则肺气虚喘;肺肾阴虚,肺阴亏耗,虚火干肺,劫津为痰,而名肺结核;劳神过度,心脾两伤,肺失所养亦致肺虚。

(五)禀赋不足

先天禀赋是指子代出生以前在母体内所禀受的一切,包括父母生殖之精的质量、父母血缘关系所赋予的遗传性、父母生育的年龄,以及在母体内孕育过程中,母亲是否注意养胎。先天禀赋是体质形成的基础,决定了人体体质的强弱。体质因素又决定着个体对某些病邪的易感性。如瘦人或阴虚之体,易罹患肺结核、咳嗽诸病;过敏体质是形成鼻鼽(过敏性鼻炎)、哮病、喘病的重要病因。临床上我们非常重视哮喘患者的体质特征,一般哮喘患者以虚寒体质、痰湿体质和瘀郁体质多见。实践证明,选择有效的体质调治方法,过敏性体质是可以改变的。哮喘病的根治从改善体质入手是有效的。

(六)年老体虚

人到中年,脏腑功能低下,正气虚损,以肾为主,亦可责脾。肾水不资肺金,脾土不生肺金,皆致肺弱致病,或见肺胀,或虚喘作矣。

(七)吸烟

现代医学认为吸烟可抑制肺的防御功能,在吸烟者中下呼吸道感染比较多。吸一支烟所形成的烟雾,其中含有20多种化学物质,如烟碱、一氧化碳、丙烯醛、氰化物等,对呼吸系统有刺激和毒性损坏作用。试验证明,吸烟可影响呼吸系统的非特异性和特异性防御机制,增加对肺部感染的易感性,并阻碍其对吸入颗粒的处理。临床上吸烟可成为上呼吸道感染、气管和支气管炎、慢性阻塞性肺疾病等病诱发和加重的重要因素。

(八)痰饮、瘀血

痰饮、瘀血皆为病理的致病产物,二者又是肺脏病最为常见的病因。痰饮为水液阻滞所化,其黏稠者为痰,清稀者为饮。"脾为生痰之源,肺为贮痰之器",痰饮形成,上阻于肺,肺失宣肃,可见胸闷气喘、咳嗽、咳痰等。饮邪停于胸胁,可发"支饮、悬饮"瘀血为血行停滞所致,瘀血阻于肺络,可影响肺的呼吸功能,导致胸闷、咳喘等症。"久病入络",慢性肺系疾病均有不同程度的瘀血现象。

(九)疠气瘵虫

瘵虫又称痨虫,相当于现代医学所说的结核分枝杆菌,具有传染性,极易侵袭肺脏,损伤肺阴,阴虚肺燥灼津为痰,且病情缠绵难愈;疠气毒邪,传染性强,多自口鼻而入,侵犯肺脏,病势较重,病情险恶,如导致重症急性呼吸综合征发病的病毒即为疠气。

(十)其他病因

环境污染是导致肺病的重要原因之一,吸入毒气、粉尘或烟雾过多,可直接损伤肺系。如长期吸入大量的含有游离二氧化硅的粉尘,并沉积于肺部可致硅肺;长期吸入石棉粉尘可致石棉沉着病。

二、病机

(一)肺失宣发

1.肺卫失宣

肺主宣发,将卫气和津液布敷体表以"温分肉,充皮肤,肥腠理",抗御外邪。六淫之邪由口鼻、皮毛侵犯人体,凝闭肺卫,肺气宣发之机受阻,卫表调节功能失职,则引起肺卫失宣的病机。由于病邪性质和个体因素的差异,肺卫失宣后其病机发展趋势各有侧重,主要有卫气郁遏、腠理失调、经气不利等几个方面。

(1)卫气郁遏:风、寒、暑、湿、燥、火等六淫邪气侵犯肌表,均可引起卫气郁遏。这是因为六淫袭表,卫气奋起抗邪,在祛邪外出的同时,自身亦受到邪气的困顿而不畅,反被邪气所遏。卫气被遏,卫阳失却温煦则恶寒;卫阳抗邪,阳浮肌表,不得外泄,郁于体表而发热;邪气伤卫,与卫阳抗争同时进行,则恶寒与发热并见。其中寒邪袭表,其收引、凝滞之性不仅可直接遏郁卫气,还可通过收缩皮毛、汗孔,闭塞腠理而阻碍卫气运行,故寒邪是引起卫气郁遏的主要病因,恶寒发热之症尤为显著。

(2)腠理失调:腠理是皮肤、肌肉、脏腑之纹理,是渗泄体液、流通气血的门户,受肺卫之气的调节。邪气犯肺,肺卫失宣,易引起腠理开阖失调,寒邪易使腠理闭塞。寒为阴邪而主收引、凝滞,能使皮毛收缩,汗孔关闭,腠理阖而不开,肺卫之气不能宣发津液外泄,可致无汗、恶寒之症。《素问·举痛论》说:"寒则腠理闭,气不行"。清楚地揭示了寒气闭塞卫气、腠理失宣的病机。

(3)经气不利:六淫袭表,肺卫失宣,卫表不固,经络空虚,邪气乘虚而入,阻碍经气运行,导致经气不利,表现以疼痛为主的症状。

风邪善行而数变,风邪外袭,阻滞经络,闭塞经气,闭阻的部位游移不定,善动不居,故引起头身、关节、肌肉游走性疼痛。并因经气不利,经脉失养,诱发经脉挛急而生风,则出现口眼㖞斜、肌肤麻木、肢体强直、手足痉挛等动风的症状。寒为阴邪,主收引、凝滞。寒邪侵袭经络,经气凝滞,经脉收引,引起剧烈疼痛,表现为头项强痛、身疼腰痛、周身骨节疼痛、手足拘急等症。正如《素问·举痛论》所说:"寒气入经而稽迟,泣而不行。客于脉外则血少,客于脉中则气不通,故卒然而痛。"不通而痛,是寒邪滞塞经气的主要病机。湿性属阴,侵袭经络,最易阻碍气机。又因其性黏滞、重着,常使经气胶着,缠绵难解。所致疼痛以重着、酸痛为特征,可见头重如裹、身重困倦、肢体肌肉关节酸痛、重着不移诸症。

2.津液代谢失司

肺主宣发,将脾所转输的津液上输于头面诸窍,外达于全身皮毛肌腠,正所谓"肺主气,行荣卫,布津液,诸邪伤之,皆足以闭塞气道,故荣卫不行,津液不布,气停津聚,变成涎沫,而吐出之"。肺失宣发,则会导致正津不化,停聚成痰,出现津少失濡或水气泛溢的病理变化。

(1)津少失濡:肺主宣发是指肺气有推动卫气、津液及水谷精微输布全身,以温润肌腠皮毛的作用。《灵枢·决气》曰:"上焦开发,宣五谷味,熏肤、充身、泽毛,如雾露之溉,是谓气。"所谓上焦开发,就是指肺的宣发、输布、濡润作用。燥热之邪犯肺,一方面,肺卫失宣,气不布津,可致津少失濡;另一方面,燥性干涩,易吸收水分,邪热炎炽,易耗伤津液,均可导致津少失濡,脏腑、官窍、肌肉、皮毛失养,引起口、咽、鼻、唇、舌、皮肤干燥,毛发焦枯,干咳少痰,小便短少等症。

(2)水气泛溢:肺为水之上源,肺气有通调水道的作用。风、寒、湿、热等邪气外袭,肺卫失宣,气津不布,内不得入于脏腑,外不得越于皮肤,下不能通行水道,水气泛溢,停留皮里,全身水肿、皮肤绷急、骨节疼痛、发为风水。《金匮要略》说:"风水,一身悉肿,脉浮而渴,续自汗出,无大热,越婢汤主之。"

3.助心行血异常

肺气失宣,则会导致气机郁滞,使心血运行不畅,甚至血脉痹阻,心率、心律失常,而出现胸闷、心悸、怔忡、胸痛、唇舌青紫等症,临床上常见于肺源性心脏病心功能不全的患者。

4.上窍失宣

鼻与喉均为肺之上窍。肺气宣发,气津上布,则上窍通利。病邪犯肺,宣发失职,可致肺气不通、津液不布,使上窍失宣、发音受阻。

(二)肺失肃降

1.肺气上逆

肺主肃降,散宗气至脐下,以资先天元气。一身之气,禀命于肺,肺气清肃,则一身之气莫不服从而顺行。肺为娇脏,喜清肃,不容异物,一旦受到外邪侵袭或水湿、痰饮、瘀血等病理产物停留,均可影响肺气向下通降的功能。肺气不降,升降反作,逆而向上,表现为咳逆气喘等一系列气逆冲上的症状。《医学三字经·咳嗽》中有"肺为气之主,诸气上逆于肺则呛而咳,是咳嗽不止于肺,而不离乎肺也。"以及《黄帝内经》中有"肺为脏腑之盖而主气,故令人咳而气逆。""肺病者,喘咳逆气""夫五脏皆有上气喘咳,但肺为五脏华盖,百脉取气于肺,喘即动气,故以肺为主"等论述均阐述肺气上逆病变。

2.肃降失职,由脏及腑

肺与大肠相表里,肺气肃降可使胃气无上逆之变,同时保证大肠之气下行,发挥正常的传导功能,使胃肠气机畅行无阻。若邪气袭肺,肺气闭塞,清肃之令不行,肺气不能下降大肠,传导失职,糟粕停留肠间,大肠积滞不通,则引起大便秘结、艰涩难排,进而肠中气滞,出现腹痛腹满、浊气上逆等症。《丹溪心法·论通大便禁忌》言:"予观古方,通大便皆用降气之品,盖肺气不降,则大便难传送。"清·叶天士治便秘用开降肺气法,亦源于此。《临证指南医案·便闭》云:"若湿热伤气,阻遏肠腑者,则理肺气以开降之。"均源于肺失肃降的病机。若邪热壅肺,肺失肃降,可在症见高热气粗、咳喘痰黄稠的同时,兼见腹部胀满、疼痛拒按、大便秘结等大肠燥热互结之症。

肺失肃降对大便的影响存在双向反应。如上所述,肃降不行,肺气不能下降大肠,传导阻滞,可致大便秘结。若邪气犯肺,毒热逼迫,可使肺气肃降太过,邪毒与水湿夹肺气直迫大肠,使之传导紊乱,引起腹泻便溏之症。如小儿麻疹所见泄泻,即是肺热移于大肠所成。《医宗金鉴·痘疹心法要诀》云:"麻疹泻泄,乃毒热移入肠胃,使传化失常也。有腹痛欲解,或赤或白,或赤白相兼者。"麻疹毒热壅肺,不得外透,热势内迫,虽向上冲逆,亦不能外透,势必夹杂痰热毒邪,向下直泻,逼迫肺气下降而成泄泻。此外,外感六淫邪气,肺卫失宣,邪迫大肠,传导失调可引起里急后重的下痢证。

3.下窍闭塞

正常生理状态下,肺气肃降,水液下输膀胱,小便排泄正常。若外邪闭肺或痰热阻肺,肺为邪热所伤,热盛津伤,肺金燥热,肺气不能肃降,津液不能下输膀胱,气化无权,则发为癃闭。朱丹溪言:"肺为上焦,膀胱为下焦,上焦闭则下焦塞……如滴水之器,必上窍通而后下窍之水出焉。"治用吐法以通小便,取其上窍通,则下窍自出之意。

(三)肺气虚

1.肺气虚损,呼吸功能减弱

肺主气,司呼吸,吐故纳新,进行气体交换。各种原因损伤肺气,脏腑功能活动减弱,呼吸运动乏力,可引起一系列肺气虚弱的表现。肺气通于鼻,肺和则鼻能知香臭。肺气虚无力向上宣通鼻窍,可致鼻塞不通、嗅觉不灵。若肺气虚,不能推动肺叶收缩、舒张,宣发无能,肃降无权,则出现咳喘无力、声低气怯、动则尤甚等症。如《中藏经·论肺脏虚实寒热生死逆顺脉证之法》云:"虚则力乏喘促,右胁胀,语言气短者是也。"若肺气虚,呼吸无力,每次呼出吸入之气减少,为满足全身供气的需要,呼吸频率被迫加快,患者感到呼吸困难,名曰短气。正如《明医指掌·喘证》所云:"若肺气太虚,气不能布息,呼吸不相接续,出多入少,名曰短气"。若肺气虚,呼吸功能衰弱,每次出入气息减少,表现为气息微弱、发音困难,则为少气。《诸病源候论·肺病候》云:"肺气不足,则少气不能息,耳聋咽干,是为肺气之虚也。"以上论述充分说明,肺气虚弱,可引起多种呼吸功能减弱的症状。

2.卫外不固

肺主皮毛,肺气虚,不能宣发卫气,卫阳不能布敷肌表,固护无力,肌腠疏松,津液外泄,表现为自汗恶风等症。如《景岳全书·汗证》云:"自汗者属阳虚,腠理不固,卫气之所司也。人以卫气固其表,卫气不固,则表虚自汗,而津液为之发泄也"。这里的阳虚,不指阳气失于温煦,而是指肺气虚不能宣发卫气。

3.津液不行

肺为水之上源,受邪气侵袭或病理产物停留,邪实肺闭,肺失宣肃,除不能输通水道而致津液不行外,若肺气虚弱,不行宣肃之职,无力推动津液运行,水道不通,津液停滞,亦可化生痰饮,常见咳嗽、呕吐痰涎、痰色白清稀量多等症。正如《医门法律·痰饮》所云:"肺主气,行营卫,布津液,气凝则液聚,变成涎沫。"气凝虽可由寒凝引起,但亦包括因气虚无力推动所致者。若肺气虚,气不化津,津不上承,则为口燥渴、欲饮水。此乃"肺之治节不行,宗气不布,故短气;气不布则津亦不化,故膈燥而渴"。

4.上不制下

膀胱有贮尿、排尿的功能,除与肾的蒸腾气化有关外,还受到肺气的制约。若肺气虚弱,不能主司肃降,影响膀胱气化,失去对膀胱的制约,膀胱处于易开难合的状态,则形成小便遗溺或失禁等症。《中藏经·论脏腑虚实寒热生死逆顺脉证之法》曰:"咳而遗溺者,上虚不能制下也。"华佗最早提出上不制下的病机,从咳而引起遗尿,可知上虚系指肺气虚。《脾胃论·分经随病制方》云:"小便遗失者,肺气虚也。"对此病机进行了进一步肯定。《医学入门·脏腑》补充云:"肺之气,虚则呼吸少气,不足以息,小便频数或遗。"

5.宗气衰少

肺主宗气而运行周身,肺气不足,不能化生宗气,易致宗气衰少。宗气有行息道、主呼吸、贯心脉和行气血的作用,宗气衰少,其病机有以下三方面。

(1)发音困难。张景岳云:"声由气发,气不足则语言轻怯,不能出声。"肺气不足,宗气衰少,不能振奋气流上冲咽喉,发声无力,则见声低气怯、少气懒言、呼吸气弱、咳喘声低等症。如《灵枢·海论》曰:"气海不足,则气少不足以言。"胸中为气海,胸中所藏为宗气,气海不足,即言宗气虚衰,气少难以维持发音、说话。

《类经·疾病类·失守失强者死》云："气虚之甚,故声不接续,肺脏失宗也。"充分阐明肺气虚而宗气衰少引起声低懒言的病机。

(2)气不行血。肺朝百脉,主治节,有贯心脉助心行血的作用。肺气虚,宗气衰,不能推动血行,有三方面的病机:①肺气虚,无力上升,宗气不能运血上荣于面,可见面色淡白、唇舌色淡诸症。②宗气虚少,不能助心行血,气虚血瘀,血痹心脉,血阻肺气,可见心悸怔忡、胸闷憋痛、面色紫暗、唇甲青紫等症。③大气下陷。大气系指胸中之气,大气即是宗气。正如喻嘉言所说:"或谓大气即宗气之别名,宗者,尊也、祖也。"肺气旺盛,宗气充足,胸中大气升降自如,则呼吸正常,脏腑功能协调。肺气虚弱,宗气衰少,胸中大气不转,大气不升,反而下陷,可致短气、呼出困难、气息微弱、全身倦怠乏力、精神不振、思维迟钝等症,严重时可见呼吸顿停。

6.肺气欲脱

肺气不足进一步发展,肺气大衰,呼吸功能极度低下,脏腑精气濒临欲绝,气不能内守,元气涣散,向外脱失,会出现呼吸功能严重衰败的危重病机。肺气大虚,宣降失司,不能行使呼吸之职,可见气息微弱不续甚或时有中断、语声低怯不清。气不养神则见神情淡漠,甚则昏迷。肺气大虚,卫外不固则大汗不止。肺气大虚,不能推动血脉,则见面色苍白、四肢不温、脉微欲绝,呈现肺气欲脱、生命垂危的危重病象。

(四)肺阳虚

1.肺寒失温

肺阳有温煦肺系的作用。肺阳虚衰,失却温煦之职,寒凝气缩,肺叶收敛,闭而不张,气机受阻,宣降失职,则发为咳嗽、气喘、胸闷;肺阳亏虚,振奋、推动功能减弱,呼吸表浅,无力吸清排浊,呼吸气息微弱,频率加快,声息降低,则为气短少气、声音低怯。《诸病源候论·虚劳少气》云:"虚劳伤于肺,故少气。肺主气,气为阳,此为阳气不足故也。"直接阐明肺的阳气虚衰可致少气。肺阳虚衰,阳不制阴,阴寒内盛,不能宣发卫阳以温煦肌表,肥厚腠理,肌肤失温、失养,则为畏寒喜暖、肩背怕冷、手足寒冷、皮毛焦枯。卫阳虚衰,肌表不固,不能抗御外邪,则为自汗、反复感冒。《千金要方·肺中冷》云:"肺劳虚冷……上气,胸满,喘息气绝。"文中虚冷、虚寒,均指肺阳虚失于温煦。

2.肺寒津停

肺主通调水道,肺阳能振奋、激发宣发肃降功能,阳和布敷,气化津行,水津四布,五经并行。肺阳虚,阴寒内盛,寒主凝滞,津液得热则行、遇寒则凝,易致津液停肺,化生水湿痰饮。肺阳虚衰,阳失蒸腾,气不化津,津不上承,则见口燥咽干、渴不欲饮、皮肤焦枯等症。如《千金要方·肺虚冷》云:"病苦少气,不足以息,嗌干不朝津液。"肺阳虚,津液不化,停为寒饮,则见咳嗽气喘、吐痰清稀、量多色白、呈泡沫状、口吐涎沫,甚或咳逆倚息不得卧等症。若阻碍肺阳向外宣达,胸中阳气不暖后背,则见背恶寒如掌大之症。正如《医门法律·痰饮留伏论》云:"言胸中留饮,阻遏上焦心肺之阳,而为阴噎,则其深入背者,有冷无热,并阻督脉上升之阳,而背寒如掌大,无非阳火内郁之象也。"另外,喻嘉言说:"手太阴肺,足以通调水道于下,海不扬波矣。"阐述肺之阳气有蒸化布散津液、防止水气泛溢而成水肿的作用。如果上焦肺阳亏虚,由脾上输的津液无以蒸化,肺不行清肃之令,津液不能下输膀胱,泛溢肌肤则成水肿。"这里的肺气虚实际已包含肺阳亏虚、气化无能的病机在内。随即更明确指出:"肺虚水肿……如面色惨白,二便清利,气怯神离,肺之真阳虚也。"

3.肺寒血凝

肺朝百脉,主治节,肺阳温养、推动作用有利助心行血,保证气血正常运行。肺阳虚衰,阴寒内盛,阳失推动,百脉收引,血流缓慢,瘀滞难行,寒凝血瘀,渐致肺血瘀阻。肺内血瘀,阻滞肺气,则发为胸部满闷、喘息气短、咳逆倚息不得卧;肺血瘀阻,不能布散于头面、四肢、皮肤,则为面色晦暗、唇甲青紫、毛发焦枯、舌暗有瘀斑瘀点、舌下脉络迂曲、脉沉涩等症。

4.肺寒失制

膀胱的排尿与肾阳的蒸腾气化有密切的关系,但亦受到肺中阳气的制约。肺中阳气旺盛,肃降水液下行膀胱,尿液得以正常排泄。肺阳虚衰,肺中虚冷,肺叶萎缩,无力收摄,水之上源失制,无力制约膀胱,所谓上虚不能制下,水液直趋膀胱,而致小便清长、频数,甚至遗尿。早在《素问·气厥论》中就提到:"心移寒于肺,则肺消,肺消者,饮一溲二,死不治。"此乃消渴病中之上消证,因肺阳虚,上不制下而引起小便量多。此外,肺痿常致遗尿。《金匮要略·肺痿肺痈咳嗽上气篇》曰:"肺痿,吐涎沫而不咳者,其人不渴,必遗尿,小便数,所以然者,以上虚不能制下故也,此为肺中冷。"这是对肺寒上不制下而致尿多、遗尿的有力论证。肺阳虚进一步发展,可兼肺心阳虚、肺脾阳虚、肺肾阳虚等症。

(五)肺阴虚

1.阴虚失养

肺阴是滋养肺脏、维持肺的生理功能活动的重要物质基础。肺阴亏虚,失于滋养,可引起肺的多种功能失调。宣发肃降功能缺乏肺阴的滋润,则清肃之令不行,肺气上逆,发为咳喘气逆。肺中津液缺乏,不能转化为痰,故见干咳无痰或痰少而黏不易咳出、咳声清高、咳嗽剧烈等症。如《理虚元鉴·干咳嗽论》云:"干咳者,有声无痰,病因精血不足,水不济火,火气上炎,真阴燔灼,肺脏涩而咳也。"肺阴失滋、津少不足是引起干咳的重要病机。若肺阴不足,津液不能敷布全身,形体、肌肉、皮毛失养,可致形体消瘦、口鼻咽喉干燥、面色憔悴、皮毛焦枯等症。

2.阴虚失制

肺主通调水道,为水之上源。肺气肃降,津液下输前后二阴,则二便通畅。《血证论·咳嗽》有"肺叶腴润,复垂向下,将气敛抑,使气下行,气下津液随之而降,是以水津四布"之说,即言肺主治节,与二便排泄有密切关系。肺与大肠相表里,若肺阴受损,津液枯少,不能下输大肠,无水行舟,传导失司,可致肠枯便秘,数日一行,排便困难。如《石室秘录·大便燥结》云:"大便闭结者,人以为大肠燥甚,谁知是肺燥乎?肺燥则清肃之气,不能下行于大肠。"肺燥必伤阴,肺阴不足,清肃不行,津液不能下滋大肠,则便秘难行。《血证论·阴阳水火气血论》进一步指出:"设水阴不足,津液枯竭,上则痿咳,无水以济之也,下则闭结,制节不达于下也。"均指出肺阴不足、大肠失滋是导致便秘的重要病机之一。若热伤肺阴或胃中津液不能上输于肺,肺中津液匮乏,化源不足,小便生成减少,膀胱气化失司,则为小便短涩不畅,甚或癃闭。如《血证论·脏腑病机》云:"肺中常有津液养其金,故金清火伏。若津液伤……水源不清,而小便涩;遗热大肠,而大便难。"阐述了肺阴亏损、上源缺水、下源断流的病机。若热甚伤阴,肺中津液枯竭而失润,清肃之令不行,水液不能正常向下输布,泛溢肌肤可成水肿,同时,因津液不能下输膀胱而兼见小便短少之症,此乃通常所说的阴虚水肿证,主要源于肝肾阴虚,波及肺阴。阴精亏损,精不化气,阳用失司,虚热自生,水液泛溢。诚如《杂病源流犀烛·肿胀源流》所说:"肾水不足,虚火灼金,小便不生而患肿。"肾阴虚,阴不制阳,虚火上炎,损伤肺阴,肺阴虚,肺失肃降,水津不能下输而尿少或水津泛溢于肌肤而成水肿。

3.阴虚火炎

《寿世保元·劳瘵》云:"夫阴虚火动,劳瘵之疾,由相火上乘肺金而成也。伤其精则阴虚火动,耗其血则火亢而金亢。"指出肺阴不足、阴不制阳、阳气亢盛为肺脏虚火内扰的病机。肺中阴虚火炎,炼液为痰,痰火交阻,清肃失司,肺火冲逆,可致咳逆不已、痰黏色黄、咳吐不利等症。肺阴虚的病机进一步发展,可引起肺胃阴虚、肺肾阴虚等病机变化。

(六)肺血虚

1.血虚失养

血循脉而流于全身,发挥营养和滋润作用。肺血是一身之血分布于肺的部分,同样具有滋润濡养、化神之功,以维持肺脏各种生理功能的正常发挥,正如《景岳全书·血证》云:"故凡为七窍之灵,为四肢之用,为筋骨之和柔,为肌肉之丰盛,以至滋脏腑,安神魂,润颜色,充营卫,津液得以通行,二阴得以调畅,凡形质之所在,无非血之用也。"指出血对脏腑、形体、官窍具有濡养、滋润之功。肺血虚则脏腑、形体、官窍失其所养。

2.肺血亏虚,魄无所依

血不仅是脏腑功能活动的物质基础,也是精神活动的物质基础。只有血液充盈,才能产生充沛而舒畅的精神情志活动。《中藏经·论肺脏虚实寒热生死逆顺脉证之法》载:"肺者,魄之舍",《中西汇通医经精义》云:"人生血肉块然,阴之质也,有是质,即有宰是质者,秉阴精之至灵,此谓之魄。"魄以肺血为物质基础,在肺血充盛、血行通畅、血脉调和的前提下,魄得肺血濡养,则精力充沛、神志清晰、感觉灵敏、思维敏捷。反之,在诸多因素的影响下出现肺血亏虚、血行异常时,则可出现不同程度的精神情志方面的病症,如精神疲惫、失眠、多梦、烦躁,甚至神志恍惚等。

3.肺血虚常伴有肺阴津亏耗

《血证论》载:"失血家,十有九咳;所以然者,肺为华盖,肺中常有津液,则肺叶腴润,复垂向下,将气敛抑,使其气下行;气下则津液随之而降,是以水液四布,水道通调,肾气不浮,自无咳嗽之病矣。血者火化之阴汁,津者气化之水液,二者本相济相养。水不济火则血伤,血不养气则水竭。水竭则津不润,肺血伤则火来克金。金被火克,不能行其制节,于是在下之气始得逆上。"血和津液都是由水谷精微所化生的,津血同源,津血互化,相互依存。肺中常藏津液,是肺血化生的重要组成部分。若各种原因导致肺血亏虚,不能化生津液,则导致肺中阴津不足,故肺血虚常与肺阴津亏虚并见,兼见口燥咽干、五心烦热、颧红、盗汗等,故临证在补益肺血的同时需配伍养阴生津之品,如麦冬、玄参、沙参等。

4.肺血虚常与肺气虚并存

肺主气、司呼吸,为气之本,肺生血,气血关系密切,正如《灵枢·营卫生会》言:"血之与气,异名同类焉。"血为气之母,血能载气、生气,为气的生成和气的运行提供物质基础,因此血足则气旺。血亦能载气,气存于血中,赖血之运载而达全身。《不居集》载:"气即无形之血,血即有形之气……一身气血,不能相离,气

中有血,血中有气,气血相依,循环不息。"可见,气血关系密切,若肺血亏虚,无以
生气,则可引起肺气亏虚而出现神疲少气、咳喘无力、动则喘甚、声音低怯等,形
成肺气血两虚证。

5.肺血虚易与他脏血虚并存

(1)肺病及脾:肺五行属金,脾属土,二者为母子之脏,脾土能生肺金。肺与
脾在经络上息息相关,如《灵枢·经脉》曰:"肺手太阴之脉,起于中焦,下络大肠,
还循胃口,上隔,属肺。"脾与胃为表里,手太阴肺经起于中焦脾胃,还循胃口,说
明肺脾两脏有正经相连。肺主气,直接参与血的生成,脾为后天之本,气血生化
之源,所以,肺脾同为气血生化之源、后天之本,二者相互为用,气、血、津液的生
成及运行均依赖于肺脾。肺脾两脏生理上关系密切,病理上必然相互影响,若肺
血亏虚,子盗母气,肺病及脾,则"脾血不足",运化功能失常,生血乏源,肺失滋润
濡养,脾病及肺,在病机上形成恶性循环,最终导致肺脾血虚证的形成。

(2)肺病及心:心生血,主身之血脉,肺辅心行血,故心、肺两脏在一身血液的
生成和运行中共同发挥着重要的作用。同时,肺主气、藏津液,津血同源,津液调
和,变化而赤为血,若肺津不足,生化乏源,不仅可导致肺血亏虚,亦可波及于心,
引起心血亏虚,最终导致心肺血虚的发生。

第二节　常　见　症　状

一、咳嗽

咳嗽是指肺失宣降,肺气上逆作声,咳吐痰液而言,为肺病的主要症状之一。
分别言之,有声无痰为咳,有痰无声为嗽,一般多为痰声并见,难以截然分开,故
以咳嗽并称。

咳嗽作为病名最早见于《黄帝内经》,如《素问·宣明五气论》说:"五气所病,
肺为咳。"已指出咳嗽病证的病位在肺。对咳嗽病因的认识,《素问·咳论》指出
咳嗽系由"皮毛先受邪气,邪气以从其合也。""五脏六腑,皆令人咳,非独肺也。"
五脏六腑之咳"皆聚于胃,关于肺。"这些说明外邪犯肺可以致咳,其他脏腑受邪,
功能失调而影响于肺者亦可致咳。所以,咳嗽不只限于肺,也不离乎肺,并依据
咳嗽的不同表现,将其分为肺、肝、心、脾、肾、胃、大肠、小肠、胆、膀胱、三焦诸咳,

认为五脏之咳，日久不愈，则以脏腑表里关系相传于六腑，从而确立了以脏腑分类的方法，为后世医家对咳嗽病证的研究奠定了理论基础。隋·巢元方《诸病源候论·咳嗽候》有十咳之称，除五脏咳外，尚有风咳、寒咳、胆咳、厥阴咳等，虽然体现了辨证思想，但名目繁多，临床难以掌握。明·张介宾执简驭繁，将咳嗽分为外感、内伤两大类。《景岳全书·咳嗽》指出："咳嗽一证，窃见诸家立论太繁，皆不得其要，多致后人临证莫知所从，所以治难得效。以余观之，则咳嗽之要，止唯二证。何为二证？一曰外感，一曰内伤而尽之矣……但于二者之中当辨阴阳，当分虚实耳。"至此，咳嗽的辨证分类渐趋成熟，切合临床实用。

（一）病因病机

1.病因

（1）外感六淫：外感咳嗽为六淫之邪，从口鼻或皮毛而入，侵袭肺系，或因吸入烟尘、异味气体，肺气被郁，肺失宣降。多因起居不慎，寒温失宜或过度疲劳，肺的卫外功能减退或失调，以致在天气冷热失常，气候突变的情况下，外邪客于肺而致咳嗽。故《河间六书·咳嗽论》谓："寒、暑、燥、湿、风、火六气，皆令人咳。"即是此意。由于四时主气不同，因而人体所感受的致病外邪亦有区别。风为六淫之首，其他外邪多随风邪侵袭人体，所以，外感咳嗽常以风为先导，或夹寒，或夹热，或夹燥，表现为风寒、风热、风燥相合为病。张景岳曾提倡"六气皆令人咳，风寒为主"，认为以风邪夹寒者居多。

（2）内邪干肺：内伤咳嗽总由脏腑功能失调、内邪干肺所致，可分他脏病变涉及于肺和肺脏自病两端。他脏及肺由于饮食不调者，可因嗜烟好酒，烟酒辛温燥烈，熏灼肺胃；或因过食肥甘辛辣炙煿，酿湿生痰；或因平素脾运不健，饮食精微不归正化，变生痰浊，肺脉连胃，痰邪上干，乃生咳嗽；或由情志不遂，郁怒伤肝，肝失条达，气机不畅，日久气郁化火，因肝脉布胁而上注于肺，故气火循经犯肺，发为咳嗽。肺脏自病者，常因肺系疾病迁延不愈，阴伤气耗，肺的主气功能失常，以致肃降无权，肺气上逆作咳。

2.病机

咳嗽的病变主脏在肺，与肝、脾有关，久则及肾。主要病机为邪犯于肺，肺气上逆，冲激声门而发为咳嗽。诚如《医学心悟》所说："肺体属金，譬若钟然，钟非叩不鸣，风、寒、暑、湿、燥、火六淫之邪，自外击之则鸣；劳欲、情志、饮食、炙煿之火，自内攻之则亦鸣。"《医学三字经·咳嗽》亦说："肺为脏腑之华盖，呼之则虚，吸之则满，只受得本脏之正气，受不得外来之客气，客气干之则呛而咳矣；只受得脏腑之清气，受不得脏腑之病气，病气干之，亦呛而咳矣。"提示咳嗽是内外病邪犯肺,肺脏祛邪外达的一种病理反应。

外感咳嗽属于邪实,为六淫外邪犯肺,肺气壅遏不畅所致。因于风寒者,肺气失宣,津液凝滞;因于风热者,肺气不清,热蒸液聚为痰;因于风燥者,燥邪灼津生痰,肺气失于润降,则发为咳嗽。若外邪未能及时解散,还可发生演变转化,如风寒久郁化热、风热灼津化燥、肺热蒸液成痰等。

内伤咳嗽,病理因素主要为"痰"与"火"。而痰有寒热之别,火有虚实之分。痰火可互为因果,痰可郁而化火(热),火能炼液灼津为痰。多由脏腑功能失调,内邪上干于肺所致。常反复发作,迁延日久,脏气多虚,故属邪实与正虚并见。虚实之间尚有先后主次的不同。①他脏有病而及肺者,多因实致虚。如肝火犯肺者,每见气火炼液为痰,灼伤肺津;痰湿犯肺者,多因湿困中焦,水谷不能化为精微上输以养肺,反而聚生痰浊,上干于肺,久延则肺脾气虚,气不化津,痰浊更易滋生,此即"脾为生痰之源,肺为贮痰之器"的道理;甚则病及于肾,以致肺虚不能生气,肾虚不能纳气,由咳致喘;如痰湿蕴肺,遇外感引触,痰从热化,则易耗伤肺阴。②肺脏自病者,多因虚致实。如肺阴不足每致阴虚火炎,灼津为痰;肺气亏虚,气不化津,津聚成痰,甚则痰从寒化为饮。

外感咳嗽与内伤咳嗽可相互为病。外感咳嗽如迁延失治,邪伤肺气,更易反复感邪,而致咳嗽屡作,肺脏益伤,逐渐转为内伤咳嗽。内伤咳嗽,肺脏有病,卫外不强,易受外邪引发或加重,在气候转冷时尤为明显。久则肺脏虚弱,阴伤气耗,由实转虚。咳嗽虽有外感、内伤之分,但两者又可互为因果。

(二)类证鉴别

1.区分外感与内伤

咳嗽辨证,首当区分外感与内伤,治疗应分清邪正虚实。外感咳嗽多是新病,起病急,病程短,常伴有肺卫表证,属于邪实,治以祛邪利肺。内伤咳嗽多为久病,常反复发作,病程长,可伴他脏形证,多属邪实正虚。治当祛邪止咳,扶正补虚,标本兼顾,分清虚实主次。

2.咳嗽特点的辨别

咳嗽特点的辨别包括咳嗽的时间、节律、性质、声音,以及咳嗽加重的有关因素。咳嗽时作,白天多于夜间,咳而急剧,声重,或咽痒则咳作者,多为外感风寒、风热或风燥引起;若咳声嘶哑,病势急而病程短者,为外感风寒、风热或风燥,病势缓而病程长者为阴虚或气虚;咳声粗浊者多为风热或痰热伤津所致;早晨咳嗽,阵发加剧,咳嗽连声重浊,痰出咳减者,多为痰湿或痰热咳嗽;午后、黄昏咳嗽加重,或夜间有单声咳嗽,咳声轻微短促者,多属肺燥阴虚;夜卧咳嗽加剧,持续不已,少气或伴气喘者,为久咳致喘的虚寒证;咳而声低气怯者属虚,洪亮有力者属实;饮食肥甘、生冷而加重者多属痰湿;情志郁怒而加重者因于气火;劳累、受凉后加重者多为痰湿、虚寒。

3.咳痰特点的辨别

咳痰特点的辨别包括痰的色、质、量、味等。咳而少痰的多属燥热、气火、阴虚;痰多的常属湿痰、痰热、痰寒;痰白而稀薄的属风、属寒;痰黄而稠者属热;痰白质黏者属阴虚、燥热;痰白清稀,透明呈泡沫样的属虚、属寒;咳吐血痰,多为肺热或阴虚;如脓血相兼的,为痰热瘀结成痈之候;咳嗽,咳吐粉红色泡沫痰,咳而气喘,呼吸困难者,多属心肺阳虚,气不主血;咳痰有热腥昧或腥臭味的为痰热;味甜者属痰湿,味咸者属肾虚。

4.咳嗽与咳喘的辨别

咳嗽仅以咳嗽为主要临床表现,不伴喘证;咳喘则咳而伴喘,常因咳嗽反复发作,由咳致喘,临床以咳喘并作为特点。

二、咳痰

咳痰是指呼吸道内的病理性分泌物借助咳嗽排出体外,是肺病常见症状之一,大致属于中医"咳嗽"范畴,多见于急、慢性支气管炎,肺炎,支气管扩张症等疾病。

对咳痰一症的描述早在《黄帝内经》中就有记载。《素问·评热病论》云:"劳风法在肺下,其为病也,使人强上冥视,唾出若涕,恶风而振寒……咳出青黄涕,其状如脓,大如弹丸,从口中若鼻中出。"《诸病源候论》在"痰饮病诸候"中,分别论述了热痰、冷痰、痰结实、膈痰风厥等证候类型的病因病机及临床特征。这是中医学关于痰病最早的证候分类和病因病机专论。《诸病源候论》在"痰饮病诸候"及有关病候中,对痰病发生、发展、变化的机制进行了深入的剖析,建立了中医有关咳痰最早的病因病机学说。《诸病源候论·气病诸候篇》云:"胸膈痰满,气机壅滞,喘息不调"。

(一)病因病机

咳痰一症总因外感风、寒、暑、火、燥邪,内舍于肺,影响肺之气化宣肃,水津停蓄不布,加之外感湿邪殃及中焦,困遏脾阳,影响水液运化,水湿停留,聚而成痰;若肺气虚馁,失去宣发和通调水道的功能,就会影响到水液的运行和排泄,从而停蓄为痰;或脾气亏虚,运化输布失司,水湿潴留,聚而成痰;若肾气亏虚,气化无力,水液代谢失常,水液潴留,泛溢成痰。

（二）类证鉴别

咳痰辨治，当辨痰的色、质、量、味。

咳而少痰或无痰者多属燥热、阴虚；痰多者常属痰湿、痰热、虚寒。痰白而稀薄者属风、属寒；痰黄而稠者属热；痰白而黏者属阴虚、属燥；痰白清稀透明呈泡沫样者属气虚、属寒；痰粉红呈泡沫样者属阳虚血瘀络伤；咯吐铁锈色痰或痰中带血或血痰，多为肺热或阴虚络伤。

咯吐脓血腥臭痰，则为热壅血瘀之肺痈；痰有热腥味或腥臭气为痰热；痰味甜者属痰湿；痰味咸者属肾虚。

三、喘

喘是以呼吸困难，甚至张口抬肩、鼻翼翕动、不能平卧为特征，可见于多种慢性疾病的过程中，严重者每致喘脱。若喘作时喉中哮鸣有声，则可归属哮证范畴。

喘历来病名繁多，仅《黄帝内经》即有"喘满""喘呼""上气""极息""肩息"等多种名称。隋代巢元方称之为"逆喘"，唐代王焘称之为"奔喘"，宋代《普济本事方》及金代《儒门事亲》称之为"肥气""肺膜"。以上病名虽然不同，但其描述的症状皆属喘证范围。《黄帝内经》论述喘证的内容较多，《灵枢·五阅五使》曰："肺病者，喘息鼻张"。《灵枢·本脏》曰："肺高则上气，肩息咳"。《素问·大奇论》曰："肺之壅，喘而两月去满。"喘息、鼻张、肩息均是指喘证发作时轻重不同的临床表现，其中以喘息为轻，鼻张、肩息则重，并提示病变主脏在肺。对喘证的病因，认识到有外感和内伤、邪实与正虚的不同。

对于喘证与哮证的区别，《医学正传·哮喘》中作了明确的区分："哮以声响名，喘以气息言。夫喘促喉间如水鸡声者谓之哮，气促而连续不能卧息者谓之喘。"

（一）病因病机

1. 病因

（1）外邪侵袭：外感风寒或风热之邪，壅遏于肺，肺气不得宣降，上逆作喘。

（2）饮食不当：恣食生冷、肥甘或嗜酒伤中，脾失健运，痰浊内生，上干于肺，壅阻肺气，气逆而喘。

（3）情志不调：悲忧伤肺，肺气痹阻，郁怒伤肝，肝气上逆于肺，惊恐伤及心肾，气机逆乱，均可使肺气升降失常，升多降少，气逆作喘。

（4）劳欲久病：慢性咳嗽、肺结核等肺系疾病，久病肺虚及肾而致喘；劳欲伤肾，精气内夺，根本不固，不能助肺纳气而致喘。

2.病机

(1)外邪犯肺,肺失宣降:重感风寒,邪袭于肺,肺卫为邪所伤,外则郁闭皮毛,内则壅遏肺气,肺气不得宣畅,气机升降失常,上逆而致喘咳气急、胸闷。寒邪伤肺,凝液成痰,则痰多稀薄色白。风寒束表,故见恶寒发热、头痛、苔薄、脉浮紧等。若表寒未解,内已化热,或肺中素有郁热,寒邪外来,则热为寒郁,肺失宣降,气逆而喘,并见息粗、鼻煽、胸部胀痛。肺蕴痰热,失于清肃,故咳痰稠黏不爽,热为寒郁,不得外泄,故见形寒、发热、烦闷、身痛。有汗或无汗,口渴,苔薄白或黄,舌质红,脉浮数则为表寒肺热夹杂之象。

(2)痰邪壅肺,升降不利:饮食不当,脾失健运,痰浊内生,上壅于肺,肺气失降,气逆而致喘,胸满闷室,甚则胸盈仰息,痰白黏腻。痰湿蕴中,肺胃不和,则见呕恶、纳呆、苔厚腻、脉滑。若湿痰郁久化热,肺火素盛,痰受热蒸,痰火交阻,肺失清肃,则肺气上逆亦可致喘,并见胸痛、痰黄或血痰、烦热、渴饮、咽干、面红、苔黄腻、脉滑数等痰热之候。

(3)肝气犯肺,肺气郁闭:情志所伤,肝气冲逆犯肺,肺气郁闭,升降失常,升多降少,而突发呼吸短促,气憋胸闷,咽中如窒,每因情志刺激而诱发;肝肺络气不和,故有胸痛;心肝气郁,心神失宁,则见失眠、心悸、脉弦为肝郁之候。

(4)肺肾两虚,出纳失常:肺为气之主,司呼吸,久病肺虚,气失所主,而致短气喘促、气怯声低;肺气不足,故咳声低弱;气不化津,津聚为痰,则痰吐稀白;肺虚卫外不固,则自汗、畏风;肺阴不足,虚火上炎,则可见呛咳痰少、烦热口干、咽喉不利、面部潮红;舌淡红或苔剥,脉软弱或细数,为肺之气阴不足之候。肾为气之根,主摄纳,劳欲伤肾,精气内夺,或肺虚及肾,肾元亏虚,气失摄纳,气不归原,阴阳不相接续,气逆入肺,入少出多,而致呼多吸少,气不得续,动则喘甚;肾虚精气耗损,故形瘦神疲;阳虚气不化水,则跗肿;肾阳虚衰,卫阳不固,津液外泄,则汗出;阳气不能温养于外,则肢冷、面青;舌淡白或黑润、脉微细或沉弱,为肾阳虚衰之征。若真阳衰竭,阴不敛阳,虚阳上越,则见面红、烦躁、咽干、足冷、汗出如油;舌红少津,脉细数,为肾阴亏耗之候。本证严重阶段,不但肺肾俱虚,且在孤阳欲脱之时,多影响及心。在病理情况下,肺肾俱虚,则心气、心阳亦同时衰竭,心阳亏虚不能鼓动血脉运行,血行瘀滞可见面唇、指甲青紫,甚则出现喘汗致脱、亡阳亡阴之危候。

总之,本病病位在肺,与肾关系密切,并涉及肝、脾、心诸脏。病机关键在于气机升降出纳失常。病理性质有虚实之分,实喘在肺,为外邪、痰浊、肝郁气逆,邪壅肺气,宣降不利所致。虚喘责之肺肾两脏,因精气不足、气阴亏耗,而致肺肾出纳失常,且尤以肾虚为主。病情错杂者每可下虚上实并见,多为慢性喘咳,肺肾虚弱,肾不纳气(下虚),复感外邪,壅阻肺气(上实)所致。但在病情发展的不同阶段,虚实之间有所侧重,或互相转化。如肺虚不能主气,出现气短难续。若肺病及脾,子盗母气,则脾气亦虚,脾虚失运,聚湿生痰,上渍于肺,肺气壅塞,气津失布,血行不利,可形成痰浊血瘀,此时病机以邪实为主,或邪实正虚互见。若迁延不愈,累及于肾,则呈现肾失摄纳,痰瘀伏肺之候。若阳气虚衰,水无所主,则水邪泛滥,上凌心肺。

(二)类证鉴别

1.喘与哮

两者都有呼吸急促、困难的表现。哮必兼喘,但喘未必兼哮。哮指声响言,喉中哮鸣有声,是一种反复发作的独立性疾病;喘指气息言,为呼吸气促困难,是多种肺系急、慢性疾病的一个症状。

2.喘与气短

两者都有呼吸异常,气息短促,胸闷不畅。喘证以气粗声高,张口抬肩,摇身撷肚,甚至不能平卧为特征。气短呼吸虽数,但浅促微弱,不能接续,或短气不足以息,似喘而无声,亦不抬肩,但卧为快。气短往往是喘证之渐。

3.实喘与虚喘

喘证应当首辨虚实,从呼吸、声音、脉象、病势缓急等方面辨别。实喘呼吸深长有余,呼出为快,气粗,声音高大,伴有痰鸣咳嗽,脉象数而有力,病势骤急;虚喘气息短促难续,深吸为快,气怯,声音低微,少有痰鸣咳嗽,脉象微弱或浮大中空,病势徐缓,时轻时重,遇劳即甚。其次,实喘应辨外感、内伤,外感者起病急,病程短,多有表证;内伤者病程较长,反复发作,外无表证。同时,虚喘应辨病变脏器,肺虚者操劳后气短而喘,伴面色白、自汗、易感冒;肾虚者静息时也有气喘息促、动则更甚,伴面色苍白或颧红、怕冷或烦热、腰膝酸软。心气(阳)虚者喘息持续不已,伴心悸、浮肿、发绀、颈静脉怒张、脉结代。

四、咯血

凡血液不循常道,上溢于口鼻诸窍,血由肺或气管而来,经口咳嗽而出,表现为痰中带血,或痰血相兼,或纯血鲜红,兼夹泡沫者,均称咯血。咯血总由肺络损伤所致,因肺为娇脏,又为脏腑之华盖,喜润恶燥,不耐寒热,故外内之邪,干及肺气,使肺失清肃则为咳嗽,损伤肺络,血溢脉外则为咯血。

历代医家对咯血的论述颇多。《黄帝内经》中有关篇章对衄血、咯血、呕血等病证作了记载,并对引起咯血的原因、预后有所论述。《金匮要略·惊悸吐衄下血胸满瘀血病》创制了泻心汤、柏叶汤、黄土汤等治疗吐血的方剂,一直沿用至今。《丹溪心法·吐血》说:"咯血者,嗽血痰,内有血者。"《证因脉治·嗽血论》说:"咯血即嗽血。"《先醒斋医学广笔记·吐血》提出了著名的治吐血三要法:行血、补肝、降气,对咯血的治疗有重要的参考意义。《景岳全书·血证》对血证的内容作了比较系统的归纳,将引起出血的病机提纲挈领地概括为"火盛"及"气伤"两方面。《医学正传·血证》:"咯血嗽血者,出于肺也。"《不居集·血症八法扼要》曰:"实火之血,顺气为先,行血则血自归经;虚火之血,扶正为先,气壮则自能摄血。"

咯血的范围比较广泛,所以嗽血、咯血为主要临床表现的病证均属本证范围,内科范围的咯血主要见于呼吸系统疾病,如支气管扩张症、急性支气管炎、慢性支气管炎、肺炎、肺结核、肺癌等。

(一)病因病机

1.感受外邪、损伤血络

外邪侵袭、损伤脉络而引起咯血。其中外感风寒或风热燥邪,肺气失于宣降,咳嗽时作,尤其是反复多次感邪以致痰浊郁火内蕴于肺,肺气上逆作咳;或邪伤肺络,血溢气道,引起咯血。

2.情志过极、肝郁化火

情志失调、郁怒忧思太过,心肝火旺,邪火犯肺,发生咳嗽气逆,或邪伤肺络可出现咳嗽、咯血。邪热炼液成痰,阻于肺络,常可咳出脓性浊痰。

3.嗜食醇酒、脾胃受伤

饮食不慎,多因过食甘肥油腻或辛辣之品,积湿生热酿痰,蕴结中焦,上逆犯肺。痰热内郁,出现咳嗽、咳吐黏液;肺络受损,则见咯血。

4.久病肺肾俱虚

久病肺气虚,慢性咳嗽日久不愈,气不化津,津凝成痰;或有哮喘、肺结核病史,或风温迁延,肺气耗伤,痰湿痰热内蕴,肺失宣降,咳嗽咳痰时作,久咳久喘引起肾不纳气,以致咯血。

咯血的病变部位主要在肺,可涉及肝、脾、肾。与肝有关者,因郁怒伤肝,邪郁化火,上逆犯肺。与脾有关者,因饮食不当,脾失健运,痰湿内生,上犯于肺;或久病不愈,肺虚及脾,肺脾气虚,不能摄血。与肾有关者,多因久病肺肾亏虚,肾阴受损,阴虚火旺。咯血的病理性质可分为虚实两方面,初起多因感受外邪,痰火郁结,内犯于肺,肺受邪热熏灼,出现咳嗽、咯血、咯吐痰涎,病属实证。日久邪热伤正,而出现肺脾气虚或肺肾阴虚,虚火伤络,转为虚证,同时往往夹有瘀血痰火,表现虚实相兼之证。

(二)类证鉴别

咯血多与吐血相鉴别:咯血与吐血,血液均经口出,但两者截然不同。咯血是血由肺而来,经气道随咳嗽而出,血色多为鲜红,常混有痰液,咯血之前多有咳嗽、胸闷、喉痒等症状,大量咯血后可见痰中带血数日,大便一般不显黑色;吐血是血由胃而来,经呕吐而出,血色紫暗,常夹有食物残渣,吐血之前多有胃脘不适或胃痛、恶心等症状,吐血之后无痰中带血,但大便多呈黑色。

另外,鼻咽部、齿龈及口腔其他部位出血的患者,常为纯血或随唾液而出,血量不多,伴有口腔、鼻咽部病变的相应症状,可与咯血相区别。

五、汗症

肺系疾病患者常伴有自汗、盗汗的症状,重者汗出如雨下,汗证往往是导致肺部感染,且久病不愈的因素之一,因此在肺系疾病的治疗中,汗证的治疗尤显重要。

汗症是指因阴阳失调,营卫不和,腠理开阖不利而引起汗液外泄失常的病证。前人虽有自汗属阳虚,盗汗属阴虚之说,但不能概括全部,故《伤寒明理论·自汗》指出:"自汗之证,又有表里之别焉,虚实之异焉。"《景岳全书·汗证》亦指出:"自汗盗汗,亦各有阴阳之证,不得谓自汗必属阳虚,盗汗必属阴虚也。"

自汗和盗汗可出现在多种疾病过程中,病因病机至为复杂。治疗用药时要全面考虑,不能仅靠止汗药取效。首先当辨别虚实,根据证候的不同,虚者治以益气、补血、养阴、调营,实者治以清火、泻热、化湿、和营;在辨证的基础上,结合汗出部位,酌情加用固涩止汗之品。

六、水肿

西医认为肺病水肿多见于慢性肺病合并心肾功能不全的患者,在慢性肺病的老年患者中并不少见,治疗往往单纯采用利尿剂来消除水肿,虽能一时减轻水肿,但并不能解决水肿复发的问题,以及随着水肿的复发,反复运用利尿剂出现量效反比、加重机体虚弱的问题。在长期治疗慢性肺病并发水肿的过程中,根据中医学的经典理论,辨证运用中药,合理灵活使用西药利尿剂。中西医结合治疗慢性肺病水肿,能起到标本兼治,防止水肿复发的作用。中医学对水肿的发病机制早有经典论述,如《景岳全书·肿胀》论述最为扼要,"凡水肿等症,乃肺脾肾三脏相干之为病,盖水为至阴,故其本在肾;水化于气,故其标在肺;水唯畏土,故其制在脾。今肺气不化精而水泛,脾虚则土不制水而反克,肾虚则水无所主而妄行。"此论述表明了以肾为本,以肺为标,以脾为制水之脏,为水肿的病机关键。

脾的运化功能、肾的气化和开阖功能、肺的通调水道和散布精微的功能,构成人体正常的水液运行。又如《黄帝内经》有曰:"诸湿肿满,皆属于脾。""其本在肾,其末在肺,皆聚水也。"这里明确指出水肿的发生,肺为病之标,肾为病之本,起制约作用的在于脾。所以,脾病而不制水,肾病而不司开合,肺病而失通调水道,皆是发生水肿的重要因素,只要其中某一环节发生障碍,就能使水液潴留而成水肿。

七、不寐

不寐又称为"失眠""不得卧""目不瞑",指经常不能获得正常睡眠为特征的一种病症。不寐轻者可见入寐困难,寐而易醒,醒后不能再寐,或时寐时醒;不寐重者则整夜不能入寐。其病因与心脾肝肾及阴血不足有关,其病理变化总属阳盛阴衰,阴阳失交。在慢性肺病患者中,除本身基础肺病表现外,兼有不寐的也并不少见。所谓"吃得好、睡得香、大便畅"的三大机体生理功能保持正常,对于慢性肺病的病情控制是很有裨益的。

临床上某些慢性肺病患者由于服用某些药物的关系(如茶碱类药物具有一定兴奋作用)或夜间咽痒频咳,或老年肺病患者寐冷尿频,或出现心力衰竭不能平卧都可能影响患者睡眠质量,表现为不寐。镇静助眠类西药虽能改善患者夜寐,但该类药物对呼吸中枢可能有抑制作用,对伴有呼吸衰竭的慢性肺病患者不适宜使用。在这种情况下,此时若能辨证使用中药,则一样能起到改善睡眠,而无抑制呼吸中枢的不良反应。

临床上将引起慢性肺病患者不寐的病机概括为痰湿、肝郁、虚寒、血瘀4种,在治疗基础疾病用药中辨证加减用药,来改善慢性肺病患者不寐兼证,取得了良好的效果。

第三节 辨 证 方 法

一、脏腑辨证

(一)含义

脏腑辨证是在认识脏腑生理功能、病理特点的基础上,将四诊收集的资料分析整合,从而辨明疾病所在脏腑部位及其病性的辨证方法。每个脏或腑都有独特的生理作用、病理特征,也有各自不同的外在表现,这些特点有利于医师明确疾病的部位,最终明确地诊断疾病所属的"证"。

以脏象学说来看,肺与皮毛、鼻等构成了肺系统。肺在五行属金,在五脏阴阳属阳中之阴,主气司呼吸,通调水道,宣化卫气,朝百脉而助心行血,在五脏六腑中位居最高,故称"华盖"。从解剖来看,肺是质地疏松内里含气之脏,"其虚如蜂窠""得水而浮",故又被称为清虚之脏。

肺脏与其他脏器的关系是非常密切的。与心同居上焦,朝百脉而助心行血。与脾在五行中属相生的关系,当肺出现虚证的时候往往因为"子病及母"而致脾气亏虚。肝为将军之官,肝火旺则可"木火刑金",临床上可出现干咳、烦躁,甚至少量咳血。肺与肾的关系也较为密切,肺为气之主,而肾为气之根,因而只有肺肾相交才能使得呼吸畅通而平稳。由此可见,临床上常有肺病而涉及他脏者,亦有因他脏病变而致肺脏发生病理变化的现象。

脏腑辨证在肺脏疾病中有着广泛的应用。脏腑辨证是根据肺脏的生理功能、病理变化,对通过四诊所获得的疾病症状和体征进行综合分析与归纳,从而推求病机,判断病位、病性和邪正盛衰状况,最后确定肺脏虚、实、寒、热的一种辨证方法。许多与肺系疾病相关而不具卫气营血、三焦及六经辨证的疾病,如慢性阻塞性肺疾病的肺气虚证、肺脾气虚证等,可通过脏腑辨证,采取补肺气、健脾益气的方法进行治疗。

(二)肺病的脏腑辨证分型

1.肺气虚证

《内外伤辨惑论·辨气少气盛》曰:"内伤饮食劳役者,心肺之气先损,为热所伤,热既伤气,四肢无力以动,故口鼻中皆短气少气,上喘懒语,人有所问,十不欲对其一,纵勉强答之,其气亦怯,其声亦低,是其气短少不足验也。"临床症见心悸、咳喘、气短、乏力,动则尤甚,兼见胸闷、痰液清稀、面色㿠白、头晕、神疲、自汗、声低气怯、舌淡苔白、脉沉弱或结代。

2.肺脾气虚证

《脾胃论·脾胃盛衰论》曰:"肺金受邪,由脾胃虚弱,不能生肺,乃所生受病也。故咳嗽气短、气上,皮毛不能御寒,精神少而渴,情惨惨而不乐,皆阳气不足,阴气有余,是体有余而用不足也。"故临床可见久咳、气短而喘、痰多稀白、食欲不振、腹胀便溏、声低懒言、疲倦乏力、面色㿠白或面浮足肿、舌淡苔白、脉细弱。

3.肝火犯肺证

《素问·咳论》曰:"五脏六腑皆令人咳,非独肺也……肝咳之状,咳则两胁下痛。"而《症因脉治·肝经咳嗽》更明确指出:"肝经咳嗽之因,木气怫郁,肝火时动,火盛刑金,则为喘咳,二者肝经咳嗽之因也。"所以,肝火犯肺可症见胸胁灼痛、头晕目赤、咳嗽阵作、痰黏量少色黄、动则咳血,并常兼见急躁易怒、烦热口苦、舌红苔薄黄、脉弦数。

4.肺肾阴虚证

《血证论·脏腑病机论》曰:"肺开窍于鼻,主呼吸,为气之总司。盖气根于肾,乃先天水中之阳,上出鼻,肺司其出纳。肾为水,肺为天,金水相生,天水循环,肾为生水之源,肺即为制气之主也。"若肾不生水,则阴亏于下,肺不主气,气浮于上,临床可见咳嗽痰少、腰膝酸软、形体消瘦、口燥咽干、骨蒸潮热、颧红、盗汗,舌红少苔,脉细数。甚至可见咳嗽、痰中带血、声音嘶哑、男子遗精、女子月经不调等症。

二、三焦辨证

(一)含义

三焦辨证主要是把人体按部位划分为三大部分,即贲门以上为上焦,包括心肺二脏;贲门以下至脐部为中焦,包括脾胃、胆、大肠等脏腑;脐以下为下焦,包括肝、肾、小肠、膀胱等脏腑。三焦辨证在临床结合脏腑的生理功能和各自特殊的病理反应,通过分析临床证候,确定病变部位和所损脏腑,具有辨证精细、定位准确的特点。

三焦病证多由上焦手太阴肺经开始,传入中焦,进而传入下焦,此为"顺传",标志着病情由浅入深、由轻到重的病理进程。若病邪从肺卫而传入心包,称为"逆传",说明邪热炽盛,病情重笃。故《温病条辨·中焦篇》总结为:"温病由口鼻而入,鼻气通于肺,口气通于胃。肺病逆传则为心包。上焦病不治,则传中焦,胃与脾也。中焦病不治,则传下焦,肝与肾也。始于上焦,终下焦。"

三焦病证自上而下的传变是一般规律。临床有邪犯上焦,经治而愈,并不传变者;亦有上焦病证未罢而又见中焦病证或自上焦而径传下焦者;亦有中焦病证未除而又出现下焦病证或起病即见下焦病证者;还有两焦病证错综互见和病邪弥漫三焦者。因此,对三焦病势的判断应根据临床资料,进行全面、综合的分析。

上焦病变在肺与心(心包络)。清·叶天士云:"温邪上受,首先犯肺,逆传心包。肺主气属卫,心主血属营。"温邪致病,病性属热,治法宜清。风温邪犯上焦肺卫,症见发热、微恶风寒、头痛、汗出、口渴、咳嗽、舌边尖红、脉浮数或两寸独大,抑或见但热不寒、咳嗽、气喘、口渴、苔黄、脉数,甚则高热、大汗、谵语神昏或昏愦不语、舌謇肢厥、舌质红绛,宜用桑菊饮、银翘散;若邪自肺卫迫及肺气分,宜用麻杏石甘汤;若卫分之邪已解,邪入气分,宜用白虎汤;若因肺热日久,耗散津气,宜用白虎汤加人参汤;若津气欲脱,宜用生脉散;若肺热灼伤血络,则宜用犀角地黄汤;若肺热逆传心包,宜用中医"三宝"(即安宫牛黄丸、紫雪丹、至宝丹);若因手厥阴心包热盛引动足厥阴肝风(热极生风),宜用羚角钩藤汤;若湿温初起,邪遏上焦肺,宜用三仁汤;若温邪入心包,宜用苏合香丸。上焦温病皆责之于肺。若病邪逆传,则病在心包。

(二)肺病的三焦辨证

肺系疾病易多脏累及或脏腑同病,涉及肺、脾、肝、肾、大肠等脏腑,传统辨证论治较为复杂,治肺需兼顾脾、肝、肾及大肠等脏腑。但仔细研究,肺在上焦,脾、大肠在中焦,肝、肾在下焦,若按照肺系疾病发生与传变的机制概括在"始上焦,终下焦""由上及下……须竖看"的范围内,则与三焦辨证的特点及精髓不谋而合,故肺系疾病运用三焦辨证有的放矢。

肺居上焦,属太阴经,故在三焦辨证中亦被称为太阴温病,通常是温病的初期阶段,病性多为表热证、表温热证。在治疗上用药讲究清、轻二字。在传变中,可有以下几种情况:不传变、顺传中焦、逆传心包。从中我们可以看到,逆传心包虽心包仍属上焦,但疾病的严重程度却明显重于顺传中焦者,也就说明病在上焦时虽多为轻证,但亦可见重证。当然,逆传心包等重证亦非清、轻之剂可以治疗的。

肺与大肠相表里。而从五行学说来看,肺、脾又是相生关系。而脾、胃、肠都属中焦,这就决定了肺系疾病与中焦也存在着千丝万缕的关系。如肺气清肃下降功能正常,则气机调畅,能促进大肠的传导;大肠之气通降,则腑气通畅,也有利于肺气肃降。若肺气壅塞,失于肃降,气不下行,津不下达,可导致腑气不通,肠燥便秘;反之,大肠实热,传导不畅,腑气阻滞,也可影响肺的宣降,而见咳、喘、满、闷之症。临床上可见通下大肠以泻肺热、逐痰饮、降气止咳平喘等治法。脾土生肺金,土为金之母,金为土之子。因此,子病犯母或是母病及子,如脾土不足,不能生养肺金,可致肺脾两虚。

肝、肾虽居下焦,但肺、肾关系密切。一方面,金水相生;另一方面,"肺为气之主,肾为气之根",共主一身之气。若肺气久虚,肃降失司,久病及子而致肾气不足,摄纳无权,二者相互影响可终致肺肾皆病之证。肺以肃降为顺,肝以升发为宜。若肝郁化火或肝气上逆、肝火上炎，可耗伤肺阴，使肺气不得肃降，而见咳嗽、胸痛、咳血等肝火袭肺之证，即所谓"木火刑金"。

三、卫气营血辨证

（一）含义

卫气营血辨证常用于外感温热病的辨证论治，即将外感温热病发展过程中不同病理阶段所反映的病候，分为卫分证、气分证、营分证、血分证四类。分，分界之意，亦可引申为阶段。卫、气、营、血实际上就是 4 个阶段。卫分证属表，气分证、营分证、血分证均属里，而病位属里的气分证较浅，营分证较深，血分证更深。4 个阶段的逐步深入是一个动态演变过程，用以说明病位深浅、病情轻重、传变规律。

（二）肺病的卫气营血辨证

邪犯肺卫，肺系症状一般表现为发热、恶风寒、头身痛或有咳嗽、咳吐黄痰等症状，即卫分证的临床表现。邪热传里、壅塞肺气，进入气分证阶段，表现有发热、汗出、咳喘、咳吐黄痰、舌红苔黄等症状。进入营血分阶段，流行性感冒、慢性阻塞性肺疾病、间质性肺疾病、肺癌等不同疾病病机侧重点有所不同，或为热入营血，或为血瘀、血虚等。

四、络病理论

（一）含义

络病是广泛存在于多种内伤疑难杂病和外感重症中的病机状态与过程，涵盖了"久患者络"和"新病入络"两大类。清代医家叶天士提出"久病入络""久痛入络""初为气结在经，久则血伤入络""经几年宿病，病必在络"等理论，指出内伤杂病多是病邪由经入络、由气及血、由功能性病变发展为器质性病变的慢性过程，标志着络病已成为中医学重要的病机概念。

所谓络脉即是从经脉横支别出、纵横交错、遍布全身，广泛分布于脏腑组织间的网络系统。浮络位浅属表，脏络和腑络位深属里，而经脉介于二者之间，构成了浮络、经脉、脏络和腑络 3 个层次。而络脉细小，气血稍弱，极易受邪，影响络脉气机，继而引起血行瘀阻，久而久之则形成络病。以上两方面决定了络病容易发生，病久则邪入脏腑形成瘀血阻滞，故叶天士云"久病血瘀"。络脉细小气血稍弱，极易受邪，正虚之人感邪机会大大增加，且正虚无力抗邪，故缠绵难愈，久则入络，易形成络病，说明络病本质上是本虚。《素问·痹论》云："病久入深，营卫之行涩。经络时疏，故不通。"可见，络病必然会伴随气滞、血瘀或痰凝等病理变化,进一步导致络脉空虚、邪气留滞,二者相互影响、相互胶结,日久蕴毒化热加重病情。正如清·叶天士所言:"邪与气血两凝,结聚络脉。"因此,络脉中气滞血瘀痰凝是络病的基本病理变化,络病是本质为虚的虚实夹杂证候。

(二)肺病的络病理论

肺络,即"肺之络脉",有广义、狭义之分,广义肺络是指肺之经脉支横别出的所有部分,《黄帝内经集注》中说:"盖络乃经脉之支别,如肺之经脉,循鱼际尺泽腋之间,即其间见之络脉,乃肺之络。"狭义之肺络则是指布散于肺中的络脉,即"肺本络"。肺本络包括气络和血络,其中气络运行经气,血络运行血液。肺中气络属阳,具有温煦、防御、传导、调节等作用;血络属阴,主行营血、濡脏腑、交津血。气络、血络虽有区别,但在功能上具有相辅相成、阴阳交感之功,《类经》所说:"虽卫主气而在外,然亦何尝无血,营主血而在内,然何尝无气。故营中未必无卫,卫中未必无营,但行于内者称之为营,行于外者称之为卫,此人身阴阳交感之道,分之则二,和之则一而已。"

第四节 辨 证 要 点

一、分清新病久病

肺病的辨证,首先宜分清是新病,还是久病,或为新感宿疾并见。如咳嗽一证,若因于外感,多是新病,常于感冒风寒、风热、燥邪之后,突然起病,往往病史尚短,临床多伴鼻塞流涕、喷嚏、咽痒或恶风寒、发热、周身酸楚等症。若因内伤而致者,多是宿疾,起病潜隐缓慢,反复发作,病史较长,临床可伴有脾脏之病状,如少气乏力、纳差便溏等。又如哮证,其病之宿根是痰浊内伏,常因外感或饮食失宜而诱发。辨此证时,既要注意感受外邪或饮食不当的一面,又要充分考虑其病本于痰浊内伏。因而治疗时就应于发作期以祛邪兼顾涤痰化浊为主,而缓解期则应注意增强肺、脾、肾三脏之功能,以使痰浊不得复生。此外,尚有外寒内饮之实喘证,其病亦因素有水饮停肺,复因外邪引动内饮而发。其症除喘息、咳嗽、痰多稀薄如水状外,多并见恶寒、发热、无汗等外感表证。分清病之新久,不仅能提高辨证准确率,而且也能有效地制定治疗方案。

二、辨别脏腑传变

肺病只是人体大系统中的一个子系统的病变。肺作为人体五大系统之一，与其他四大系统在生理和病理上密不可分。

心与肺同居上焦，共同维持人体气血运行、输布的正常。当肺部发生病变，必然会在一定程度上影响心的正常功能。如肺气虚或肺失肃降，影响心血的运行，即可出现胸闷、心率改变，甚则唇青、舌紫等瘀血的病理表现。

肺与脾的关系，主要体现在对水液代谢的维持。若肺病失于宣肃，不能正常通调水道，则可使脾的运化功能失常，可见纳食不化、食后腹胀、便溏等。或因子病犯母，而于肺病中见腹痛、食欲不振、呕吐、便秘或腹泻，如大叶性肺炎。且咽喉为水谷、呼吸之道路，常为脾（胃）、肺共同管辖之所，故肺系咽喉病证常与二脏密切相关。

肺与肾既共同参与水液代谢，同时共同主司呼吸。肾虽为水脏，然肺乃"水之上源"，肾主水功能有赖肺宣发肃降和通调水道功能的正常，若肺失宣肃，通调水道失职，必累及于肾，而致尿少、水肿。肺虽主司呼吸，然其吸气的功能需赖肾主纳气之职相助，即所谓"肺为气之主，肾为气之根"。若肺气久虚，日久及肾，致肾不纳气，可见动则气喘之证，如肺气肿、肺源性心脏病的后期。

肺与肝主要表现在气机的调节方面，若肝升太过或肺降不及，则多致气火上逆，症见咳逆上气，甚或咯血等。若肺失清肃，燥热内盛，亦可影响肝疏泄条达之职，临床主要表现为咳嗽时并见胸胁牵引胀痛，如胸膜炎（悬饮）。

三、审察病势进退

病势进退是任何疾病在发生发展过程中共有的基本规律，即起病→高峰→恢复或死亡。疾病由起病向高峰期发展，或于高峰期继续恶化，即为病进；若疾病自高峰期日趋向善，或由危转重，由重转轻，即为病退。在肺病临床中，认真审察病势的进退，是能否正确地进行辨证论治的重要环节。某些急性肺炎、急性支气管炎的发生发展，就表现出：初起在肺卫，而症见恶寒发热、咳嗽咽痛等表证，继之表邪入里而表现为发热不恶寒、大汗出、口渴甚、脉洪大等热邪闭肺之证。此时可呈现两种趋势，若邪势尚不甚，加之治疗得当，病情便可日趋向善，即为病退；若邪热太甚，或治疗不得当，即可发展成危重症，如中毒性肺炎便是病进。又如肺痈，临床常据其发生发展的必然趋势，分为初期、成痈期、溃脓期、恢复期。明确疾病的这一发展趋势，对于制订治疗方案、防止疾病恶化有重要意义。如以肺炎为例，一般来说，很难将病势扼杀在肺卫阶段，亦即在治疗上切勿希冀像治疗感冒那样,一汗可解;相反若误用发汗解表之剂,不仅可加速表邪入里之势,而且还可能因过汗而使病情恶化。即使于肺卫阶段使用辛凉解表之剂,亦不可能使邪不传里,故初期治疗就应卫气同治,不宜一味治表。若就肺痈而言更是如此。因此,认真审察病势的进退,就能在一定程度上提高辨证施治的水平。

四、明辨标本缓急

明辨病证之标本缓急,既是辨证过程中的重要内容,也是决定治疗先后或治法逆从的前提条件。所谓标,系指疾病表现于外的各种征象;所谓本,意即疾病的内在本质。在某些具体问题上,也可认为标指疾病矛盾的次要方面,本即为疾病矛盾的主要方面。前者如咳嗽症状是标,风寒或风热犯肺是本;后者如阴虚火旺之肺结核,阴虚是矛盾的主要方面为本,而火旺是矛盾的次要方面是标。故治疗时祛散风寒则咳嗽可止,滋养阴液则火旺能除。然临床上往往标本兼顾,即祛散风寒的同时予以宣肺止咳或止咳化痰,滋阴养液之中并用退虚火之品。缓急系指疾病所呈现的态势,缓即病势缓慢,急即病势急骤。前者变化少而缓,后者变化多而速。如慢性支气管炎、慢性鼻炎等,起病隐潜、发展变化慢。而各种肺炎,尤其是大叶性肺炎,起病急骤,发展变化快,甚至突然发生休克(厥脱证)。治疗上缓则治其本,如慢性支气管炎的治疗,就应从病因着手。急则治其标,如大叶性肺炎休克,当急救其休克,后治其病因。然缓急标本只是相对而言,缓当图本,未尝不可兼顾标;而急宜治标,岂可不必顾本。临证当随机应变,总以具体情况具体对待为原则。

第三章

肺病的治疗

第一节 常用治法

一、宣肺

所谓宣肺主要是指恢复肺的宣发功能。通过宣肺,使肺气宣畅,卫气到达肌表则能抗邪外出;宣肺可以散水消肿;宣肺可使气机畅达,从而起到止咳平喘的治疗效果。肺主宣发,外合皮毛。肺的宣发作用能使卫气津液敷布于肌表乃至全身,从而使之能够抗御外邪,启闭汗孔,调节体温,润泽皮毛。若是外邪束表,每致肺气失宣,卫气敷布不及,不足以抗邪外达则恶寒发热、头身疼痛;肺气郁滞而易咳逆;津液布散失调又常产生水肿、咳痰等。治当宣通肺气,常用麻黄、生姜、桔梗、前胡、苏叶、薄荷、牛蒡子诸药组方。由于肺气不宣与各种表证往往同时并存,因而治疗亦是宣肺与解表同施并举,如宣肺散寒、宣肺清热、宣肺润燥、宣肺扶正。若风寒束表、肺气不宣者,每用麻黄汤发汗解表、宣肺平喘,或用荆防败毒散解表宣肺、疏风祛湿;若风热犯肺、肺卫失宣者,则用桑菊饮、银翘散疏散风热、宣肺止咳;风客玄府,肺气不宣,风行皮里,传为浮肿,是谓风水,其属风热为患,予越婢加半夏汤,方中重用麻黄、生姜宣肺散水,石膏清热,白术利水,甘草、大枣和中,只待宣发正常,津液得以布散,水肿诸症自可渐除。若系风寒所致,则宜去石膏加苏叶、荆芥、防风等辛温发散之品。若风燥伤肺,肺失清肃润降,则宜用桑杏汤、清燥救肺汤、杏苏散轻宣凉燥或温燥。

二、降肺

降肺是通过肃降肺气,治疗肺气上逆病证、恢复肺的肃降功能的治法。肺主肃降,若是肺失清肃,气不得降,必然产生咳喘、胸闷等肺气上逆之候,治宜肃降肺气,止咳平喘,临证每用苏子、杏仁、厚朴、半夏、紫菀、款冬花、旋覆花、莱菔子诸药组方。苏子降气汤、定喘汤、三子养亲汤及射干麻黄汤、桂枝加厚朴杏子汤等,均系降肺之常用方。肺为清虚之体,常因痰饮内阻、邪热壅肺而致肺气上逆,所以临床常与化痰、泄热相结合,如化痰降逆、清肺平喘等。应当指出,宣发与肃降是肺脏生理功能相辅相成的 2 个方面。宣发失常,气机不畅,每致肺气不降;肺失清肃(如慢性咳喘),又常引起宣发异常(卫气不能布达肌表而易感冒)。故临证运用宣肺法时,常加杏仁、半夏等味以降肺气;使用降肺方时,亦常增麻黄、生姜等药助肺宣发,如苏子降气汤中加生姜、前胡,定喘汤中用麻黄即属此列。临证恢复肺的宣降功能,常用麻黄配杏仁、桔梗配杏仁、桔梗配枳壳、苏叶配杏仁、桑叶配杏仁、桔梗配前胡等宣降相因之法。

三、清肺

清肺即清泻肺热治疗肺热证的治法,是根据"热者寒之",针对邪热壅肺、肺失和降之证而设。邪热壅盛,阻滞于肺,必见发热汗出、咳嗽气喘、痰黄黏稠、胸闷胸痛、舌红苔黄、脉象洪数等症。治当清肺泻热,祛邪外达,常以黄芩、山栀子、生石膏、蒲公英、金银花、连翘、鱼腥草、穿心莲、野菊花、紫花地丁等组方。代表方剂如麻杏石甘汤、清肺化痰汤、清金化痰汤等。若是热毒炽盛,损伤肺络,痰热内蕴,蓄为痈脓而成肺痈,则伴咳吐脓血,其味腥臭难闻。此时须用千金苇茎汤加金银花、连翘、蒲公英、鱼腥草、瓜蒌皮等清热解毒,化瘀排脓,此亦属于清肺之法。

四、泻肺

泻肺是峻泻肺内伏热痰浊之法,乃根据"实者泻之",针对痰热浊唾内伏于肺而又不易清涤之证而设。常用桑白皮、葶苈子、皂荚、甘遂、大戟、芫花等组方。临证时,凡肺中伏热,经久不愈,证见咳嗽痰黄、皮肤蒸热、发热常在日晡加重、舌红苔黄者,宜以泻白散加味泻肺除热,平喘止咳;痰浊壅盛,阻滞肺系,气道不畅而胸闷咳喘、痰稠难出、呼吸急促,甚或一身面目浮肿者,仅以化痰降逆之剂尚嫌药力不足,唯用葶苈大枣泻肺汤峻泻痰浊,方与病机合拍;饮停胸胁谓之悬饮,宜用十枣汤泻肺逐饮;痰浊胶固,实难咳出,若痰壅气闭而危及生命之时,治当泻肺涤痰除垢,《金匮要略》皂荚丸速速与之。泻肺之法多适用于邪盛而正不衰之实证。

五、润肺

润肺是清润肺燥之法,乃根据"燥者润之",针对外燥犯肺而设。燥邪系秋季之主气,每从口鼻而入,最易伤及肺系,而见口鼻干燥、干咳少痰、声音嘶哑、皮肤干燥等候。治宜清燥润肺止咳,当以甘寒濡润之品,如沙参、麦冬、梨皮、甜杏仁、浙贝母、天花粉、知母等。一般来说,初秋多为温燥,宜用桑杏汤加减,外以清宣燥邪,内以凉润肺金;深秋多为凉燥,则用杏苏散化裁,功可清宣凉燥,止咳润肺又兼化痰。若系温燥伤肺,气津俱伤而无表证者,临证又多用清燥救肺汤加减以治之。

六、补肺

补肺是补益肺气治疗肺气虚弱证的治法,是根据"虚则补之",针对肺气虚弱证而设。每以神疲少气、面色无华,咳则尤甚为主候,治当补肺益气,常用黄芪、党参、太子参、白术、茯苓、炙甘草等药组方,代表方剂如黄芪四君汤、补肺汤。临证时应根据病因病机灵活选方。如脾虚土不生金,痰湿停滞,宜用六君子汤"培土生金";肺虚宗气生成不足,无以"下贯心脉以行气血",易使心血瘀阻,治宜益气活血,可用桃红八珍汤加减;肺气虚弱,卫外功能减弱而易感冒、自汗,则须用玉屏风散益气固表等,皆视病情而定。

七、温肺

温肺是温补肺阳之法,是针对肺中之阳不足、寒饮停滞于内而设者。前人虽少有肺阳虚之说,然临床确实有之。该证的形成,多因肺气虚久累及肺阳,或因肾阳亏乏无以温肺,或因肺阳本虚,外寒引动内饮而触发并加重,或因反复感寒而使肺阳渐伤。其见证总以痰涎清稀量多或白如泡沫、畏寒肢冷、咳喘无力,甚或虚浮、易致感冒、脉沉为主候。治当温补肺阳,散寒化饮,药用干姜、细辛、桂枝、白芥子、肉桂、制附子片、巴戟天(后三味乃通过补肾阳以温肺)。由于肺阳虚每因多种因素所致,故临证很少单独运用温肺一法,大都配合化痰平喘、补肺益气、疏散外寒、温肾纳气诸法治之,常用苓甘五味姜辛汤,半夏杏仁汤,甘草干姜汤,肾气丸,小青龙汤,黄芪四君汤加干姜、细辛等方。

这里还须明确,所谓肺气虚常反映出较单纯之功能衰退征象,故当用党参、黄芪等补益肺气;而肺阳虚则必见一派虚冷征象,则宜用干姜、细辛等温阳散寒。然肺阳虚的形成多因气虚日久发展而来,其关系犹如脾阳虚多因脾气虚发展而来、肾阳虚多由肾气虚发展而来一样。因而温肺阳时,每加益肺气药。

八、养肺

养肺是滋阴养肺之法,乃针对肺阴不足而设。肺为娇脏,不耐寒热,寒则肺阳易伤,热则阴津易灼。阴虚必使火旺,使得阴津再伤。干咳少痰、形瘦气弱、口干咽燥、甚或午后潮热、五心烦热、盗汗颧赤、舌红少津是其常见症候。常用沙参、麦冬、百合、百部、玉竹、地黄、怀山药、鳖甲、知母、地骨皮等药滋养肺阴,又清虚热。临证选方,滋阴养肺为主宜用沙参麦冬汤加味;滋阴降火为主多用百合固金汤化裁;肺肾阴虚常用麦味地黄汤加减;肺胃阴虚则宜麦冬汤加减以治之。

润肺与养肺两法,虽都选用甘寒濡润之品,然前者主治外燥为患,并多与轻宣之药同用,以祛邪为主;后者则主治肺阴不足,常与降火之药并施,以扶正为主。因病因病机不同,故治法有别。

九、敛肺

敛肺是收敛肺气的治法,乃根据"散者收之",针对久病虚喘、肺气欲散之证而设。咳嗽既久,正气大伤,肺气耗散不收,每见咳喘、气促、倦怠、汗多、畏寒,或口干面赤、脉弱,如此肺气大伤,耗散不收之时,须急收敛肺气,常用五味子、黄芪、人参、诃子、白果仁、乌梅等药。临证多以生脉散为主方,再视病情随证增减药物。又如肺气虚、肺阳虚、肾不纳气等证,常常兼有肺气耗散之候,此时若无明显痰湿之象,可用补肺汤、苓甘五味姜辛汤、七味都气丸诸方。方中均用五味子,以收敛耗散之气。补肺与敛肺,前法适用于一般之肺气虚者,后者则用于肺气大伤欲散之时。

十、通腑

通腑是通过通导积滞以达到治疗肺脏疾病的方法。因肺与大肠互为表里,功能联系十分密切。肺气肃降,津液下行有助于大肠传导糟粕;大肠传导下行亦有利于肺气清肃下降。如果邪热壅遏于肺,津液因之被灼,无以下濡大肠,使传导失职,腑气不通;或是实热燥屎内结大肠,上干于肺,影响肺气肃降而产生咳逆气促等症。若实热燥屎不去,则咳喘诸症难以消除,故当视病情选用大、小承气汤荡涤热结,导滞通腑,肺之肃降功能方可恢复,若能兼清肺热则收效更好。另外,久病虚喘,阴盛阳衰,亦易致阴寒与糟粕凝结大肠,此时则须以温通寒积之法,常用《金匮要略》大黄附子汤加味。一旦腑气得通,咳喘必见好转,尔后再以扶正固本或降气化痰法治之。

十一、化痰

化痰是祛除痰饮、治疗痰饮停聚于肺的治法。无论外感六淫,还是其他因素,均可导致肺之宣降功能失调,肺不布散津液,津液停为痰湿,痰湿又作为继发性的致病因素而使病情加重,使得咳喘痰涎等症经久不愈。化痰的药物很多,由于形成痰湿阻肺的原因较为复杂,因而运用化痰法时,必须针对病机,密切配合其他之法,方能奏效。如属寒痰,常选半夏、莱菔子、白芥子、紫菀、款冬花等药,方如苏子降气汤、三子养亲汤、苓甘五味姜辛汤;热痰则选瓜蒌、贝母、桑白皮等味,方如清金化痰汤、小陷胸汤、定喘汤。其他如燥湿化痰之二陈汤,健脾化痰之六君子汤,润燥化痰之贝母瓜蒌散,解表化痰之止嗽散等,皆系常用之方。若痰湿一去,则宣降正常,咳嗽气喘等症随之消除,因而凡系化痰之药,均具有止咳平喘的功效。

十二、止血

止血是制止肺络溢血的治法。咳血的成因甚为复杂,临证必须审因论治,倘若一见血出,便用止血之剂,则易产生"止血留瘀"之弊,甚至加重出血。例如,属阴虚火旺、灼伤肺络而咳血鲜红者,宜用百合固金汤加炒山栀子、白及、地榆等滋阴降火以止血;肝郁化火,木火刑金,或见痰中带血,或咳吐大量鲜红纯血,常用泻白散合黛蛤散加黄芩、山栀子、龙胆草清肝泻火,凉血止血;痰热壅肺,热伤肺络,每见痰中带血如铁锈色样,则用麻杏石甘汤加鱼腥草、黄芩、蒲公英、紫花地丁等清热化痰以止血;大量咳血不止,当急治其标,可用十灰散先止血,一旦病情缓解,再议治本之法;大量咳血,阴不敛阳,当益气回阳救逆,用独参汤或参附汤。

此外,止咳平喘亦应属治肺大法之列,而此法实际上已分述于各法之中,故不赘述。除此之外,肺的治法还有"八法"及从虚、毒、痰、瘀方面进行辨证论治,具体论述如下。

十三、八法

(一)汗法

汗法是通过开泄腠理、调畅营卫、宣发肺气等作用,使在表的外感六淫之邪随汗而解的一类治法。汗法通过出汗,使腠理开、营卫和、肺气畅、血脉通,从而能祛邪外出,正气调和。所以,汗法除了主要治疗外感六淫之邪所致的表证外,凡是腠理闭塞、营卫郁滞的寒热无汗,或腠理疏松,虽有汗但寒热不解的病证,皆可用汗法治疗。例如,麻疹初起,疹点隐而不透;水肿,腰以上肿甚;疮疡初起而有恶寒发热;疟疾、痢疾而有寒热表证等均可应用汗法治疗。然而,由于病情有寒热,邪气有兼夹,体质有强弱,故汗法又有辛温、辛凉的区别,以及汗法与补法、下法、消法等其他治疗方法的结合运用。汗法在肺病的治疗中主要用于风寒、风热、风燥侵袭肺卫的病证。

(二)吐法

吐法是通过涌吐的方法,使停留在咽喉、胸膈、胃脘的痰涎、宿食或毒物从口中吐出的一类治法。适用于中风痰壅,宿食壅阻胃脘,毒物尚在胃中;痰涎壅盛之癫狂、喉痹,以及干霍乱吐泻不止等,属于病位居上、病势急暴、内蓄实邪、体质壮实之证。因吐法易伤胃气,故体虚气弱、妇人新产、孕妇等均应慎用。吐法可用于治疗痰涎壅盛于肺,病势在上,可因势利导。

(三)下法

下法是通过泻下、荡涤、攻逐等作用,使停留于胃肠的宿食、燥屎、冷积、瘀血、结痰、停水等从下窍而出,以祛邪除病的一类治法。凡邪在肠胃而致大便不通、燥屎内结,或热结旁流,以及停痰留饮、瘀血积水等形症俱实之证,均可使用。由于病情有寒热,正气有虚实,病邪有兼夹,所以下法又有寒下、温下、润下、逐水、攻补兼施之别,并与其他治法结合运用。下法可用泻肺逐饮,通腑降肺,用于治疗水饮壅盛、腑气不通所导致的肺气不降。

(四)和法

和法是通过和解或调和的方法,使半表半里之邪,或脏腑、阴阳、表里失和之证得以解除的一类治法。《伤寒明理论》说:"伤寒邪在表者,必渍形以为汗;邪在里者,必荡涤以为利;其于不内不外,半表半里,既非发汗之所宜,又非吐下之所对,是当和解则可矣。"所以和解是专治邪在半表半里的一种方法。至于调和之法,《广温疫论》说:"寒热并用之谓和,补泻合剂之谓和,表里双解之谓和,平其亢厉之谓和。"可见,和法是一种既能祛除病邪,又能调整脏腑功能的治法,无明显寒热补泻之偏,性质平和,全面兼顾,适用于邪犯少阳、肝脾不和、肠寒胃热、气血营卫失和等证。和法的应用范围较广,分类也多,其中主要有和解少阳、透达膜原、调和肝脾、疏肝和胃、分消上下、调和肠胃等。外感邪气侵袭肺卫,在疾病传变过程中出现少阳证,可采用和解少阳治法。

(五)温法

温法是通过温里祛寒的作用,治疗里寒证的一类治法。里寒证的形成,有外感内伤的不同,或由寒邪直中于里,或因失治误治而损伤人体阳气,或因素体阳气虚弱,以致寒从中生。同时,里寒证又有部位浅深、程度轻重的差别,故温法又有温中祛寒、回阳救逆和温经散寒的区别。由于里寒证形成和发展过程中,往往阳虚与寒邪并存,所以温法又常与补法配合运用。对于肺气虚寒、寒痰寒饮留肺可用温法。

(六)清法

清法是通过清热、泻火、解毒、凉血等作用，以清除里热之邪的一类治法。适用于里热证、火证、热毒证及虚热证等里热病证。由于里热证有热在气分、营分、血分、热壅成毒及热在某一脏腑之分，因而在清法之中，又有清气分热、清营凉血、清热解毒、清脏腑热等不同。热证最易伤阴，大热又易耗气，所以清热剂中常配伍生津、益气之品。若温病后期，热灼阴伤，或久病阴虚而热伏于里，又当清法与滋阴并用，更不可纯用苦寒直折之法，热必不除。清法可用于治疗肺热壅盛、痰热蕴肺、温燥伤肺等证。

(七)消法

消法是通过消食导滞、行气活血、化痰利水、驱虫等方法，使气、血、痰、食、水、虫等渐积形成的有形之邪渐消缓散的一类治法。适用于饮食停滞、气滞血瘀、癥瘕积聚、水湿内停、痰饮不化、疳积虫积及疮疡痈肿等病证。消法与下法虽同是治疗内蓄有形实邪的方法，但在适应病证上有所不同。下法所治病证，大抵病势急迫，形症俱实，邪在肠胃，必须速除，而且是可以从下窍而出者。消法所治，主要是病在脏腑、经络、肌肉之间，邪坚病固而来势较缓，属渐积形成，且多虚实夹杂，尤其是气血积聚而成癥瘕痞块、痰核瘰疬等，不可能迅即消除，必须渐消缓散。消法也常与补法、下法、温法、清法等其他治法配合运用，但仍然是以消为主要目的。消法用于肺气郁滞、肺血瘀阻、痰浊阻肺等证的治疗。

(八)补法

补法是通过补益人体气血阴阳，主治各种虚弱证候的一类治法。补法的目的在于通过药物的补益，使人体气血阴阳虚弱或脏腑之间的失调状态得到纠正，复归于平衡。此外，在正虚不能祛邪外出时，也可以补法扶助正气，并配合其他治法，达到助正祛邪的目的。虽然补法有时可收到间接祛邪的效果，但一般是在无外邪时使用，以避免"闭门留寇"之弊。补法的具体内容甚多，既有补益气、血、阴、阳的不同，又有分补五脏之侧重，但较常用的治法分类仍以补气、补血、补阴、补阳为主。在这些治法中，已包括了分补五脏之法。补法可用于肺气虚、肺阴虚、心肺气虚、肺脾气虚、肺肾阴虚等证的治疗。

上述八种治法，适用于表里、寒热、虚实等不同的证候。对于多数疾病而言，病情往往是复杂的，不是单一治法能够满足治疗需要的，常需数种治法配合运用，才能治无遗邪，照顾全面，所以虽为八法，配合运用之后则变化多端。正如程钟龄《医学心悟》中说："一法之中，八法备焉，八法之中，百法备焉。"因此，临证处方，必须针对具体病证，灵活运用八法，使之切合病情，方能收到满意的疗效。

十四、虚、毒、痰、瘀辨证论治

（一）从虚论治

肺系病缓解期，正虚邪不盛，内毒伏肺，治当宗"缓时治本"之大法，扶正以托毒外出，治以培补摄纳为主，或补肺，或健脾，或补肾，阳虚则温补之，阴虚则滋养之。"脾为生痰之源，肺为贮痰之器"，脾气散精，主运化，为后天之本，肺病及脾，子盗母气，脾气虚衰或升降功能失常，运化功能减弱，水谷精微失于输布，则聚而为痰。李中梓有言："脾为生痰之源，治痰不理脾胃，非其治也。"治以健脾化湿，其一，分消其病邪则痰自清；其二，固护脾胃，后天得养，则机体得以濡养，有利于扶正抗毒。肾为气之根，与肺同司气体之出纳，肺病及肾，真元损伤，根本不固，不能助肺纳气，气失摄纳，上出于肺，出多入少，逆气上奔为喘。正如《医贯·喘》所言："真元损耗，喘出于肺之上奔……乃气不归原也。"故缓解期尤应重视补肾纳气之法，以冀减少或控制其反复发作。

（二）从痰论治

肺系病缓解期治痰当以调气为先。《证治汇补》指出："人之气道，贵乎清顺，则津液流通，何痰之有。"痰是津液运行失常的病理产物，津液运行依赖气的运行气化功能，若气机失调，则津液停聚为痰，痰为有形病理产物，又可阻滞气机。因此，治痰当以调气为先，正如朱丹溪所言："善治痰者，不治痰而治气，气顺则一身之津液，亦随气而顺。"调气方法有三：首调肺气，恢复其宣降功能，则津液得以输布，一无痰聚之虑，二可使痰毒归于正化，消散于无形。临床上多选用麻黄、桔梗、杏仁（炒）等药物，使肺气宣中有降，降中有宣，宣降有序，气机得调。其次，理脾气，脾胃为气机升降之枢纽，脾气运化正常，一可杜绝生痰之源，二有助于肺气宣降。另外，肝主疏泄，调畅全身气机，是推动血和津液运行的重要环节。肝失疏泄，气机不利，木气侮金，亦可影响津液代谢而成痰，肝气犯肺者，治当疏肝理气，则津液难以凝滞为痰。故治痰须先调气，治其形成之根本，使新痰不生，已成之痰毒因气畅而得以输化，治痰以调气为贵。痰由病生，不仅为肺系病的病理产物，而且又成为新的致病因素。因此，必须以化痰、祛痰为基本大法。肺系病缓解期正气不足，邪实不甚，治痰谨防猛剂急攻，否则痰未清而正气伤，必须权衡邪正虚实、缓急轻重，宜采用寒温并施、清润并用、攻补兼施之法，使邪毒去而不伤正。除此之外，软坚消痰法适用于肺系病久病顽痰诸证，尤其是出现痰瘀胶着不解的复杂局面，药取海浮石、海蛤壳等，辛味咸平入肺经，具有软坚化痰清肺之功。

（三）从瘀论治

瘀血不仅为肺系病的病理产物，而且形成后又成为新的致病因素，久则能化热、生痰、耗损肺气，阻碍肺气宣降，加重肺气郁闭，致使疾病恶性循环，治疗越发棘手。《血证论》指出："有瘀血，则气为血阻，不得上升，水津因不得随气上升。"治疗当活血行血、化瘀通络。现代药理研究证实，川芎可降低肺动脉压，减少心肌耗氧量，且不影响体循环、动脉血氧分压及血氧饱和度；赤芍可降低血黏度，改善肺血运状态，降低肺血管阻力；当归可激活肺血管平滑肌上的β受体，使细胞环磷酸腺苷增加，间接扩张肺动脉，降低血浆中血栓素 A_2 含量，调节血栓素 A_2 与前列腺素间的平衡，降低血黏度，减少血流阻力；丹参可抑制腺泡内肺动脉构型重组，降低血黏度。因此，在肺系病缓解期治疗中应用活血化瘀之品，可以使血运通畅、肺气宣通，进一步提高临床疗效，改善临床预后。

（四）痰瘀同治

痰瘀毒邪伏肺是肺系病缓解期的基本病机，治疗以痰瘀同治为基本原则，但是临床上需要综合症状、病程、体质等各项因素，治疗有所侧重，或以治瘀为主，或痰瘀并重。

第二节　内　治　法

一、常用方剂

（一）宣肺解表剂

1.麻黄汤

（1）组成：麻黄（去节）9 g、桂枝（去皮）6 g、杏仁（去皮尖）6 g、甘草（炙）3 g。

（2）用法：上四味，以水九升，先煮麻黄，减二升，去上沫，内诸药，煮取二升半，去滓，温服八合。覆取微似汗，不须啜粥，余如桂枝法将息。

（3）功效：发汗解表，宣肺平喘。

（4）主治：外感风寒表实证。恶寒发热，头身疼痛，无汗而喘，舌苔薄白，脉浮紧。

（5）方解：本方证为外感风寒，肺气失宣所致。风寒之邪外袭肌表，使卫阳被遏，腠理闭塞，营阴郁滞，经脉不通，故见恶寒、发热、无汗、头身痛；肺主气属卫，外合皮毛,寒邪外束于表,影响肺气的宣肃下行,则上逆为喘;舌苔薄白,脉浮紧皆是风寒袭表的反映。治当发汗解表,宣肺平喘。

方中麻黄苦辛性温,归肺与膀胱经,善开腠发汗,祛在表之风寒;宣肺平喘,开闭郁之肺气,故本方用以为君药。由于本方证属卫郁营滞,单用麻黄发汗,只能解卫气之闭郁,所以又用透营达卫的桂枝为臣药,解肌发表,温通经脉,既助麻黄解表,使发汗之力倍增;又畅行营阴,使疼痛之症得解。二药相须为用,是辛温发汗的常用组合。杏仁降利肺气,与麻黄相伍,一宣一降,以恢复肺气之宣降,加强宣肺平喘之功,是为宣降肺气的常用组合,为佐药。炙甘草既能调和麻黄、杏仁之宣降,又能缓和麻黄、桂枝相合之峻烈,使汗出不致过猛而耗伤正气,是使药而兼佐药之用。四药配伍,表寒得散,营卫得通,肺气得宣,则诸症可愈。

(6)配伍特点:一为麻黄、桂枝相须,发卫气之闭以开腠理,透营分之郁以畅营阴,则发汗解表之功益彰;二为麻黄、杏仁相使,宣降相因,则宣肺平喘之效甚著。

2.八味香苏散

(1)组成:紫苏叶、半夏曲、紫菀、五味子、陈橘皮(去白)、甘草(炙)各 15 g;杏仁(汤浸,去皮尖,麸炒)60 g、桑白皮 45 g。

(2)用法:上咬咀。每服四钱,水一盏,加生姜 3 片,同煎至七分,去滓,食后、临卧热服。

(3)功效:理气解表,燥湿化痰。

(4)主治:外感风寒,内有气滞证。症见肺感风寒,咳嗽不已,痰涎喘满,语声不利,面目浮肿,肺气不顺。

(5)方解:本方证为风寒外束,内有气郁,肺气宣降失常,脾气不运,肝气失疏,气碍其津,津气交阻,成为外感风寒,内有气滞之证,出现咳嗽不已,痰涎喘满,语声不利,面目浮肿等症。

本方中苏叶辛温,归肺、脾二经,"芳香气烈,外开皮毛,泄肺气而通腠理;上则通鼻塞,清头目,为风寒外感灵药,中则开胸膈,醒脾胃,宣化痰饮,解郁结而利气滞"。本方用之既能散风寒,又能理气宽中,一药而兼两用,为君药。方中半夏辛温燥湿化痰、降逆和胃,陈皮辛苦温燥、理气行滞,两者合用燥湿化痰理气,有二陈之意,为臣药。以紫菀润肺止咳,杏仁肃肺止咳,桑白皮泻肺止咳,五味子敛肺止咳,共同起到止咳之功,共为佐药。炙甘草调和诸药,为使药。诸药合用,共奏理气解表、燥湿化痰止咳之功。

(6)配伍特点:解表药和理气药同用,燥湿与止咳药共施,药兼顾肺脾两脏。

3.加味华盖散

(1)组成:紫苏子(炒)、麻黄(去根节)、杏仁(去皮尖)、陈皮(去白)、桑白皮、赤茯苓(去皮)各6 g;甘草(炙)3 g。

(2)用法:上为末。每服二钱,水一盏,煎至六分,食后温服。

(3)功效:宣肺解表,祛痰止咳。

(4)主治:素体痰多,肺感风寒证。咳嗽上气,呀呷有声,吐痰色白,胸膈痞满,鼻塞声重,恶寒发热,苔白润,脉浮紧。

(5)方解:素有痰湿,复感风寒,风寒袭肺,痰湿壅肺,以致肺失宣降,气机不畅,痰阻气道,与气相搏,故见咳嗽上气,呀呷有声,吐痰色白;痰阻气滞,故胸膈痞满;肺开窍于鼻而鼻属肺系,肺气失宣,肺系不利,故见鼻塞声重。恶寒发热,脉浮紧,为风寒袭表之征;苔白润为痰湿之象。综上表明,本方病机为风寒袭肺,痰壅气逆。寒侵痰壅而肺失宣降,法当宣肺降逆,解表祛痰。

方中麻黄为"肺经本药""盖哮喘为顽痰闭塞,非麻黄不足以开其窍",本方用之解表散寒,宣肺平喘,为君药。苏子"主降,味辛气香,主散。降而且散,故专利郁痰。咳逆则气升,喘急则肺胀,以此下气定喘";杏仁"辛苦甘温,入肺而疏肺降气,解邪化痰,为咳逆胸满之专药",二药降利肺气,祛痰止咳,为臣药。君臣相配,一以宣肺为主,一以降肺为主,合用则宣降相因,意在恢复肺脏的宣发肃降功能。陈皮辛苦而温,燥湿化痰,理气行滞,其调理气机之功,既可治疗气滞之胸膈痞满,亦有助于消除痰湿之患,即"气顺则痰消"之义。桑白皮味甘性寒,取其泻肺利水平喘之功,一则加强君臣药物宣降肺气,止咳平喘之力。茯苓健脾渗湿,杜绝生痰之源。三药不专治痰,确有使湿去痰消之功,共为佐药。炙甘草调和于宣降寒温之间,为使药。诸药配伍,共成解表宣肺、祛痰止咳之功。

(6)配伍特点:解表药与祛痰药并用,除风寒痰湿之致病原因;宣肺药与降气药同施,复肺的宣发肃降功能。

4.厚朴麻黄汤

(1)组成:厚朴15 g、麻黄12 g、石膏30 g、杏仁9 g、半夏12 g、干姜6 g、细辛3 g、小麦30 g、五味子6 g。

(2)用法:原方用法上九味,以水一斗二升,先煮小麦熟,去滓。内诸药,煮取三升,温服一升,日三服。现代用法:上药,以水3碗,先煮麻黄,去沫,纳诸药煎取大半碗,温服,早晚各一次。

(3)功效:宣肺降逆,化饮平喘。

(4)主治:外寒里饮,饮郁化热证。证见咳嗽喘逆,胸满烦躁,咽喉不利,痰声辘辘,苔白滑或黄滑,脉浮。

(5)方解:本方证为外有风寒表邪,内有水饮,饮郁化热所致。素有寒饮,感受风寒,风寒引动水饮,水饮射肺,肺气不降,故见咳嗽喘逆,咽喉不利,痰声辘辘。饮郁化热则胸满烦躁。舌苔白滑或黄滑,脉浮为水饮内停或郁而化热之象。故治宜宣肺降逆,化饮止咳。

方中麻黄苦辛性温,善于散外寒、祛表邪,宣肺平喘,与杏仁、厚朴降气平喘同用,一宣一降,恢复肺职,为君药;而内有水饮,故用干姜、细辛、五味子温肺化饮,收敛肺气,解散水饮,开阖肺气;半夏降逆化饮,可使肺气肃降,水饮不致上逆,共为臣药;石膏,一是清已化之饮热,二是可助肺气下降,三是以防辛温燥烈之品伤及肺阴为佐药。妙用小麦先煮,补养肺气,固其正气也,为佐药。共成宣肺降逆,化饮平喘之方。

(6)配伍特点:表里俱治,寒热同用,宣降相因,外寒解,内饮除,肺气利,咳喘平。

5.越婢加半夏汤

(1)组成:麻黄18 g、石膏24 g、生姜9 g、大枣5 枚、甘草6 g、半夏12 g。

(2)用法:上以水六升,先煮麻黄,去上沫,纳诸药,煮取三升,分温三服。

(3)功效:宣肺清热,降逆平喘。

(4)主治:饮热内蕴,复感风邪之肺胀。症见胸部膨满,咳而上气,喘促胸闷,目如脱状,或四肢浮肿,颜面浮肿,或恶风、发热,舌苔滑或黄滑,脉浮大。

(5)方解:本方所治之肺胀,系饮热内蕴,复感风邪所致。饮留于内,上逆迫肺,肺气不降,则咳而上气,喘促胸闷;饮溢头面四肢,则四肢浮肿,颜面浮肿。饮郁化热,热蒸气壅,加之风邪外束,肺气不宣,肺气壅遏,则胸部膨满,目如脱状。正如尤怡所说:"目如脱状者,目睛胀突,如欲脱落之状,壅气使然也。"舌苔黄滑,脉浮大为饮热内蕴,复感风邪之象。治当宣肺清热,降逆平喘。

方中麻黄一则宣肺平喘,二则发散风邪,且能使腠理开泄,水饮得散,以石膏清泄郁热,又能防止麻黄助热,二药共为君药。臣以半夏降逆散结,燥化痰湿,生姜之辛散,外配麻黄发越水气,内助半夏降逆化饮;大枣补脾制水,为佐药,与生姜合用,调和营卫;使以甘草调和诸药,且缓麻黄之散,石膏之寒,使祛邪而不伤正。诸药合用,使水饮得散,外邪得解,饮热得清,肺复宣降,诸证自除。

(6)配伍特点:内外同治,宣清共施。

6.桑菊饮

(1)组成:杏仁6 g、连翘5 g、薄荷2.5 g、桑叶7.5 g、菊花3 g、桔梗6 g、甘草

(生)2.5 g、苇根 6 g。

(2)用法：上用水二杯，煮取一杯。一日二服。

(3)功效：疏风清热，宣肺止咳。

(4)主治：风热犯肺证。症见但咳，身不甚热，口微渴，舌尖红，脉浮数。

(5)方解：本方证为温热病邪或风热邪气从口鼻而入，邪犯肺络，肺失清肃，故以咳嗽为主症；受邪轻浅，可见身不甚热，口渴亦微。治当疏风清热，宣肺止咳。方中桑叶甘苦性凉，疏散上焦风热，且善走肺络，能清宣肺热而止咳嗽；菊花辛甘性寒，疏散风热，清利头目而肃肺，二药轻清灵动，直走上焦，协同为用，以疏散肺中风热见长，共为君药。薄荷辛凉，疏散风热，以助君药解表之力；杏仁苦降，肃降肺气；桔梗辛散，开宣肺气，与杏仁相合，一宣一降，以复肺脏宣降而能止咳，是宣降肺气的常用组合，三者共为臣药。连翘透邪解毒，芦根清热生津，为佐药。甘草调和诸药为使。诸药相伍，使上焦风热得以疏散，肺气得以宣降，则表证解、咳嗽止。

(6)配伍特点：一以轻清宣散之品，疏散风热以清头目；一以苦辛宣降之品，理气肃肺以止咳嗽。

7.银翘散

(1)组成：连翘 30 g、金银花 30 g、桔梗 18 g、薄荷 18 g、竹叶 12 g、生甘草 15 g、荆芥穗 12 g、淡豆豉 15 g、牛蒡子 18 g。

(2)用法：上杵为散。每服 18 g，鲜苇根汤煎，香气大出，即取服，勿过煎。肺药取轻清，过煎则味厚入中焦矣。病重者，约二时一服，日三服，夜一服；轻者，三时一服，日二服，夜一服；病不解者，作再服。

(3)功效：辛凉透表，清热解毒。

(4)主治：温病初起之邪犯肺卫证。症见发热，微恶风寒，无汗或有汗不畅，头痛口渴，咳嗽咽痛，舌尖红，苔薄白或薄黄，脉浮数。

(5)方解：本方原为温病初起而设。风热或温热邪气侵袭肺卫，邪在卫分，卫气被郁，开阖失司，故发热、微恶风寒、无汗或有汗不畅；肺位最高而开窍于鼻，邪自口鼻而入，上犯于肺，肺气失宣，则见咳嗽；风热搏结气血，蕴结成毒，热毒侵袭肺系门户，则见咽喉红肿疼痛；温邪伤津，故口渴；舌尖红，苔薄白或微黄，脉浮数均为温病初起之佐证。治宜辛凉透表，清热解毒。

方中金银花、连翘气味芳香，既能疏散风热，解散在表之风热或温热邪气，又能清热解毒，截断病势，防止温热邪气进一步内传，还可辟秽化浊，在透散卫分表邪的同时，兼顾了温热病邪易蕴结成毒及多夹秽浊之气的特点，故重用为君药。

薄荷、牛蒡子辛凉,疏散风热,清利头目,且可解毒利咽;荆芥穗、淡豆豉辛而微温,解表散邪,此二者虽属辛温,但辛而不烈,温而不燥,配入辛凉解表方中,增强辛散透表之力,是为去性取用之法,以上四药俱为臣药。芦根、竹叶清热生津;桔梗开宣肺气而止咳利咽,同为佐药。甘草既可调和药性,护胃安中,又合桔梗利咽止咳,是属佐使之用。本方所用药物均系清轻之品,加之用法强调"香气大出,即取服,勿过煎"。

(6)配伍特点:一是辛凉之中配伍少量辛温之品,既有利于透邪,又不悖辛凉之旨。二是疏散风邪与清热解毒相配,具有外散风热、内清热毒之功,构成疏清兼顾,以疏为主之剂。

8.杏苏散

(1)组成:苏叶9 g、半夏9 g、茯苓9 g、前胡9 g、桔梗6 g、枳壳6 g、甘草3 g、生姜3片、大枣(去核)3枚、橘皮6 g、杏仁9 g。

(2)用法:水煎温服。

(3)功效:轻宣凉燥,理肺化痰。

(4)主治:外感凉燥证。恶寒无汗,头微痛,咳嗽痰稀,鼻塞咽干,苔白脉弦。原方主治燥伤本脏,头微痛,恶寒,咳嗽稀痰,鼻塞嗌塞,脉弦无汗。

(5)方解:本方证为凉燥外袭,肺失宣降,痰湿内阻所致。凉燥伤及皮毛,故恶寒无汗、头微痛。所谓头微痛者,不似伤寒之痛甚也。凉燥伤肺,肺失宣降,津液不布,聚而为痰,则咳嗽痰稀;凉燥束肺,肺系不利而致鼻塞咽干;苔白脉弦为凉燥兼痰湿佐证。遵《素问·至真要大论》"燥淫于内,治以苦温,佐以甘辛"之旨,治当轻宣凉燥为主,辅以理肺化痰。

方中苏叶辛温不燥,发表散邪,宣发肺气,使凉燥之邪从外而散;杏仁苦温而润,降利肺气,润燥止咳,两者共为君药。前胡疏风散邪,降气化痰,既协苏叶轻宣达表,又助杏仁降气化痰;桔梗、枳壳一升一降,助杏仁、苏叶理肺化痰,共为臣药。半夏、橘皮燥湿化痰,理气行滞;茯苓渗湿健脾以杜生痰之源;生姜、大枣调和营卫以利解表,滋脾行津以润干燥,是为佐药。甘草调和诸药,合桔梗宣肺利咽,功兼佐使。

(6)配伍特点:苦辛微温,肺脾同治,重在治肺轻宣。

9.清燥救肺汤

(1)组成:桑叶(去枝梗)9 g、石膏(煅)7.5 g、甘草3 g、人参2 g、胡麻仁(炒、研)3 g、真阿胶2.5 g、麦冬(去心)3.5 g、杏仁(泡,去皮尖,炒黄)2 g、枇杷叶(刷去毛,蜜涂,炙黄)3 g。

（2）用法：水一碗，煎六分，频频二三次，滚热服。

（3）功效：清燥润肺，养阴益气。

（4）主治：温燥伤肺，气阴两伤证。身热头痛，干咳无痰，气逆而喘，咽喉干燥，鼻燥，心烦口渴，胸满胁痛，舌干少苔，脉虚大而数。

（5）方解：本方所治之证为温燥伤肺之重证。秋令气候干燥，燥热伤肺，故头痛身热；肺为热灼，气阴两伤，失其清肃润降之常，故干咳无痰、气逆而喘、口渴鼻燥；肺气不降，故胸膈满闷，甚则胁痛。舌干少苔，脉虚大而数均为温燥伤肺佐证。治当清宣润肺与养阴益气兼顾，忌用辛香、苦寒之品，以免更加伤阴耗气。

方中重用桑叶质轻性寒，轻宣肺燥，透邪外出，为君药。温燥犯肺，温者属热宜清，燥胜则干宜润，故臣以石膏辛甘而寒，清泄肺热；麦冬甘寒，养阴润肺。石膏虽沉寒，但用量轻于桑叶，则不碍君药之轻宣；麦冬虽滋润，但用量不及桑叶之半，自不妨君药之外散。君臣相伍，宣中有清，清中有润，是为清宣润肺的常用组合。人参益气生津，合甘草以培土生金；胡麻仁、阿胶助麦冬养阴润肺，肺得滋润，则治节有权；杏仁、枇杷叶苦降肺气，以上均为佐药。甘草兼能调和诸药，是为使药。

（6）配伍特点：宣清合法，宣中有降，清中有润，气阴双补。

10 参贝润肺汤

（1）组成：北沙参 10 g、川贝 5 g、知母 6 g、天花粉 3 g、薏苡仁 10 g、六一散 6 g、竹茹 3 g、玄参 10 g、黄芩 3 g、枇杷叶 5 片。

（2）用法：水煎服。

（3）功效：祛暑化湿，止咳化痰。

（4）主治：暑伤上焦肺气分证。面垢胸闷，咳嗽黄痰，喘急，心烦口渴，身微热，舌白燥腻，脉滑濡数。

（5）方解：本方证为暑伤上焦肺络所致。暑邪伤于肺络，肺失宣降，故咳嗽黄痰、喘急；暑为阳邪，暑气通于心，故伤于暑者，多见身热、心烦；暑热伤津，则见口渴；舌白燥腻，脉滑濡数皆是暑伤上焦肺络的反映。治当祛暑化湿，止咳化痰。

方中北沙参甘苦性微寒，归肺与胃经，能补肺阴，兼能清肺热，故本方用以为君药。川贝清热化痰，润肺止咳；竹茹清热化痰；枇杷叶清降肺气止咳，共为臣药。知母清热泻火，生津润燥；天花粉清热泻火，生津止渴；薏苡仁渗湿健脾；滑石清暑利湿；玄参清热泻火，滋阴润燥；黄芩清肺热，共为佐药。诸药合用，共奏祛暑化湿、止咳化痰之功。

（6）配伍特点：甘淡渗利合法，清利并举，肃肺止咳。

(二)清肺解毒剂

1.黄芩泻肺汤

(1)组成:黄芩(酒炒)9 g、大黄 3 g、连翘 6 g、山栀(熬黑)6 g、杏仁(去皮尖)6 g、枳壳 6 g、桔梗 6 g、薄荷 6 g、生甘草 3 g。

(2)用法:水煎温服。

(3)功效:清泄肺热,平喘通便。

(4)主治:肺热壅盛,里实便秘证。咳嗽,气促,口干渴欲饮冷水,大便干硬,舌红,苔黄,脉数。

(5)方解:本方所治乃肺热壅盛,里实便秘所致。邪热犯肺,肺失宣降,肺气上逆,故见咳嗽、气促;热毒炽盛,津液被灼,故见口干渴欲饮冷水;肺与大肠相表里,肺热壅盛,大肠失其濡润,故见大便干硬;舌红,苔黄,脉数皆是邪热伤肺的反映。治当清泄肺热,平喘通便。

方中黄芩味苦性寒,归肺、胆、脾、大肠与小肠经,善清热解毒,清泄壅盛之肺热,故本方用以为君药,由于热毒炽盛,单用黄芩清泄肺热恐力所不逮,所以又用连翘、山栀等清热解毒之品,使清泄肺热之力倍增,使咳嗽、气促、口干渴欲饮冷水之症得解。大黄清肠中燥热,苦寒泻下,与枳实相配使大便通畅而邪热亦可从下而出,共为臣药。邪热壅肺,肺失宣降,故用杏仁降利肺气,桔梗开宣肺气,一降一宣,以恢复肺气之宣发肃降,加强止咳平喘之功,薄荷辛凉疏散,使热邪从表而发,三者共为佐药。生甘草既能调和诸药,又可补益脾气,使清热之力虽强而不伤正,是使药兼佐药之用。

(6)配伍特点:一为黄芩、大黄、连翘、山栀相须,清泄肺热之力倍增;二为杏仁、桔梗相使,宣降相因,止咳平喘之效甚著。

2.清金降火汤

(1)组成:黄芩 15 g、栀子仁 10 g、赤苓 10 g、桔梗 10 g、石膏 10 g、知母 10 g、陈皮(去白)10 g、地骨皮 12 g、麦冬 12 g、玄参 10 g、牛蒡子(炒)10 g、杏仁 9 g、瓜蒌仁 15 g、淡竹叶 10 g、甘草 10 g。

(2)用法:水煎服。

(3)功效:清肺降火,化痰止咳。

(4)主治:痰热咳喘证。咳嗽,痰黄稠黏,咯之不爽,气急呕恶,舌红苔黄,脉数。

(5)方解:本方所治多由火邪灼津,痰气内结,壅滞于肺所致。痰热壅肺,肺气失于宣降,故咳嗽,痰黄稠黏,咯之不爽;痰阻气机,故胸膈痞满,甚则气逆于上,而见气急呕恶。《医方集解》云:"气有余则为火,液有余则为痰。故治痰者必降其火,治火者必顺其气也。"故治宜清肺降火,理气止咳。

方中瓜蒌仁甘寒,清热化痰;黄芩苦寒,清热降火,二者相配,共为君药。石膏、知母清热泻火,除烦生津;栀子、牛蒡子苦寒,清泄三焦,四药共为臣药。桔梗宣肺祛痰,杏仁降利肺气,合之恢复肺之宣降;陈皮理气化痰,茯苓利湿健脾,合之杜绝生痰之源;地骨皮、麦冬、玄参滋阴润肺,以上药共为佐药。淡竹叶清热除烦,甘草调和诸药,共为佐使。诸药相合,共奏清金降火,理气止咳之效。

(6)配伍特点:清热与化痰并重,且于清化之中佐以理气、滋阴。

3.瓜蒌仁汤

(1)组成:瓜蒌霜、薏苡仁各6 g,川贝母(去心)、天冬(去心)、金银花、麦冬(去心)、百合各5 g,甘草节1 g,桑白皮(蜜炙)、桔梗各3 g。

(2)用法:水煎服。

(3)功效:清热润肺,散结消痈。

(4)主治:肺痈,咳唾稠痰,腥秽如脓,黄赤间杂,甚则咳出白血,手掌干涩,皮肤不泽,脉数而疾。

(5)方解:本方所治之证乃热毒壅肺,肺阴受损而致。肺痈已成,故见咳唾稠痰,腥秽如脓,黄赤间杂,甚则咳出白血。热毒壅肺,灼伤肺津,肺阴亏耗,故见手掌干涩,皮肤不泽。脉数而疾为热毒壅肺,肺阴受损之典型脉象。治以清热润肺并重。

方中瓜蒌,甘、寒之性,取仁制霜,偏于清热散结消肿,善治肺痈咳吐脓血;薏苡仁甘、凉之性,善清热除痹,排脓消痈,二者针对主症共为君药。川贝母润肺止咳,散结消肿;百合、麦冬、天冬均能养阴润肺,共为臣药。金银花清热解毒,散痈消肿;桑白皮清泄肺热,桔梗载药上行,直达病所,利咽排脓,共为佐药。甘草取节,调和诸药,为使药。全方配伍,共奏清热润肺,散结消痈之效。

(6)配伍特点:清肺、润肺结合,标本兼治。

4.玄参清肺饮

(1)组成:玄参2.4 g,银柴胡、陈皮、桔梗、茯苓、地骨皮、麦冬各3 g,薏苡仁6 g,人参、甘草各2 g,槟榔1 g。

(2)用法:水二盅,加生姜2片,煎八分,食后服。

(3)功效:清热解毒,滋阴润肺。

(4)主治:肺痈之气阴两虚证。咳吐脓痰,胸膈胀满,上气喘急,发热,舌红,少苔,脉细数。

(5)方解:本方所治之证为肺痈后期,热伤气阴,肺气上逆所致。肺痈后期,邪毒已减,气阴两虚,肺络损伤,肺气不利,故仍见咳吐脓痰,胸膈胀满。肺失宣降,肺气上逆,故见上气喘急,兼有咳喘,伴发热为热毒蓄留,肺阴不足之象。治以清热解毒,滋阴润肺为法。

方中玄参性味苦咸寒,既能清热,又能泻火解毒,滋阴,故为君药。银柴胡、地骨皮善清泄肺热,除肺中伏火,配合麦冬滋阴润肺,共为臣药。桔梗宣肺祛痰,利咽排脓;陈皮、茯苓燥湿健脾;薏苡仁祛湿;人参、甘草补气;槟榔行气降气,共为佐药。生姜、甘草同入中焦脾胃,并调和诸药为使药。全方配伍,共奏清热解毒,滋阴润肺之功。

(6)配伍特点:主以清热解毒,配以滋阴润肺、化痰利气。

(三)祛痰饮剂

1.二陈汤

(1)组成:半夏(汤洗七次)、橘红各 150 g,白茯苓 90 g,甘草(炙)45 g。

(2)用法:上㕮咀。每服四钱,用水一盏,生姜 7 片,乌梅 1 个,同煎六分,去滓热服,不拘时候。

(3)功效:燥湿化痰,理气和中。

(4)主治:湿痰证。咳嗽痰多,色白易咯,胸膈痞闷,恶心呕吐,肢体困倦,或头眩心悸,舌苔白腻,脉滑。

(5)方解:本方证多由脾失健运,湿无以化,湿聚成痰,郁积而成。湿痰为病,犯肺致肺失宣降,则咳嗽痰多;停胃令胃失和降,则恶心呕吐;阻于胸膈,气机不畅,则感痞闷不舒;流注肌肉,则肢体困重;阻遏清阳,则头目眩晕;痰浊凌心,则为心悸。治宜燥湿化痰,理气和中。方中半夏辛温性燥,善能燥湿化痰,且又和胃降逆,为君药。橘红为臣,既可理气行滞,又能燥湿化痰。君臣相配,寓意有二:一为等量合用,不仅相辅相成,增强燥湿化痰之力,而且体现治痰先理气,气顺则痰消之意;二为半夏、橘红皆以陈久者良,而无过燥之弊,故方名"二陈"。此为本方燥湿化痰的基本结构。佐以茯苓健脾渗湿,渗湿以助化痰之力,健脾以杜生痰之源。鉴于橘红、茯苓是针对痰因气滞和生痰之源而设,故二药为祛痰剂中理气化痰、健脾渗湿的常用组合。煎加生姜,既能制半夏之毒,又能协助半夏化痰降逆、和胃止呕;复用少许乌梅,收敛肺气,与半夏、橘红相伍,散中兼收,防其燥散伤正之虞,均为佐药。以甘草为佐使,健脾和中,调和诸药。

(6)配伍特点:综合本方,结构严谨,散收相合,标本兼顾,燥湿理气祛已生之痰,健脾渗湿杜生痰之源,共奏燥湿化痰、理气和中之功。

2.柴梗半夏汤

(1)组成:柴胡 6 g,黄芩、半夏、枳壳、桔梗、瓜蒌仁各 3 g,青皮、杏仁各 2.4 g,甘草 1.2 g。

(2)用法:水煎温服。

(3)功效:和解少阳,理气化痰。

(4)主治:少阳痰热证。发热咳嗽,胸满两胁锉痛,心烦,喜呕,口苦,苔薄黄,脉细弦或沉紧。

(5)方解:本方所治之证多因邪热挟痰上攻所致。少阳胆气不利,邪热扰经,则发热咳嗽,胸满两胁锉痛;胆热攻心,则心烦;胆热扰胃,胃气上逆,则喜呕;胆热上溢,则口苦;苔薄黄,脉细弦或沉紧皆为少阳痰热并见之象,治宜和解少阳,理气化痰。

方中柴胡、黄芩清解郁热、和解少阳;半夏燥湿化痰,共为君药。桔梗宣肺祛痰,枳壳行气消积,桔梗配枳壳,一升一降,既可宣畅胸膈气机,又可理气化痰,合为臣药。瓜蒌仁清化痰热;杏仁速降肺气,止咳化痰;青皮疏肝理气而止胁痛;甘草调和诸药,为使药。诸药配合,共奏和解少阳、理气化痰之功。

(6)配伍特点:升降相因,气机调畅,郁火自消,痰湿易散。

3.宁肺汤

(1)组成:黄芩 12 g、桑白皮 12 g、贝母 10 g、天花粉 10 g、杏仁 10 g、知母 10 g、天冬 10 g、沙参 10 g、枇杷叶 10 g。

(2)用法:水煎服。

(3)功效:清肺养阴,止咳定喘。

(4)主治:热毒蕴肺伤阴证。咳嗽,呼吸喘促,甚则咳血,或呛出饮食,素体壮实。亦用于肿胀,先喘后胀者。

(5)方解:本方主治热毒蕴肺伤阴证。热毒蕴肺,肺失宣降,故见咳嗽,呼吸喘促,热伤肺络,可见咳血。热毒蕴肺,肺之通调水道功能失调,故可见肿胀。治宜清肺养阴,止咳定喘。

方中黄芩主入肺经,善清泻肺火;桑白皮性味甘寒,主入肺经,善清泻肺火兼泻肺中水气而平喘,共为君药。贝母苦甘微寒,润肺清热,化痰止咳;天花粉,既清降肺热,又生津润燥;杏仁降利肺气,共为臣药。佐以知母味苦甘而性寒质润,长于泻肺热、润肺燥;天冬、沙参甘润苦寒,养肺阴,清肺热;枇杷叶清降肺气。诸药合用,共奏清肺养阴,止咳定喘之功。

(6)配伍特点:苦寒甘润合法,清肺热而不伤阴。

4.温肺汤

（1）组成：白芍药六两，五味子（去梗，炒）、干姜（炮）、肉桂（去粗皮）、半夏（煮熟，焙）、陈皮（去白）、杏仁、甘草（炒）各 90 g，细辛（去芦，洗）60 g。

（2）用法：上锉粗散。每服 9 g，水一盏半，煎至八分，以绢滤取汁，食后服。两服滓再煎一服。

（3）功效：温肺化饮，止咳平喘。

（4）主治：寒饮停肺证。肺中久客寒饮，发则喘咳，不能坐卧，呕吐痰沫，不思饮食，舌苔白滑，脉滑。

（5）方解：本方所治乃寒饮停肺证。肺受寒邪，则宣降不利，致饮邪停肺，而见喘咳；饮停于心下，气机受阻，故见不能坐卧；肺失宣降，不能转输脾之津液，故见呕吐涎沫，不思饮食。舌苔白滑，脉滑，皆为寒饮停肺之证。治当温肺化饮，止咳平喘。

方以辛热之干姜、辛温之细辛，温肺化饮，二者共为君药。臣以甘热之肉桂，助阳以补虚，可助干姜、细辛之温性，使温肺化饮之功益著。佐用苦温之杏仁，降气止咳平喘，辛温之陈皮、半夏，燥湿化痰，健脾止呕。素有寒饮，脾肺本虚，纯用辛温，恐温燥伤津，耗散肺气，故以酸甘之五味子敛肺止咳，芍药养血和营，二者与辛散之品相配，令散中有收，以利肺气之开阖；既能增强止咳平喘之功，又能防诸辛散温燥之药耗气伤津，共为佐药。甘草益气和中，兼调和诸药之用，为佐使药。诸药相配，使寒饮得化，肺气得宣，则诸症得愈。

（6）配伍特点：一为辛散与酸收相配，使散中有收；二为温肺与敛肺相伍，令开中有阖。全方散不伤正，收不留邪。

5.白玉丸

（1）组成：南星、半夏（俱生用）各五钱，僵蚕（炒）、白矾各 7.5 g。

（2）用法：上为净末，加杏仁（去皮尖）10 个，巴豆 1 粒，同碾如泥，姜汁为丸，麻子大，每服 15 丸，看大小用。

（3）功效：开膈利咽，祛风除痰。

（4）主治：痰阻胸膈证。症见咳嗽喘促，咳痰胶黏，痰鸣，胸中窒闷，咽膈梗塞，舌淡苔白腻，脉弦滑。

（5）方解：本方所治乃老痰胶固，壅塞气道所致。老痰胶固，壅塞气道，痰随气升，气因痰阻，痰邪壅盛则阻遏气机，咳痰胶黏，咳嗽不止，胸中窒闷，故治宜开膈利咽，祛风除痰。方用半夏燥湿健脾以绝生痰之源，南星祛风化痰，二药生用治痰功宏，共为君药；僵蚕祛风解痉，使气道得舒，化痰散结，使痰浊得化；白矾酸苦涌泄,速降痰邪,共为臣药;杏仁为降气而润肺化痰,巴豆辛热峻下,开通闭塞,逐痰利气,为佐药;姜汁,解半夏、南星之毒,且化痰降逆,也为佐药。诸药共用,扫除胸中噎塞,咽膈舒利,咳嗽自除。

(6)配伍特点:辛开苦降,速降顽痰。

6.十枣汤

(1)组成:芫花(熬)、甘遂、大戟各等分。

(2)用法:三药研细末,或装入胶囊,每次服 0.5～1.0 g,每日 1 次,以大枣 10 枚煎汤送服,清晨空腹服,得快下利后,糜粥自养。

(3)功效:攻逐水饮。

(4)主治:①悬饮:咳唾胸胁引痛,心下痞硬,干呕短气,头痛目眩,或胸背掣痛不得息,舌苔白滑,脉沉弦。②水肿:一身悉肿,尤以身半以下为重,腹胀喘满,二便不利,脉沉实。

(5)方解:本方证系水饮壅盛,停聚于里,内外泛滥所致。饮停胸胁,上迫于肺,气机阻滞,则咳唾引胸胁疼痛,甚或胸背掣痛不得息,《备急千金要方》云"咳而引胁下痛,亦十枣汤主之";水饮停于心下,则心下痞硬,干呕短气;上扰清阳,则头痛目眩;水饮泛滥肢体,也成水肿;阻滞胸腹,气机壅塞,则腹胀喘满;舌苔白滑,脉沉弦等皆为水饮内外泛滥之表现,治当攻逐水饮。

方中甘遂苦寒有毒,善行经遂之水湿;大戟苦寒,善泻脏腑之水邪;芫花辛温,善消胸胁伏饮痰癖。三药峻烈,合而用之,峻泻攻逐,共为君药。大枣煎汤送服,取其益脾缓中,防止逐水伤及脾胃,并缓和诸药毒性,使邪去而不伤正,用为佐使。《医方论》云:"可知仲景以十枣命名,全赖大枣之甘缓,以救脾胃,方成节制之大师。"四药合用,共奏攻逐水饮之效。

(6)配伍特点:峻下逐水之中,寓甘缓补中之法,共成正邪相顾而以峻泻攻逐之剂。

(四)理肺气剂

1.半夏厚朴汤

(1)组成:半夏 12 g、厚朴 9 g、茯苓 12 g、生姜 15 g、苏叶 6 g。

(2)用法:以水七升,煮取四升,分温四服,日三夜一服。

(3)功效:行气散结,降逆化痰。

(4)主治:梅核气。咽中如有物阻,咯吐不出,吞咽不下,胸膈满闷,或咳或呕,舌苔白润或白滑,脉弦缓或弦滑。

(5)方解:本方证多因痰气郁结于咽喉所致。情志不遂,肝气郁结,肺胃失于宣降,津液不布,聚而为痰,痰气相搏,结于咽喉,故见咽中如有物阻、咯吐不出、吞咽不下;肺胃失于宣降,还可致胸中气机不畅,而见胸胁满闷,或咳嗽喘急,或恶心呕吐等。气不行则郁不解,痰不化则结难散,故宜行气散结、化痰降逆之法。

方中半夏辛温入肺胃,化痰散结,降逆和胃,为君药。厚朴苦辛性温,下气除满,助半夏散结降逆,为臣药。茯苓甘淡,渗湿健脾,以助半夏化痰;生姜辛温散结,和胃止呕,且制半夏之毒;苏叶芳香行气,理肺疏肝,助厚朴行气宽胸、宣通郁结之气,共为佐药。全方辛苦合用,辛以行气散结,苦以燥湿降逆,使郁气得疏,痰涎得化,则痰气郁结之梅核气自除。

(6)配伍特点:辛苦行降,痰气并治,行中有宣,降中有散。

2.四磨汤

(1)组成:人参 6 g、槟榔 9 g、沉香 6 g、天台乌药 6 g。

(2)用法:上各浓磨水,和作七分盏,煎三五沸,放温服。或下养正丹尤佳。

(3)功效:顺气降逆,宽中补虚。

(4)主治:肝气郁结证。七情所伤,胸膈痞闷,上气喘急,心下痞满,不思饮食,苔白,脉弦。

(5)方解:本方所治乃七情所伤,肝气郁结所致。肝主疏泄,喜条达而恶抑郁,情志不遂,或恼怒伤肝,均可导致肝失疏泄,气机不畅,进而累及他脏。肝气郁结,横逆胸膈之间,则胸膈胀闷;上犯于肺,肺气上逆,则上气喘急;横逆犯胃,胃失和降,则心下痞满、不思饮食;苔白脉弦为肝郁之征。治宜顺气降逆,宽中补虚。

方中乌药辛温香窜,善于疏通气机,既可疏肝气郁滞,又可行脾胃气滞,故用为君药。沉香味辛走散,下气降逆,最宜气机上逆之证,为臣药。佐以槟榔辛苦降泄,破气导滞,下气降逆而除胀满。然过于辛散却易戕耗正气,故又佐人参益气扶正,使开郁行气而不伤正气。四药配伍,可使逆上之气平复,郁滞之气畅行,共奏降逆行气、宽胸散结之效。

(6)配伍特点:一为行气药与降气药相配,既行散又降逆;二为破气药与益气药相伍,以行气破滞为主,解郁而不伤气。

(五)理肺血剂

1.清凉华盖饮

(1)组成:甘草 18 g、没药(不去油)12 g、丹参 12 g、知母 12 g。

(2)用法:水煎服。病剧者加三七二钱(捣细送服)。脉虚弱者,酌加人参、天冬各数钱。

(3)功效:清热活血,化瘀排脓。

(4)主治:肺痈咳血证。肺中腐烂,浸成肺痈,时吐脓血,胸中隐隐作痛,或旁连胁下亦痛,舌质红,脉象滑数。

(5)方解:本方所治多由于邪热郁肺,蒸液成痰,邪阻肺络,血滞为瘀,而致痰热与瘀血互结,蕴酿成痈,血败肉腐化脓,肺损络伤,脓疡溃破外泄。其成痈化脓的病理基础,主要在热壅血瘀。正如《柳选四家医案·环溪草堂医案·咳喘门》所说:"肺痈之病,皆因邪瘀阻于肺络,久蕴生热,蒸化成痈。"

方中甘草为疮家解毒之主药,且其味至甘,得土气最厚,故能生金益肺,凡肺中虚损糜烂,皆能愈之,用作君药。因甘草性微温,且有壅滞之意,而调以知母之寒滑,则甘草虽多用无碍,且可借甘草之甘温,以化知母之苦寒,使之滋阴退热,而不伤胃也。丹参性凉清热,色赤活血,其质轻松,其味微辛,故能上达于肺,以宣通、消融脏腑之毒血郁热。没药为疮家之要药,而消肿止疼之力,没药尤胜,再加用丹参,而痈疮可以内消。三药共为臣药。三七化瘀解毒之力最优,且化瘀血而不伤新血,其解毒之力,更能佐生肌药以速于生肌,故于病之剧者加之,为佐药。至脉虚者,其气分不能运化药力,方虽对证无功,又宜助以人参。而犹恐有肺热还伤肺之虑,是以又用天冬解其热也,也为佐药。诸药合用,使瘀化热清,痈脓消,诸症除。

(6)配伍特点:化瘀与清热合用。

2.阿胶地黄汤

(1)组成:干地黄 120 g、阿胶(捣碎,炒令黄燥)60 g、蒲黄 60 g。

(2)用法:上为散。每服三钱,以水一中盏,加竹茹一鸡子大,煎至五分,去滓,食后温服。

(3)功效:凉血止血,养血化瘀。

(4)主治:肺热咳血证。症见咳血不止,血色鲜红,或有口渴,舌红脉数。

(5)方解:本方主治热伤肺络所致。热邪灼伤肺络,故见咳血,血色鲜红,舌红脉数为肺热之征。治宜凉血止血,养血化瘀。方中重用生干地黄,甘苦而寒,清热凉血,养阴生津,以为君药。臣以阿胶,味甘质黏,为血肉有情之品,既可止血,又可补充所伤之阴血,养血止血。佐以蒲黄,收敛止血,兼有活血行瘀之功,为止血行瘀之良药,止血而不留瘀。诸药合用,共奏清热凉血止血,养血化瘀之功。

(6)配伍特点:凉血止血,兼以化瘀,止血而不留瘀。

3.十灰散

(1)组成:大蓟、小蓟、荷叶、侧柏叶、白茅根、茜草根、山栀、大黄、牡丹皮、棕榈皮各9 g。

(2)用法:上药各烧灰存性,研极细末,用纸包,碗盖于地上一夕,出火毒,用时先将白藕捣汁或萝卜汁磨京墨半碗,调服五钱,食后服下。

(3)功效:凉血止血。

(4)主治:血热妄行之上部出血证。呕血,吐血,咯血,嗽血,衄血等,血色鲜红,来势急暴,舌红,脉数。

(5)方解:本方主治上部出血诸症乃因火热炽盛,气火上冲,损伤血络,离经妄行所致。治宜凉血止血。方中大蓟、小蓟性味甘凉,长于凉血止血,且能祛瘀,共为君药。荷叶、侧柏叶、白茅根、茜根凉血止血;棕榈皮收涩止血,以增整方止血之功,共为臣药。血之所以上溢,是由于气火旺盛,故佐以栀子、大黄清热泻火,使邪热从大小便而去,使气火降而助血止;纯用止血之品,恐致留瘀,故以牡丹皮配大黄凉血祛瘀,使止血而不留瘀,亦为佐药。用法中配以藕汁和萝卜汁磨京墨调服,藕汁能清热凉血散瘀,萝卜汁降气清热以助止血,京墨有收涩止血之功,皆属佐药之品。诸药炒炭存性,亦可加强收敛止血之力。诸药合用,共奏凉血止血,清降祛瘀之功。

(6)配伍特点:寓止血于清热泻火之中,寄祛瘀于凉血止血之内。

(六)补肺剂

1.玉屏风散

(1)组成:防风30 g,黄芪(蜜炙)、白术各60 g。

(2)用法:上㕮咀。每服9 g,水一盏半,加大枣1枚,煎七分,去滓,食后热服。

(3)功效:益气固表止汗。

(4)主治:气虚卫表不固证。表虚自汗,汗出恶风,面色㿠白,舌淡苔薄白,脉浮虚。亦治虚人腠理不固,易感风邪。

(5)方解:本方主治卫气虚弱,不能固表之证。卫虚腠理不密,则易为风邪所袭,故时自汗恶风而易于感冒;表虚失固,营阴不能内守,津液外泄,则常自汗;面色㿠白,舌淡苔薄白,脉浮虚皆为气虚之象。治宜益气实卫,固表止汗。

方中黄芪甘温,内补脾肺之气,外可固表止汗,为君药;白术健脾益气,助黄芪以加强益气固表之功,为臣药;佐以防风走表而散风邪,合黄芪、白术以益气祛邪。且黄芪得防风,固表而不致留邪;防风得黄芪,祛邪而不伤正,有补中寓疏,散中寓补之意。对于表虚自汗,或体虚易于感冒者,用之有益气固表,扶正祛邪之功。方名玉屏风者,言其功效有似御风屏障,而又珍贵如玉之意。

(6)配伍特点:以补气固表药为主,配合小量祛风解表之品,使补中寓散。

2.补肺人参散

(1)组成:人参(去芦头)30 g、紫菀(洗去苗土)15 g、鹿角胶(捣碎,炒令黄燥)30 g、黄芪(锉)30 g、桂心 30 g、紫苏茎叶 1 g、白术 1 g、五味子 15 g、熟地黄 30 g、杏仁(汤浸去皮尖,双仁,麸炒微黄)15 g、干姜(炮裂,锉)15 g。

(2)用法:上为散。每服三钱,以水一中盏,加大枣 3 枚,煎至六分,去滓,不拘时候温服。

(3)功效:健脾益气,补肺止咳。

(4)主治:肺气虚衰证。咳嗽,少气,声音低微,纳少,消瘦,苔薄白,脉弱。

(5)方解:本方所治乃肺气虚衰之证。肺气虚衰,肺的宣发肃降功能失常,肺气上逆,故见咳嗽;肺五行属金,脾五行属土,土生金,子病及母,故肺气虚衰可累及脾脏,脾气虚衰则可见少气、声音低微、纳少、消瘦等;苔薄白,脉弱为肺气虚衰,人体功能减退的反映。治当健脾益气,补肺止咳。

方中人参味甘性平,入脾、肺二经,善大补元气,补肺益脾,黄芪味甘性微温,入脾、肺二经,善补气升阳,补益虚损之脾、肺气,二者共成培土生金之法,则少气、声音低微、纳少、消瘦诸症得解,故本方以为君药。肾阳温煦一身之脏腑,若五脏之气受损,则可温肾阳以恢复虚损之脏气,又恐过于温燥,再加熟地黄以补肾滋阴,故以鹿角胶、桂心、熟地黄为臣。干姜、细辛、五味子为仲景治咳之常用配伍,紫菀、杏仁下气止咳,苏叶宣肺化痰,一宣一降,恢复肺的宣发肃降功能,则咳嗽止;白术健脾益气,上七味共为佐药。

(6)配伍特点:人参、黄芪相须相使,培土生金,补益肺气,宣降有权。

3.保肺雪梨膏

(1)组成:雪梨(60 枚,压取汁)20 杯,地黄、白茅根、生藕(合取汁)10 杯,白萝卜、麦冬、荸荠(合取汁)5 杯。

(2)用法:上加白蜜一斤,饴糖八两,竹沥 1 杯,柿霜一两,熬成膏。每于饭后及临卧取汁 1 杯,开水冲服。

(3)功效:滋阴润燥,化痰保肺。

(4)主治:肺燥咳血证。肺痿出血,肺痈大势已退,余热未除,咽干口燥,咳痰带血,肌瘦发热,舌红少苔,脉弦细数。

(5)方解:本方主治之咳血证乃由肺痿、肺痈之后,气血两伤,余热未清所致。

气血不足,失于濡养则咽干口燥,肌体瘦削;邪热内蕴,灼津炼液则身热咳嗽,痰中带血;阴虚内热故见舌红少苔,脉弦细数。治当滋阴润燥、益肺化痰。

方中重用甘寒之雪梨为君,生津润燥、止咳化痰,益肺阴润肺燥;本证乃久病之后,一则肺阴大虚,故辅以甘寒之麦冬,养阴润肺、化痰清热;甘温之白蜜、饴糖,滋阴润肺、培土生金;二则邪热内蕴,故配以地黄、白茅根、生藕、柿霜、荸荠,此五味皆甘寒之品,既甘寒清润,祛肺中余热,又散瘀止血,疗肺痈痰血,以上俱为臣药。又本证病位在肺,肺主气,当思化痰理气、调畅气机,故辅以白萝卜理气化痰;竹沥清热化痰;痰消气顺则气血有归而邪有出路,共为佐药。诸药相合,绞汁熬膏,濡养之性大增,共奏滋阴润燥,化痰保肺之功。

(6)配伍特点:益肺阴,化瘀止血清肺热;补肺气,培土生金化痰火。

4.二冬清肺汤

(1)组成:天冬 15 g、麦冬 15 g、知母 10 g、贝母 10 g、桔梗 6 g、甘草 6 g、杏霜10 g、牛蒡子 10 g、熟石膏 15 g、马兜铃 10 g。

(2)用法:糯米一合,同为末,水煎服。

(3)功效:滋阴清热,化痰止咳。

(4)主治:阴虚肺热之喘咳证。痘后毒流于肺,肺叶焦枯,咳而气喘,连声不住,胸高肩耸,口鼻出血,面色或青或白或赤。

(5)方解:本方所治之喘咳证,乃由痘毒之后,气阴已伤,余毒未清而致。肺为娇脏,与天气相通,痘毒自口鼻而入,中于肺络,伤损肺叶,煎熬气血。肺叶焦枯,痰浊内停,则咳嗽气喘;血络受损,则口鼻出血,痘后及咳久皆可耗气伤阴则见咳声不住,胸高肩耸,其证既有火毒内蕴,又有气血两虚,虚实夹杂则其面色多变,或青或白或赤。治当滋阴清热,化痰止咳为法。

方中君以甘寒滋润之天冬、麦冬,养阴润肺,清热化痰,肺阴得养,余毒得清则咳止喘停。再臣以甘寒之知母、熟石膏,助君药清热养阴之功而止咳喘。又因本证之喘咳尚有痰瘀内阻,肺气不利,当辅以化痰调气,故佐入贝母润肺化痰、散结止咳;桔梗解毒利咽、消肿散结;杏霜降气化痰;牛蒡子润肺利咽;马兜铃化痰止咳,升降气机,消痰散结,助君臣止咳平喘之力。再使以甘草、糯米补益中气,滋养肺阴,培土生金,治病求本。诸药相合,共奏滋阴清热,化痰止咳之功,于痘后流毒,邪恋正虚者尤宜。

(6)配伍特点:滋阴清热,升降结合;益肺补脾,培土生金。

5.生脉散

(1)组成:人参 10 g、麦冬 15 g、五味子 6 g。

（2）用法：长流水煎，不拘时服。

（3）功效：益气养阴，敛汗生脉。

（4）主治：气阴两虚证。①暑热汗多，耗气伤津。肢体倦怠，气短懒言，咽干口渴，脉虚细；②久咳伤肺，气阴两亏。气短自汗，呛咳少痰，口干舌燥，烦躁不眠，少苔或无苔，脉虚细数。

（5）方解：本方所治乃肺气虚馁，肺阴虚耗，气阴两虚之证。暑为阳邪，其性升散，易耗气伤津。气能载津，气虚腠理不固则汗出不止；气随汗泄，大汗出则气随津脱。肺主一身之气，久咳肺伤，则肺气日耗，肺阴减损。肺气虚则神疲体倦，气短懒言，脉道失充，表现为脉来虚弱。肺阴虚则肺失清润，表现为咽干舌燥，呛咳少痰。治当补肺益气，养阴生津。

方中人参甘温而不燥，大扶元气，用为君药；麦冬甘寒，养阴生津，润肺清热，与人参同用，共奏益气养阴之功；五味子酸温收涩，敛阴止汗，敛肺止咳，用为佐使。

（6）配伍特点：人参、麦冬、五味子三药配伍，一补一清一敛，既可复气阴之虚耗，又能固气津之外泄。

二、常用中成药

（一）贝羚胶囊

1.成分

川贝母、羚羊角、猪去氧胆酸、麝香、沉香、人工竺黄（飞）、青礞石（煅，飞）、硼砂（炒）。

2.功能主治

清热化痰，止咳平喘。用于痰热阻肺，气喘咳嗽；肺炎，喘息性支气管炎及成人慢性支气管炎见上述证候者。

3.用法用量

口服，一次 0.6 g，每日 3 次；小儿一次 0.15～0.6 g，周岁以内酌减，每日 2 次。

4.注意事项

大便溏薄者不宜使用。

（二）百蕊片

1.成分

百蕊草。

2.功能主治

清热消炎,止咳化痰。用于急慢性咽喉炎、气管炎、鼻炎、感冒发热、肺炎等。

3.用法用量

口服,一次 4 片,每日 3 次。

(三)板蓝根冲剂

1.成分

麻黄、金银花、苦杏仁、板蓝根、石膏、甘草、瓜蒌。

2.功能主治

清热解毒,兼凉血消肿。用于病毒性感冒、咽喉肿痛、麻疹、流行性腮腺炎、流行性感冒等。

3.用法用量

口服,一次半袋至 1 袋,每日 3～4 次。

(四)半夏露糖浆

1.成分

半夏、甘草、枇杷叶、浓橙皮酊、远志(制)、薄荷油、紫苑、桔梗、麻黄。

2.功能主治

止咳化痰。用于咳嗽多痰及支气管炎。

3.用法用量

口服,一次 15 mL,每日 4 次。

4.注意事项

本品含有毒药材半夏,请在医师指导下使用。

(五)冬凌草片

1.成分

冬凌草。

2.功能主治

清热消肿。用于慢性扁桃体炎、咽炎、喉炎、口腔炎。

3.用法用量

口服,一次 2～5 片,每日 3 次。

(六)复方鲜竹沥液

1.成分

鲜竹沥、鱼腥草、生半夏、生姜、枇杷叶、桔梗、薄荷油。

2.功能主治

清热,化痰,止咳。用于痰热咳嗽。

3.用法用量

口服,一次 20 mL,每日 2～3 次。

(七)蛤蚧定喘胶囊

1.成分

蛤蚧、紫苏子(炒)、瓜蒌子、苦杏仁(炒)、麻黄、石膏、甘草、紫菀、鳖甲(醋制)、黄芩、麦冬、黄连、百合、石膏(煅)。

2.功能主治

滋阴清肺,祛痰平喘。用于虚劳咳喘,气短胸闷,自汗盗汗等。

3.用法用量

口服,一次 3 粒,每日 2 次,或遵医嘱。

(八)固本咳喘片

1.成分

党参、白术(麸炒)、茯苓、麦冬、五味子(醋制)、炙甘草。

2.功能主治

益气固表,健脾补肾。用于脾虚痰盛,肾气不固所致的咳嗽、痰多、喘息气促、动则喘剧及慢性支气管炎见上述证候者。

3.用法用量

口服,一次 3 片,每日 3 次。

4.注意事项

(1)忌不易消化食物。感冒发热患者不宜服用。

(2)有严重高血压、心脏病、肝病、糖尿病、肾病等疾病者,应在医师指导下服用。

(3)儿童、孕妇、哺乳期妇女应在医师指导下服用。

(4)支气管扩张症、肺脓肿、肺源性心脏病、肺结核患者出现咳嗽时应去医院就诊。

(5)本品仅用于慢性支气管炎缓解期,而发作期不宜服用。

(6)服药期间,若患者发热,体温超过 38.5 ℃,或出现喘促气急者,或咳嗽加重、痰量明显增多者应去医院就诊。

（九）恒制咳喘胶囊

1.成分

法半夏、红花、生姜、白及、佛手、甘草、紫苏叶、薄荷、香橼、陈皮、红参、西洋参、砂仁、沉香、丁香、豆蔻、肉桂、赭石(煅)。

2.功能主治

益气养阴，温阳化饮，止咳平喘。用于气阴两虚，阳虚痰阻所致的咳嗽痰喘、胸脘满闷、倦怠乏力等症。

3.用法用量

口服，一次 2～4 粒，每日 2 次。

（十）急支糖浆

1.成分

鱼腥草、金荞麦、四季青、麻黄、紫菀、前胡、枳壳、甘草。

2.功能主治

清热化痰，宣肺止咳。用于治疗急性支气管炎，感冒后咳嗽，慢性支气管炎急性发作等肺病。

3.用法用量

口服，一次 20～30 mL，每日 3～4 次；小儿酌减。

4.注意事项

服药期间忌食辛辣燥热之品，咳嗽属寒者忌服。

（十一）金果饮

1.成分

地黄、玄参、麦冬、南沙参、太子参、胖大海、西青果、蝉蜕、陈皮、薄荷油。

2.功能主治

养阴生津，清热利咽，润肺开音。用于急慢性咽喉炎。

3.用法用量

口服，一次 15 mL，每日 3 次。

4.注意事项

(1)不宜在服药期间同时服用温补性中成药。

(2)不适用于外感风热引起的咽喉痛及声哑者。

(3)急性者服药三天后症状无改善，或出现咽喉痛及声哑加重或见其他症状者，应去医院就诊。

(4)按照用法用量服用，儿童、孕妇、哺乳期妇女、年老体弱及糖尿病患者应在医师指导下服用。

(十二)金荞麦片

1.成分

金荞麦。

2.功能主治

清热解毒,排脓祛瘀,祛痰止咳平喘。用于急性肺脓肿、急慢性气管炎、喘息型慢性气管炎、支气管哮喘及细菌性痢疾。症见咳吐腥臭脓血痰液或咳嗽痰多,喘息痰鸣及大便泻下赤白脓血。

3.用法用量

口服,一次4～5片,每日3次。

4.注意事项

偶有胃部不适,一般不影响治疗。

(十三)金水宝胶囊

1.成分

发酵虫草菌粉。

2.功能主治

补益肺肾,秘精益气。用于肺肾两虚,精气不足,久咳虚喘,神疲乏力,不寐健忘,腰膝酸软。

3.用法用量

口服。一次3粒,每日3次。

4.注意事项

(1)忌不易消化食物。

(2)感冒发热患者不宜服用。

(3)有高血压、心脏病、肝病、糖尿病、肾病等慢性病严重患者,应在医师指导下服用。

(4)儿童、孕妇、哺乳期妇女应在医师指导下服用。

(十四)橘红痰咳液

1.成分

化橘红、百部(蜜炙)、茯苓、半夏(制)、白前、甘草、苦杏仁、五味子。

2.功能主治

理气化痰,润肺止咳。用于痰浊阻肺所致的咳嗽、气喘、痰多;感冒、支气管炎、咽喉炎见上述证候者。

3.用法用量

口服。一次 10～20 mL,每日 3 次。

4.注意事项

风热者忌用。

(十五)抗病毒口服液

1.成分

板蓝根、石膏、芦根、地黄、郁金、知母、石菖蒲、广藿香、连翘。

2.功能主治

清热祛湿,凉血解毒。用于风热感冒及流行性感冒。

3.用法用量

口服,一次 10 mL,每日 2～3 次(早饭前和午、晚饭后各服 1 次)。

4.注意事项

(1)忌烟、酒及辛辣、生冷、油腻食物。

(2)不宜在服药期间同时服用滋补性中药。

(3)适用于风热感冒症见发热、微恶风、有汗、口渴、鼻流浊涕、咽喉肿痛、咳吐黄痰。

(4)发高烧,体温超过 38.5 ℃的患者,请上医院就诊。

(5)脾胃虚寒泄泻者慎服。

(6)严重高血压、心脏病、肝病、糖尿病、肾病等疾病者应在医师指导下服用。

(7)孕妇、哺乳期妇女禁用。

(十六)利肺片

1.成分

百部、白及、蛤蚧、牡蛎、枇杷叶、五味子、百合、冬虫夏草、甘草。

2.功能主治

抗痨补肺,镇咳祛痰。用于肺结核咳嗽、咳痰咯血、气虚哮喘及慢性气管炎。

3.用法用量

口服,一次 5 片,每日 3 次。

(十七)羚贝止咳糖浆

1.成分

紫菀(蜜)、茯苓、麻黄、知母、金银花、陈皮、半夏(姜)、前胡、远志(制)、贝母、山楂、羚羊角。

2.功能主治

宣肺化痰,止咳平喘。用于肺热咳嗽及痰湿咳嗽。

3.用法用量

口服,1岁以内一次服 2～4 mL;1～3 岁一次服 5～10 mL;4～6 岁一次服 10～15 mL;7～12 岁一次服 15～20 mL;15 岁以上一次服 20～30 mL。每日 3 次,饭前 30 分钟服用。

(十八)蜜炼川贝枇杷膏

1.成分

川贝母、枇杷叶、南沙参、茯苓、化橘红、桔梗、法半夏、五味子、瓜蒌子、款冬花、远志、苦杏仁、生姜、甘草、杏仁水、薄荷脑。

2.功能主治

润肺化痰,止咳平喘,护喉利咽,生津补气,调心降火。本品适用于伤风咳嗽、痰稠、痰多气喘、咽喉干痒及声音嘶哑。

3.用法用量

口服。一次 15 mL,每日 3 次,小儿酌减;或口服一次 22 g(约一汤匙),每日 3 次。患者需在医师指导下用药。

4.注意事项

忌烟、酒及辛辣、生冷、油腻食物。糖尿病患者忌用。

(十九)牛黄上清丸

1.成分

人工牛黄、薄荷、菊花、荆芥穗、白芷、川芎、栀子、黄连、黄柏、黄芩、大黄、连翘、赤芍、当归、地黄、桔梗、甘草、石膏、冰片。

2.功能主治

清热泻火,散风止痛。用于头痛眩晕、目赤耳鸣、咽喉肿痛、口舌生疮、牙龈肿痛、大便燥结。

3.用法用量

口服,一次 1 丸,每日 2 次。

4.注意事项

(1)老年体弱、大便溏薄者忌用。

(2)孕妇慎用。

(3)急性咽炎、急性扁桃体炎、齿龈炎见上述症状者亦可服用。

(二十)强力枇杷露

1.成分

枇杷叶、百部、白前、桑白皮、桔梗、薄荷脑、吗啡等。

2.功能主治

养阴敛肺,镇咳祛痰。用于久咳劳嗽及支气管炎等。

3.用法用量

口服,一次 15 mL,每日 3 次,小儿酌减。

4.注意事项

(1)儿童、孕妇、哺乳期妇女禁用。

(2)糖尿病患者禁服。

(二十一)清感九味丸

1.成分

制草乌、诃子、土木香、黑云香、芦花、胡黄连、拳参、北沙参、翻白草。

2.功能主治

消炎解热,止咳。用于瘟疫热证、感冒咳嗽、咽喉疼痛。

3.用法用量

口服,一次 9～13 粒,每日 1 次。临睡前服,或遵医嘱。

4.注意事项

孕妇忌服。

(二十二)清喉利咽冲剂

1.成分

黄芩、西青果、桔梗、竹茹、胖大海、橘红、枳壳、桑叶、香附(醋制)、紫苏子、紫苏梗、沉香、薄荷脑。

2.功能主治

清热利咽,宽胸润喉。用于急慢性咽炎、扁桃体炎、咽喉发干、声音嘶哑;常用有保护声带作用。

3.用法用量

开水冲服,一次 1 袋,每日 2～3 次。

(二十三)清开灵胶囊

1.成分

胆酸、珍珠母、猪去氧胆酸、栀子、水牛角、板蓝根、黄芩苷、金银花。

2.功能主治

清热解毒,镇静安神。用于外感风热时毒,火毒内盛所致高热不退、烦躁不安、咽喉肿痛、舌质红绛、苔黄、脉数。上呼吸道感染、病毒性感冒、急性扁桃体炎、急性咽炎、急性气管炎、高热等属上述证候者。

3.用法用量

口服,一次 2～4 粒,每日 3 次,儿童酌减或遵医嘱。

4.注意事项

久病体虚患者如出现腹泻时慎用。

(二十四)清热解毒口服液

1.成分

石膏、金银花、玄参、地黄、连翘、栀子、甜地丁、黄芩、龙胆、板蓝根、知母、麦冬。

2.功能主治

清热解毒。用于热毒重盛所致发热面赤、烦躁口渴、咽喉肿痛等症及流行性感冒、上呼吸道感染见上述证候者。

3.用法用量

口服,一次 10～20 mL,每日 3 次;或遵医嘱。

(二十五)清咽滴丸

1.成分

青黛、甘草、诃子、冰片。

2.功能主治

疏风清热,解毒利咽。用于风热喉痹。症见咽痛、咽干、口渴,或微恶风、发热、咽部红肿、舌边尖红、苔薄白或薄黄、脉浮数或滑数。

3.用法用量

含服。一次 4～6 粒,每日 3 次。

4.注意事项

孕妇慎服。

(二十六)祛痰灵

1.成分

鲜竹沥、鱼腥草。

2.功能主治

清热,化痰,解毒。用于肺热痰喘、咳嗽痰多。

3.用法用量

口服,一次 30 mL,每日 3 次;2 岁以下一次 15 mL,每日 2 次;2～6 岁一次 30 mL,每日 2 次;6 岁以上一次 30 mL,每日 2～3 次;或遵医嘱。

4.注意事项

便溏者忌服。

(二十七)蛇胆川贝软胶囊

1.成分

蛇胆汁、川贝母。

2.功能主治

清肺,止咳,除痰。用于肺热咳嗽,痰多。

3.用法用量

口服,一次 1～2 粒,每日 2～3 次。

(二十八)参贝北瓜膏

1.成分

党参、浙贝母、北瓜清膏、干姜、南沙参。

2.功能主治

平喘化痰,润肺止咳,补中益气。用于哮喘气急、肺虚咳嗽、津少痰多等症。

3.用法用量

口服,一次 15 g,每日 3 次。

(二十九)十味龙胆颗粒

1.成分

龙胆花、烈香杜鹃、甘草、矮藨榶、川贝母、小檗皮、鸡蛋参、螃蟹甲、藏木香、马尿泡等。

2.功能主治

清热化痰,止咳平喘。用于痰热壅肺所致的咳嗽、喘鸣、痰黄,或兼发热、流涕、咽痛、口渴、尿黄、便干。

3.用法用量

开水冲服,一次 3 g,每日 3 次。

4.注意事项

(1)忌烟、酒及辛辣、生冷、油腻食物。

(2)肺脓肿、肺源性心脏病、肺结核患者应在医师指导下服用。

(3)服药期间,若患者体温超过 38 ℃,或出现喘促气急者,或咳嗽加重,痰量明显增多者应到医院就诊。

(4)小儿、孕妇、年老体弱者应在医师指导下服用。

(三十)双黄连口服液

1.成分

金银花、黄芩、连翘、蔗糖、香蕉香精。

2.功能主治

疏风解表,清热解毒。用于外感风热所致的感冒,症见发热、咳嗽、咽痛。

3.用法用量

口服,一次 20 mL,每日 3 次;小儿酌减或遵医嘱。

(三十一)苏子降气丸

1.成分

紫苏子(炒)、厚朴、前胡、甘草、姜半夏、陈皮、沉香、当归。

2.功能主治

降气化痰。用于痰多色白,咳嗽喘促,气短胸闷,动则加剧。

3.用法用量

口服,一次 6 g,每日 1～2 次。

4.注意事项

(1)阴虚火旺、舌红无苔者忌服。

(2)本方偏于温燥,对肺肾两虚之喘咳、肺热痰喘等,均不宜用本方治疗。

(3)慢性支气管炎、支气管哮喘等见上述症状者亦可服用。

(三十二)消咳喘片

1.成分

满山红油、满山红浸膏粉。

2.功能主治

止咳,祛痰,平喘。用于慢性支气管炎及感冒咳嗽等。

3.用法用量

口服,一次 4～5 片,每日 3 次。

(三十三)辛芩冲剂

1.成分

细辛、黄芩、荆芥、防风、白芷、苍耳子、黄芪、白术、桂枝、石菖蒲。

2.功能主治

益气固表,祛风通窍。用于肺气虚证之鼻鼽(过敏性鼻炎)、鼻窒等症。

3.用法用量

开水冲服,一次 20 g,每日 3 次,20 天为一疗程。

(三十四)杏苏止咳颗粒

1.成分

苦杏仁、陈皮、紫苏叶、桔梗、前胡、甘草。

2.功能主治

宣肺气,散风寒,镇咳祛痰。用于感冒风寒,咳嗽气逆。

3.用法用量

开水冲服,一次 12 g,每日 3 次,小儿酌减。

4.注意事项

(1)服药期间忌食辛辣、油腻食物。

(2)本品适用于风寒咳嗽,其表现为咳嗽声重、气急、咽痒、咳痰稀薄色白,常伴鼻塞、流清涕、头痛、肢体酸痛、恶寒发热、无汗等表证,舌苔薄白,脉浮或浮紧。

(3)支气管扩张、肺脓肿、肺源性心脏病、肺结核患者应在医师指导下服用。

(4)服药期间,若患者出现高热,体温超过 38.5 ℃,或是出现喘促气急者,或是咳嗽加重、痰量明显增多、痰由白变黄者均应到医院就诊。

第三节　外　治　法

中医外治法疗效独特、作用迅速、历史悠久,具有简、便、廉、验之特点,包括针灸、按摩、熏洗、针刀、敷贴、膏药、脐疗、足疗、耳穴疗法、物理疗法等百余种方法。其中针灸疗法是针法、灸法、穴位贴敷、穴位埋线等的总称。这里结合自身治疗肺系疾病的临床经验重点以针法、穴位贴敷、穴位埋线进行阐述。

一、针法

针法是指在中医理论的指导下把针具(通常指毫针)按照一定的角度刺入患者体内,运用捻转与提插等针刺手法来对人体特定部位进行刺激从而达到治疗疾病的目的。刺入点称为人体腧穴,简称穴位。

（一）针刺手法作用规律与治疗方案的确立原则

1.针刺手法的确定与针刺手法的基本作用规律

传统针灸学强调针刺手法的补泻。现代研究证实，生物体对刺激的反应有2种形式，即兴奋与抑制，而反应性质是兴奋性的还是抑制性的主要取决于生物体的功能状态，其次是取决于刺激量的大小，较强的刺激往往产生抑制性反应，较弱的刺激往往产生兴奋性反应。针刺腧穴也是一种刺激，这种刺激作用到机体所产生的反应性质与刺激量之间也呈现出类同的关系，一般说来，功能低下的疾病宜用较弱的刺激手法，使用较弱的刺激手法多产生兴奋性效应；功能亢进的疾病宜用较强的刺激手法，使用较强的刺激手法多产生抑制性效应。这一基本规律已被许多试验所证实。不过针刺手法的作用是一个较为复杂的问题，因为个体差异较大，针刺刺激的强弱只是相对而言，很难找到一个划分的基准，至少目前还无法做到这一点，临床上也只是依靠患者的主观感觉和医师本人的经验而定。

2.针刺时机的确定与针刺时间的基本作用规律

针刺时间的基本作用规律也就是针刺的时间生物学效应产生的基本规律，也可称之为针刺时机的基本规律、针刺时间与针刺效应的相关规律。传统针灸学十分重视针刺疗效与作用时间的关系，并形成了一门独具有特色的、以子午流注法、灵龟八法、飞腾八法等针刺疗法为主要构成的针灸学分支-时辰针灸疗法。大量研究表明，针刺疗效与针刺时间之间的确具有极为密切的关系。另外，生理学、生物化学的研究已经证实，机体的各种生理功能在一天不同时间内的状态是不一样的，并且这种差异遵循着一定的模式，也就是说各种生理功能在一天之内的变化各自遵循着一定的节律性。我们的工作表明，如果需要增强或提高某种低下状态的生理功能就应在该功能的谷值期内进行针刺，在谷值期内针刺往往能够获得更好的兴奋性效应；如果需要抑制某一亢奋状态的生理功能就应在该功能的峰值期内进行针刺，在峰值期内针刺往往能够获得更好的抑制性效应。这便是针刺的时间生物学效应产生的基本规律。对针刺效应与针刺时间的相关规律性的研究已形成了一门现代科学意义上的边缘学科-现代时间针灸学。现代时间针灸学在临床上运用的关键，是要弄清楚所要调节的生理功能的昼夜节律模式，找出其谷值时相和峰值时相。

3.留针时间、针刺频次的确定与针刺作用的时效规律

所谓针刺作用的时效规律也就是针刺作用的时效关系，是指针刺作用或针刺效应随时间变化的规律，可以用时效关系曲线来表达针刺作用的显现、消逝过程。弄清针刺作用时效关系,对于指导制定临床治疗方案,提高针刺治疗的效果具有重要意义。留针时间的长短应当以最佳诱导期为依据,如果留针时间明显短于最佳诱导期,则达不到最佳治疗作用;如果留针时间明显长于最佳诱导期,不但不能增强疗效,反而使穴位容易产生疲劳而降低疗效,特别是使用电针疗法时更容易产生这样的问题。

针刺频次的确定应当以针刺作用的半衰期和残效期为科学依据。根据有关的研究,我们认为从获取最佳疗效的角度来讲,将针刺频次确定为每天 1 次并不是最合理的选择,而每天针刺 2 次或 3 次比每天针刺 1 次则更具有科学性。需要指出的是针刺频次的增加,随之出现的问题是穴位的疲劳性也相应地增加,为了克服这个问题,我们主张临床取穴实行 2～4 分组的方法,几组穴位交替使用,确保同一组穴位在 1～2 天内只取用 1 次。另外,为了解决针刺频次与穴位的疲劳性问题,亦可将体针疗法与耳穴贴压疗法相结合,耳穴的贴压也是左右交替。

(二)操作时的体位问题

1.第一原则

保证患者舒适、安全,这是首要原则。比如,高龄患者、心肺功能偏差的人、部分颈椎病变眩晕患者,首选体位是仰卧位,其次是侧卧位,一般不宜采用俯卧位。针灸治疗多数宜采用平卧位,只有一部分患者取用背腧穴而采用侧卧位、或俯卧位,即便需要采用俯卧位操作,也要注意控制时间,特别是心血管系统和呼吸系统的病变患者更要注意这一问题。

2.第二原则

医师操作要方便,但这一原则要服从患者舒适、安全的原则。具体操作过程中,体位的选取原则要和穴位的选取原则结合起来。一线穴位多数分布于四肢、胸腹部,这些穴位的针灸操作多采用仰卧位,这和体位的选用原则是相吻合的。

二、穴位贴敷

穴位贴敷是长期广泛流传在民间的一种疗法,也是中医针灸学中的灸疗的一种。贴敷治病,古谓"外敷""外贴",故称"贴敷疗法"。因为用药贴在穴位,故又称"穴位贴敷疗法"。它是利用药物贴敷穴位,刺激穴位,而起到药效、穴效的双重作用,达到治病的目的。本疗法独特、简便,可配用不同药物,达到汗、清、下、消、补、温、和等治疗作用。

(一)穴位贴敷的依据与效用原理

1.依据

(1)理本内治:中医治病,不外乎内治与外治两法,均是以脏腑经络学说为指导。内治可治疗内外诸疾,外治同样可治疗内外诸疾,只是给药途径不同。外者外治,药物直达病所,尤为捷着,其理自明。而外治用于内病者,道理同于内治,所异者法耳。内治,服药须先入胃,经过消化道分别清浊后,再输送到全身,药物之槽柏不能入于经脉,能入者乃药物的气味。贴敷之药,切近皮肤,彻于肉理,同样能将经之气味透过皮肤直到经脉、摄于体内,融化于津液之中,具有内外一贯之妙,随其用药,能祛邪、拔毒气之外出,抑邪气以内消;能扶正、通营卫、调升降、理阴阳、安五脏,挫折五郁之气,而资化源。内治可以治外,非外治不能治内。内治与外治方式不同,但其治病原则一样,实殊途同归。

(2)用本经络:贴敷用药与针灸疗法一样,亦是以经络学说为依据。经络内属脏腑,外络肢节,沟通表里,运行气血,是一切疾病的反应部位。病从外入、由表达里,即有外治以应之,故先取其外。病从内生,形诸于外,由里达表,亦可以外治,非外治者不能治内。无论病从外入,抑或病从内生,都离不开经络之地面-十二皮部,而穴位又循序分布于十四经脉之上,药切皮肤穴位之上,药气透到经脉,摄于体内而达病位,故贴敷用药,实本于针灸经络穴位治病之理,法虽异而其理则同。同时,又因药物刺激穴位,而收到药效、穴效的双重效应。

(3)药同内治:凡是临床上内治有效的汤剂、丸剂,一般都可以熬膏或用水调敷,并不限于成方,应根据临床实际定夺方药,原方可用则用,不可用则选他方,或制定新方使用。临床治病,无论采用何种方法,均是以"愈疾"为目的。历代医家大量临床实践证明,用贴敷疗法治疗内外诸疾,颇具效验。只要用之得法,其效立应。同时,又可补内治之不足,可克服服药怕苦,或胃拒不纳,以及治不及时,辨评失误之弊,此也实为外治法之一大优点。

2.效用原理

穴位贴敷内外诸疾的理论依据是"调节经脉,平衡阴阳"。因为十二经脉,内属于脏腑,外络于肢节。同时,又能行气血、营阴阳、濡筋骨、利关节、温腠理,因此,调经脉之虚实,可以治百病。贴敷治病是通过不同的药物之气味,直接作用于病所(外者外治),或由经脉入脏腑,直到病所。作用原理有以下三方面。

(1)扶正祛邪:病从外入,六淫致病则邪入机体,正邪交争,正盛非退,正虚邪进,甚则伤正,故邪盛时须祛邪。病从内生,七情致病脏腑气血功能紊乱而耗伤正气。正虚之时,必须扶正,以发挥机体的调节作用,抗邪外出,邪去正安,贴敷疗法就有此作用。

(2)平衡阴阳:"谨察阴阳所在以调之,以平为期。"疾病发生的过程即是阴阳失调的过程。健康人阴阳平衡,互相维系。故经云:"阴平阳秘,精神乃治。"阴阳一旦失去平衡,则会出现阴阳偏盛偏衰,阴盛则阳病,阳盛则阴病。因此,治疗疾病,就是协调阴阳,使之平衡。

(3)升降复常:升降是人体脏腑气血运动的一种形式,如肝升肺降,水升火降,脾升胃降。一旦升降失常则产生病变,主要表现有三:一是升降不及;二是升降太过;三是升降逆乱。贴敷之药可使升降复常。贴敷治病之所以能收到上述三大治疗作用,主要依赖于药物刺激穴位产生的局部刺激作用和经络的调节作用,即穴效和药效双重效应的效果。

(二)用药与取穴原则

1.用药原则

(1)重视辨证论治。贴敷用药,须以准确与辨证为依据,才能药无虚发。

(2)准确查病情,分虚实,补虚泻实,自能用药丝丝入扣。

(3)查病位,分先后主次。病有在表、在里、在脏、在腑之分,病变有先后、主次之别。

(4)强调"三因制宜"。贴敷治病,与内治一样,同样要"因人制宜,因地制宜,因时制宜"。并采用适宜的治疗方药,否则会影响疗效。

(5)知标本、明缓急。经云:"知标本者,万举万当;不知标本,是谓妄行。"又云:"急则治其标,缓则治其本。"所以,贴敷治病,同样要知标本、分缓急,才能使疾病获得痊愈。

(6)分内外。病在外者,贴敷局部或患部;病在内者则要精选要穴。

(7)随症立法。药随症变,及时调整所用方药,使之药切病机,达到治疗作用。

(8)随时观察药后情况,中病即止。

2.要穴原则

贴敷取穴与中医针灸取穴同理,所不同者,针灸取穴,是针刺得气或艾灸刺激;贴敷取穴是通过药物贴敷穴位,使药味之气通过穴位,渗透于经脉,摄于体内,直达病所。作用之方法不同,但"愈疾"的目的则是一样的。

一般来说,贴敷取穴,病在外者或病之局限者则贴敷(或患部)即可。但病在内者或病变广泛者则应贴敷要穴。欲清上焦,选中脘、肺俞、劳宫、内关为要;欲清中焦,贴敷中脘、神阙、涌泉为要;欲清下焦,贴敷涌泉、劳宫、气海、关元为要。欲温上焦,贴敷劳宫、膻中为要;欲温中焦,贴敷中脘、神阙为要;欲温下焦,贴敷气海、关元为要。欲补五脏,各取其背俞穴;欲泻六腑,亦可各取其背俞穴。欲救阳者,贴关元、气海穴。可见,或能选穴精当,可两收药效,穴效之益,疗效卓著。

(三)注意事项

(1)治病要遵内治之理,重视辨证论治。贴敷治病,同样要按照中医基本原则,辨证选方用药,才能取得良好的治疗效果。

(2)贴敷部位(穴位)要按常规消毒。因为皮肤受药物刺激会产生发红、水疱和破损,容易发生感染。通常用 75%乙醇棉球行局部消毒。

(3)合理选择稀释剂调和贴敷药,有利于发挥药物之药效作用。如用醋调贴敷药而起解毒、化瘀、敛疮等作用,虽用有猛药,可缓其性;酒调贴敷药,则起行气、通络、消肿、止痛等作用,虽用缓药,可激其性;水调贴敷药,当取药物性能等。又热性贴易效,凉性贴则次之。

(4)穴位贴敷后要外加固定,以防止药物脱落或移位。通常选用纱布覆盖,医用胶布固定。若贴在头面部,外加绷带固定特别重要。还可防止药物掉入眼内,避免发生意外。

(5)同一部位(每个或每组穴位)不宜连续贴敷过久,要交替使用,以免药物刺激太久,造成皮肤溃疡,影响继续治疗。一般为每日换药 1 次。同时用药厚度要适中,不可太厚或太薄。

(6)头面部、关节、心脏及大血管附近,不宜用刺激性太强的药物进行发泡,以免发泡遗留瘢痕,影响容貌或活动功能。孕妇的腹部、腰骶部及某些过敏穴位,如合谷、三阴交等处不宜采用贴敷发泡治疗。

(7)有些药物如麝香等孕妇禁用,以免引起流产。

(8)小儿的皮肤微薄,不宜用刺激性太强的药物,贴敷时间也不宜太长。

(9)要随时注意观察病情变化,中病即止。或有不适,要立即撤除药物,并易方贴敷,以愈为度。有皮肤过敏或皮肤破损者,不宜用此法。

(10)贴敷治病,可单用本疗法,亦可与内治或其他疗法并用。只要适当,常能相得益彰。如以贴敷治其标,以内治其本,即是其例。

三、穴位埋线

中医穴位埋线疗法是一种新兴的穴位刺激疗法。它在中医学的脏腑、气血、经络理论指导下,把羊肠线或生物蛋白线埋植在相应腧穴和特定部位中,利用其对穴位的持续性刺激作用来治疗疾病,中医埋线疗法是中医埋藏疗法的发展,自古有之。它的理论基础是中医经络学说,操作方法类似针灸,因此,它也是针灸疗法的延伸。

(一)治疗原理

1.穴位封闭效应

埋线开始,首先进行局部麻醉,其作用部位在于皮肤,皮肤是十二经脉在皮肤的分区,皮肤通过经络沟通和联系脏腑,它们之间可以相互影响,故局部麻醉产生刺激冲动通过皮部、孙脉、络脉和经脉对脏腑产生影响,起到调整脏腑的虚实、平衡阴阳、调和气血的作用。局部麻醉是对中枢与末梢神经的一种综合作用,在整个过程中,有3个阶段的不同变化与效应。

(1)针刺入皮内及注射药物时产生的疼痛信号传到相应节段脊髓后角,抑制了相同节段所支配内脏器官的病理信号传递,并使相应内脏得到调整。

(2)注药后1~3分钟即可选择性地阻断末梢神经及神经干冲动的传导,使患病部位对穴位及中枢神经产生的劣性刺激传导受阻,从而使神经系统获得休息和修复的机会,逐渐恢复正常功能活动。

(3)局部麻醉后期,穴位局部血管可轻度扩张,促使血液循环及淋巴回流,使局部新陈代谢正常化,改善其营养状况。这些变化产生的特殊刺激经过经络及神经-体液反作用于相应患病部位,使之也得到改善和调整。

2.针刺效应

穴位埋线作为一种穴位刺激疗法,同样可起到针刺效应以治疗疾病。埋线时,需用针具刺入穴内埋入羊肠线,此时即可产生酸胀感觉,由于埋线针具较毫针更粗大,其刺激感应也更强烈,这与针刺产生的针感及传导是一致的,它通过经络作用于机体,起到协调脏腑,调和气血,疏通经络的作用。

3.刺血效应

刺血疗法是用针具刺破络脉,放出少量血液以治疗疾病的一种方法。埋线时往往会刺破血络,致针眼有少量出血或渗血,这就产生了刺血效应,可以改善微循环,缓解血管痉挛,从而改善局部组织缺血缺氧状态,进而调动人体的免疫功能,激发体内的防御机制。因此,埋线操作时的刺血效应,可以调整人体脏腑、经络及气血功能。

4.穴位处机体组织损伤的后作用效应

埋线针刺入穴内后,会使局部组织受到一定程度的损伤,受损组织细胞释出的某些化学因子可造成无菌性炎症反应,使穴位局部组织发生一系列生理变化,如血管扩张、代谢增强等,为损伤的修复创造条件。根据生物泛控制原理,通过神经将损伤穴位需要修复或调整的信息传到神经中枢,激发体内特定的生化物质组合,产生一种特有的泛作用,并通过体液循环在体内广泛分布。

（二）治疗反应

1.正常反应

（1）由于穴位埋线是一种微创伤治疗，埋线针刺激损伤及羊肠线（异体蛋白）刺激，在埋线1～5天内局部可出现红、肿、热、痛等无菌性炎症反应，一般5小时后出现，36小时左右达到高峰。体质较柔弱或局部经脉不通者更明显，一般持续时间为2～7天。

（2）少数病例反应较重，切口处有少量渗出液，亦属正常现象，一般不需处理。若渗液较多，溢出于皮肤表面时，可将乳白色渗液挤出，用碘伏棉签擦去，覆盖无菌纱布。施术后患肢局部温度也会升高，可持续3～7天。

（3）少数患者可有全身反应，即埋线后4～24小时内体温上升，一般约在38℃左右，局部无感染现象，持续2～4天后体温恢复正常。埋线后还可有白细胞总数及中性多形核细胞计数增高现象，有的尚有周身不适、食欲不佳等现象。以上反应一般不需处理，只要注意休息，反应自会消失。症状较重或患者不能耐受时，可做对症处理。

（4）局部出现微肿、胀痛或青紫现象，是个体反应差异或局部皮下出血造成，一般7～10天即能缓解，不影响疗效。

（5）体型偏瘦者或局部脂肪较薄的部位，因其穴位浅，埋线后可能出现小硬结，不影响疗效，但吸收较慢，一般1～3个月可完全吸收。

2.异常反应

（1）若进针后出现麻木或闪电样放射性等感觉，为刺中神经，应调整进针角度或后退0.5～1.0 cm再放入羊肠线；若异常疼痛，为刺中血管，应调整角度，并用棉签加压针眼片刻，以免造成血肿。

（2）有少数人对蛋白过敏，有十万分之一的人对利多卡因过敏，埋线治疗前要询问患者的过敏史，如不能吃鸡蛋及羊肉、猪肉者不能做埋线治疗，不能使用麻药的，禁用麻药。若过敏，出现局部红肿、瘙痒、发热等反应，甚至切口处脂肪液化，羊肠线溢出，可做适当抗过敏处理。

（3）少数患者因治疗中无菌操作不严或伤口保护不好，造成感染，一般在治疗后3～4天出现局部红肿，疼痛加剧，并可伴有发烧，应予局部热敷及抗感染处理。

（4）晕针：晕针是指在埋线过程中或埋线结束后患者出现的晕厥现象。在治疗过程中或治疗结束30分钟内，患者出现头晕，视力模糊，眼前发黑，耳鸣，头皮麻，面色苍白，心慌气短，恶心呕吐，胸闷，重则全身发冷，神志不清，唇舌青紫，二便失禁,血压下降,呼吸表浅。此时立即停止治疗,使患者平卧,头低脚高位,注意保暖,给予温开水或糖水。重者配合针刺人中、内关、涌泉、足三里、灸百会等,并可配合其他急救措施。

(5)操作过程中手法宜轻柔,并注意避开大血管,以防造成局部深静脉血栓。

(三)注意事项

(1)严格无菌操作,防止感染。

(2)穴位埋线,针刺一定要达到适当深度(穴位刺入深度),羊肠线或生物蛋白线最好埋在皮下组织与肌肉之间,肌肉丰满的地方可埋入肌层,不宜埋于脂肪组织之中,以防脂肪液化,流出渗液。肠线头不可暴露在皮肤外面,术后要防止感染。如局部化脓流水或露出线头,可抽出肠线,放出脓液,外盖敷料并作抗感染处理。

(3)根据不同部位掌握埋线的角度和深度,胸背部不要伤及内脏、脊髓;做面部或肢体部位时不要伤及大血管和神经干。

(4)在一个穴位上做多次治疗时,应偏离前次治疗的部位。前一次的肠线未吸收,局部留有结节时,应暂不做此穴位。

(5)皮肤局部有感染或溃疡处不宜埋线,发烧、感冒、肺结核活动期、骨结核、急性心脑血管疾病、意识不清、身体极度衰弱等均不宜使用本法;妇女妊娠期、月经期和有出血倾向性疾病者应慎重使用。

(6)在头面部做埋线治疗时,由于这些部位血管丰富,进针过皮后一定要缓慢进针、出针,出针后要用棉签按压针眼片刻,以防出血过多。

(7)埋线后针眼处贴创可贴,2~3天针眼处禁止沾水,3天后取下创可贴。注意术后反应,有异常现象时应及时处理。

(8)埋线后要让患者休息30分钟再离开,以免晕针出现术后反应;回家后休息3~7天,注意保养。如在足部做了埋线治疗,应少走路,多休息一周,以免肿痛发炎。

(9)如果埋线后局部出现红肿热痛,请与医师联系,以做相应抗感染处理。

(10)若患者在治疗3~4日内发生埋线部位红肿,疼痛加剧,高烧持续不退,或是全身瘙痒,肢体皮肤感觉或肌肉运动失常,均为异常反应,或因消毒不严格,或因患者对羊肠线过敏,也可能是由于术中损伤了血管和神经干,应引起重视,并根据情况对症处理。

(11)埋线操作中,医师必须精通中西医理论,熟悉人体解剖和操作规则,需完全避开血管,严格掌握进针方向、深度、刺激强度,以防发生气胸及其他意外。

（12）埋线后宜避风寒、调情志，以清淡饮食为主，忌烟酒、海鲜及辛辣刺激性食物。

（13）通过埋线，患者症状控制后，最好再埋线 1～2 次以巩固疗效。有的慢性病要埋线 3～4 次后才开始见效，患者不应随意停止治疗。

以上疗法及其他外治法的具体应用将结合肺病各论进行阐述。

第四章

肺病的预防与调护

第一节 合理饮食

饮食调护是指在治疗疾病的过程中或在对健康人的保健方面,进行营养和膳食方面的调护和指导。饮食是维持人体生命活动必不可少的物质基础,是人体五脏六腑、四肢百骸得以濡养的源泉。中医学十分重视饮食与人体健康的关系,认为科学的食谱和良好的饮食习惯,是健康长寿的关键之一。而对于患病之人,饮食的调护更是疾病治疗中必不可少的辅助措施。《黄帝内经》就指出:"大毒治病十去其六……谷肉果菜,食养尽之。"认为若能合理地选择饮食,将十分有利于疾病的治疗和康复。

食物与中药同源,且同中药一样,也具有四气五味和升降沉浮的特性,因而许多食物具有治病、补体的作用。利用饮食调护配合治疗,是中医学的一大特色。饮食调护得当,可以缩短疗程,提高疗效,反之则可以导致病情加重,病程延长,疾病反复,甚至产生后遗症。尤其是慢性疾病和重病恢复期的饮食调护,对于疾病的康复更是具有举足轻重的作用,许多疾病的后期,只要饮食调护得当,不必投药,其病便能自愈。对于正常人而言,正确和科学的饮食是保持健康和延年益寿的重要手段。不合理的饮食会加重肺病病情,因此,应该特别注意饮食的禁忌。

一、饮食禁忌

(1)肥甘厚腻如肥肉、油炸等油腻的食物及过甜的食品容易产生痰湿,所以平素痰多,日久不愈者,应少吃或忌食这类食物,以减少痰湿的生成。而且肥甘厚腻容易伤及脾胃,运化失健,更加容易贮湿生痰。

(2)辛辣食物其性燥烈,容易耗液伤津,使患者咽干鼻燥、口渴欲饮、干咳加重,或使痰液黏稠、咳吐不爽,故各种肺病属阴虚内热或气阴两虚者,或呼吸系统急性感染者均当忌食,尤其以阴虚内热为病理特点的肺结核患者和以火、热、瘀为病理特点的支气管扩张症患者均应忌食辛辣食物,否则会加重病情。

(3)饮食生冷,使中阳受损,影响脾胃的运化,湿从内生,化为痰饮,并且平素过食生冷食物会使人食欲减弱,甚至不思饮食,消化不良,腹胀,腹痛泄泻,故肺病患者不宜过食生冷。

(4)咸能伤肾,肾为水脏,肾虚会导致小便不利,肢体水肿,故肺病患者有水肿者,忌吃咸食,尤其肺源性心脏病患者多有体循环瘀血,下肢浮肿,更应控制盐分的摄入。

(5)支气管哮喘患者应绝对忌食过敏的食物,以免引起哮喘的发作。

二、宜进食物

(1)肺喜润而恶燥,肺病多有阴虚肺燥,表现口干咽燥、阵发性呛咳、痰少咯吐不利者,平素宜多食蜂蜜、梨水、藕、百合等,多食水果、蔬菜,多饮水以补充津液。

(2)年老、体弱及重症患者,如慢性支气管炎、肺气肿、肺源性心脏病、肺结核等患者,除药物治疗外,应加强营养。可多食甲鱼、鸡、鸭、牛肉、牛奶、羊奶、蜂蜜等营养食物,或食用猪、羊之肺,以脏养脏,以助正气的恢复。

(3)宜食用具有健脾、补肾、祛痰、止咳的食物,如大枣、莲子、核桃仁、白木耳、橘子、怀山药、枇杷、百合及猪肺、牛肺、羊肺等既能扶正强身,又利于症状的缓解。

三、增强食欲,提高脾胃运化功能

咳喘日久的肺病患者多有不思饮食、消化不良、倦息无力等脾胃虚弱的现象,脾肺关系密切,二者相互为用,又相互影响。通过健脾和胃,增强食欲和脾气运化的功能,消化吸收正常会使肺的功能得以恢复,咳喘逐渐得以缓解。

第二节 适度锻炼

适量锻炼是指运动者根据个人的身体状况、场地、器材和气候条件,选择适合的运动项目,使运动负荷不超过人体的承受能力,在运动后感觉舒服,不疲劳,不会造成过度疲劳或者气喘。

适量锻炼是保持脑力和体力协调,预防、消除疲劳,防止亚健康、延年益寿的一个重要因素。切忌在疲劳到极点时参加运动,此时运动对人体有害无益。对待运动的科学态度是"贵在坚持,贵在适度"。就是说,运动不能一曝十寒,运动必须持之以恒,不可中途而废,即使不能每天锻炼,但每周也要锻炼 3 到 5 次并延续下去。为了不引起骨关节的损伤和高能量消耗,中老年人通常不宜进行爆发力很强的短时间运动,而应选择低强度的长时间的运动。适当锻炼有如下好处。

（1）可以强身健体,提高人体免疫力,提升五脏六腑的功能,特别是心脏、肺及胃肠道的功能,可以预防疾病的发生。

（2）通过运动可以消除体内多余的脂肪,增加肌肉含量来塑造完美的身材。

（3）运动可以愉悦心情、消除烦恼,一般喜欢运动的人都拥有开朗的性格。

（4）适当的运动可以促进睡眠,特别是晚上运动,保持适当的疲劳度,有助于提高人体睡眠的质量。运动一定要采取合理正确的方式,采用循序渐进的办法。对于肺病患者的锻炼更应该做到以下方面。

一、坚持锻炼

坚持锻炼有利于气血流通,可增强体质,配合治疗,使之能更快地减轻病情,这是人所共知的。而对肺病患者来讲,坚持锻炼则效果更好。首先,通过室外锻炼可以增强患者耐寒固表的功能,使人体防寒御邪的功能增强,可减少感冒的发生,减少肺病急性感染的发作,以缓解病情的发展。其次,通过长期的锻炼可以提高肺气宣发肃降的功能,从而减轻咳喘的发作,改善动则气喘的症情,增强脾胃的功能,可增强食欲,从而增强消化吸收的功能,使病情迅速向好的方面转化。所以说,坚持锻炼对肺病患者来讲有着更重要的意义。

至于锻炼的时间长短、锻炼方式,可根据病情的轻重来确定。一般肺病患者在缓解期间,每天活动时间以上午 8～9 点为宜,每次可活动半小时至一小时。活动的方式可采取慢走、做操、打太极拳等;下午 5～6 点或晚饭后可再活动一次。肺病重症患者,不能到室外活动者,可间断地在室内慢步行走。

二、劳逸结合

劳逸包括劳累和安逸 2 个方面,过度劳累包括劳力过度、劳神过度和房劳过度。劳力过度则伤气,劳神过度则伤心脾,房劳过度则肾精耗伤。

肺病患者由于不注意自我保护,而劳力或劳神过度导致原发病的突然加重,或愈而复发。中医学认为肾精是生命之本,房劳过度(即性生活过频)使人早衰,病情发展,尤其对肺结核患者来说,更是加速病情发展的重要因素。所以,肺病患者应避免过度劳累,以免损伤肺脾肾的功能。

老年、体弱的患者,如重度肺气肿、肺源性心脏病及部分支气管扩张、肺结核的患者由于身体倦怠无力,动则气短而很少活动,甚至长期卧床,如此过度的安逸则会使人气血流通不畅,脾胃功能衰弱而出现食少乏力、肢体倦怠,或发胖水肿,动则心悸、气短、汗出,病情日益加重。因此,患者既不能盲目过劳,更不能长期卧床、缺少活动。

第三节 改善环境

环境指与人类生存密切相关的自然环境与社会环境而言,主要包括气候变化、地域因素、生活工作环境等。人与自然和社会环境息息相关,若这种"天人相应"的关系一旦破坏,则会出现病理反映。按照中医的哲学思想,地球上的生命都是禀天地合气而生,人禀天地正气而生,所以,人的体内也有同外界大自然相同的能量变化,而阴阳五行理论便是对地球围绕太阳公转运动规律的哲学化表达,所以人体和地球一样,都是一个生态系统。

因此,按照中医的哲学思想,疾病产生的根源并非来源于病毒和细菌本身,而是人体的生态环境遭到破坏,导致人体体内环境,堵塞,污浊,细菌和病毒就此而生。所以肺病患者应该从以下三方面来改善环境。

一、改善生活和工作的环境

生活和工作的环境也对肺病的病情有很大影响,生活在过冷的环境里,会使患者易感受风寒和诱发肺病患者急性感染;环境过热也可导致人体内热旺盛,咳喘加重;环境过湿可使人脾虚生痰,导致咳嗽加重,并缠绵难愈。

周围有经常吸烟的人,自己被动吸烟和经常受烹调气味的刺激都会导致咳喘的发作。新装修的房间散发出的油漆气味,是导致过敏性鼻炎和哮喘发作的重要因素,尤其对支气管哮喘患者更是需要避免接触变应原及刺激性气体,以免加重病情。

二、戒烟

前面讲述肺病病因时已提到所吸入之烟雾为温燥有毒,直接侵犯吸烟人的肺,对肺造成缓慢而持久的损害,而且吸烟量越大、吸烟时间越长,对肺的损害也越重。现代医学认为,吸烟可抑制肺的防御功能,在吸烟者中下呼吸道感染比较多。实践证明,长期吸烟者比不吸烟者的支气管炎、支气管哮喘、阻塞性肺气肿、肺源性心脏病的发病率明显增高。为了防止肺病的发生和发展,必须采取自动戒烟的措施。

三、防寒保暖

肺主气司呼吸,开窍于鼻,外合皮毛,为防御外邪侵袭的屏障。外邪侵袭人体多从肌表、口鼻而入,或两者同时受邪,均会伤及于肺,导致呼吸疾病的发生,或使原有呼吸疾病病情加重。肺喜温而恶寒,故感受寒邪,卫表不和,而出现恶寒、发热、无汗、鼻塞、鼻流清涕;肺气宣降不利,可见咳嗽、气喘。所以,防寒保暖是预防外感呼吸病发生和防止呼吸疾病病情加重的重要措施。

寒邪常见于冬季,肺系疾病也在冬季多发,所以在冬季更要注意防寒保暖,添衣加被,保持室内的适宜温度,外出时戴口罩,避免冷风的侵袭,以减轻病情。寒邪为病也可见于其他季节,如气温骤降、汗出当风、暑热露宿、空调过凉、涉水淋雨等也是感受寒邪的重要原因。肺病患者更要重视对这些加重病情因素的防范。支气管哮喘患者春秋季节发病者多与气候多变、气温骤降有关,八月份是过敏性鼻炎患者发病的高峰,也与气温骤降密切相关。六七月份气温很高,八月份立秋之后气温骤降,鼻窍不能适应这种气温骤降的环境而发生喷嚏频作、鼻塞流涕、鼻或眼部发痒等一系列外感风寒的症状。其他如暑热季节,贪凉饮冷,也会加重病情,所以肺病患者需要防寒保暖,以免加重病情。

第四节　调 整 情 绪

情绪是指人对客观事物是否符合自己的需要而产生的态度体验,是人类心理结构中重要,活跃的组成部分。这一定义强调,情绪是人对客观事物的一种反应形式,即情绪的产生是由某种事物引起的,客观事物是产生情绪的根源。情绪由独特的主管体验、外部表现和生理唤醒3部分组成。

情绪的产生是与机体的需要相联系的。现代大多数研究者认可的一种分类方法是将情绪分为消极情绪和积极情绪。消极情绪是不符合人们的需要,产生的否定态度体验,代表个体对某种消极的,或是厌恶的情绪体验,如紧张、愤怒、悲哀等情绪;积极情绪是符合人们的需要产生的肯定态度体验,反映个体体验积极感觉,如高兴、兴趣、热情等。

中医学认为,七情是人对外界刺激的正常反映,一般情况下,七情并不致病,如《素问·气交变大论》:"夫喜、怒、忧、思、悲、恐、惊,人人共有之境。若当喜而喜,当怒而怒,当忧而忧,是即喜怒哀乐,发而皆中节也"。但如果太过就会伤及脏腑而导致疾病的发生,"怒本情之正,惟发不中节则肝胆之气横逆",说明"发不中节"则可为病。情志太过又分为两种情况:一种情况是程度强烈。如《灵枢·本神》篇有:"隔塞闭绝,上下不通,则暴忧之病也。"另一种情况是持续时间久,如《灵枢·本神》有:"脾忧愁而不解则伤意,肺喜乐无极则伤魄,肾盛怒不止则伤志,恐惧而不解则伤精。"

"肺在志为忧",肺是表达人类忧愁、悲伤的主要脏器,忧愁和悲伤均属非良性刺激的情绪反映,对于人体的重要影响是使气不断地消耗,即"悲则气消",由于肺主气,所以悲忧易于伤肺。在肺气虚时,机体对外来非良性刺激的耐受性就下降,而易于产生悲忧的情绪变化。此外,肺开窍于鼻,在液为涕,因此,当人忧愁而哭泣时,常会痛哭流涕;肺主气,司呼吸,悲伤忧愁时,可使肺气抑郁,久耗气伤阴,出现感冒、干咳、气短、咯血、音哑及呼吸频率改变等症状,严重者就会成为肺结核;肺主皮毛,所以忧愁还会使面部皱纹增多,面容憔悴。烦躁恼怒会使肝郁气逆或肝火上冲,导致肝气(或火)犯肺,肺失肃降而咳喘,这种情况尤多见于支气管扩张或支气管哮喘患者,若能避免烦躁恼怒,就能防止咳喘的发作或加重。忧愁思虑过度会使患者肺脾功能不利,而见食少纳呆、体倦乏力、声低气怯、少气懒言、咳声无力等,故若患者心情开朗,就会使肺脾的功能逐渐恢复,病情易于好转。

第五节　预防性措施

"上医治未病"最早源自于《黄帝内经》所说:"上工治未病,不治已病,此之谓也"。"治"为治理管理的意思。治未病是采取预防或治疗手段,防止疾病发生、发展的方法。治未病包含 3 种意义：一是防病于未然，强调摄生，预防疾病的发生；二是既病之后防其传变，强调早期诊断和早期治疗，及时控制疾病的发展演变；三是预后防止疾病的复发及治愈后遗症。治未病在中医中的主要思想：未病先防和既病防变。肺病患者可以从以下几方面进行预防。

一、进行预防性治疗

有些肺病是呈周期性发作，在一定的季节或比较固定的时间内发病。例如，慢性阻塞性肺疾病是在冬季发病，来年天暖时缓解；过敏性鼻炎一般是在八月发病，十月前缓解；支气管哮喘多在春秋发病，也有的在冬季或夏季发病，尽管发病的季节不像前两种那么有一致的规律，但每个支气管哮喘患者都有个人比较固定的发病季节，冬季发病者每年到冬季才发病，夏季发病者每年到夏季才发病。这些病在发病时患者都痛苦难忍，并难以缓解，为了达到减轻发病时的痛苦，甚至杜绝再发病的目的，在掌握其发病规律后，可在发病前进行预防性的治疗。如对过敏性鼻炎患者在六七月份就进行服药治疗，到八月份就不再发病了，即便发病其症状也较往年明显减轻。又如慢性阻塞性肺疾病、支气管哮喘采取夏季三伏天进行穴位敷贴、穴位注射的方法，也多能取得显著的效果。所以，越来越多的人采取这种"冬病夏治"的方法，来进行预防性治疗。

二、缓解期服用扶正固本药物

一般肺病的急性发作期多表现为实证，如感冒的无汗恶寒、头痛身痛或身热汗出、咽喉肿痛及肺炎的高热胸痛、支气管扩张症的痰多咯血、哮喘阵发性胸闷气喘等，在其发作期都存在不同程度的耗气伤阴，因此，在急性发作期过后，都应该服一些清除余邪、补益气阴、扶正固本的药物，使之疗效巩固，不再复发。

一些咳喘日久不愈，或病久、年老、体衰的重度肺气肿、肺源性心脏病、肺癌的患者都是虚中夹实的病变，缓解期应采取扶正固本为主的治疗方法，但因病久体衰，初诊用药难见显效，如能坚持治疗，待脏腑功能得到逐渐恢复，气血日益旺盛，日久必有明显的好转。

第五章

临床常见肺病

第一节　急性上呼吸道感染

一、定义

急性上呼吸道感染是鼻腔、咽或喉部急性炎症的总称。常见病原体为病毒，仅少数为细菌。该病患者不分年龄、性别、职业和地区，某些病种具有传染性，甚至可以引起严重的并发症。该病全年皆可发病，冬春季节好发，主要通过含有病毒的飞沫传播，亦可由被污染的手及用具传染，多数为散发性，气候突变时则易引起局部或大范围的流行。病毒表面抗原发生变异，则可产生新的亚型，且不同亚型之间无交叉免疫，因此，同一人可在 1 年内多次发病。有些病毒可以在间隔数年后引起较大范围的流行。

本病属于中医"感冒"范畴，又有"伤风"等病名。历代医家对此病有着比较详细的论述，如《素问·骨空论》云："风者百病之始也……风从外入，令人振寒，汗出头痛，身重恶寒。"此即外感风邪引起感冒的相关论述。《素问·风论》亦云："风之伤人也，或为寒热。"汉代张仲景论述太阳病时，以桂枝汤治表虚证，以麻黄汤治表实证，为感冒辨证治疗奠定基础等。

二、病因病机

(一)外邪侵袭

感冒是由于六淫外邪侵袭人体而致病，以风邪为主因。因风邪为六淫之首，流动于四时之中，故外感为病，常以风为先导。但在不同季节，每与当令之气相合伤人，而表现为不同症候，如秋冬寒冷之季，风与寒合，多为风寒证；春夏温暖之时,风与热合,多见风热证;夏秋之交,暑多夹湿,每又表现为风暑夹湿症候。但一般以风寒、风热多见,夏令暑湿之邪亦常杂感为病。至于梅雨季节之夹湿,秋季兼燥等,亦常可见之。

(二)正气虚弱

外邪侵袭人体是否发病,关键在于卫气之强弱,同时与感邪的轻重有关。《灵枢·百病始生》曰:"风雨寒热不得虚,邪不能独伤人。"若卫外功能减弱,肺卫失调,外邪乘袭卫表,即可致病。如气候突变、冷热失常、六淫之邪猖獗、卫外之气失于调节应变,即多发本病。而人体常因劳累、淋雨涉水、饮食不节等使正气"不足",卫外失固,为外邪侵袭创造条件。由于人体禀赋、体质差异,稍有不慎,最易内外因相引而发病,即易致虚体感邪。如阳虚之体,易感受风寒;阴虚之体易感受风热、燥热;痰湿之体,易感受湿邪。感邪之后,卫阳被劫,营卫失和而见恶寒、发热、头痛、身痛,肺失宣肃而见鼻塞、流涕、咳嗽、咽痛。

外邪侵犯肺卫的途径有二,或从口鼻而入,或从皮毛内侵。风性轻扬,为病多犯上焦,故《素问·太阴阳明论》说:"伤于风者,上先受之。"肺处胸中,位于上焦,主呼吸,气道为出入升降的通路,喉为其系,开窍于鼻,外合皮毛,职司卫外,为人身之藩篱。故外邪从口鼻、皮毛入侵,肺卫首当其冲,感邪之后,随即出现卫表不和及上焦肺系症状。

三、诊断

(一)临床表现

1.普通感冒

普通感冒又称急性鼻炎或上呼吸道卡他性炎,为病毒感染引起。本病起病较急,主要表现为鼻部症状,如喷嚏、鼻塞、流清水样鼻涕,也可表现为咳嗽、咽干、咽痒或烧灼感,甚至鼻后滴漏感。咽干、咳嗽和鼻后滴漏与病毒诱发的炎症介质导致的上呼吸道传入神经高敏状态有关。2~3天后鼻涕变稠,可伴咽痛、头痛、流泪、味觉迟钝、呼吸不畅、声嘶等,有时由于咽鼓管炎致听力减退。严重者有发热、轻度畏寒和头痛等。一般无发热及全身症状,或仅有低热、不适、轻度畏寒和头痛。体检可见鼻腔黏膜充血、水肿、有分泌物,咽部可为轻度充血。一般经5~7天痊愈,伴并发症者可致病程迁延。

2.急性病毒性咽炎和喉炎

急性病毒性咽炎由鼻病毒、腺病毒、流感病毒、副流感病毒、肠道病毒、呼吸道合胞病毒等引起。临床表现为咽痒和灼热感,咽痛不明显,咳嗽少见。流感病毒和副流感病毒感染时可伴有发热和乏力。体检可见咽部明显充血和水肿,可扪及颌下淋巴结肿大且触痛。急性病毒性喉炎多为流感病毒、副流感病毒及腺病毒等引起,临床表现为明显声嘶、讲话困难,可有发热、咽痛或咳嗽,咳嗽时咽喉疼痛加重。体检可见喉部充血、水肿,局部淋巴结轻度肿大和触痛,有时可闻及喉部的喘息声。

3.急性疱疹性咽峡炎

急性疱疹性咽峡炎多由柯萨奇病毒 A 引起,表现为明显咽痛、发热,病程约为 1 周。查体可见咽部充血,软腭、腭垂、咽及扁桃体表面有灰白色瘢疹及浅表溃疡,周围伴红晕。多发于夏季,多见于儿童,偶见于成人。

4.急性咽结膜炎

急性咽结膜炎主要由腺病毒、柯萨奇病毒等引起。表现为发热、咽痛、畏光、流泪、咽及结膜明显充血。病程 4～6 天,多发于夏季,由游泳传播,儿童多见。

5.急性扁桃体炎

急性扁桃体炎病原体多为非溶血性链球菌,其次为流感嗜血杆菌、肺炎链球菌、葡萄球菌等。起病急,咽痛明显,伴发热、畏寒,体温可达 39 ℃以上。查体可发现咽部明显充血,扁桃体肿大、充血,表面有黄色脓性分泌物。有时伴有颌下淋巴结肿大、压痛,而肺部查体无异常体征。

(二)实验室及其他辅助检查

1.血常规检查

病毒性感染见白细胞计数正常或偏低,淋巴细胞比例可升高。细菌感染有白细胞计数与中性粒细胞计数增多、出现核左移现象。

2.病毒和病毒抗体的测定

取鼻咽部分泌物或咽拭子,视需要可用免疫荧光法、酶联免疫吸附检测法、血清学诊断等方法做病毒分离与鉴定,以判断病毒的类型,区别病毒和细菌感染。

3.细菌培养

取痰或咽拭子培养以判断致病细菌类型,选择敏感药物。

(三)诊断要点

(1)根据病史、鼻咽部的症状和体征,结合血常规检查和胸部 X 线检查可作出临床诊断。

(2)一般无需病因诊断,特殊情况下可进行细菌培养和病毒分离,或病毒血清学检查等确定病原体。

四、鉴别诊断

(一)过敏性鼻炎

过敏性鼻炎起病急骤,常表现为鼻黏膜充血和分泌物增多,伴有突发的连续喷嚏、鼻痒、鼻塞、大量清涕,无发热,咳嗽较少。多由螨虫、灰尘、动物毛皮、低温等刺激引起。如脱离变应原,数分钟至1~2小时内症状即消失。检查可见鼻黏膜苍白、水肿,鼻分泌物涂片可见嗜酸性粒细胞增多,皮肤针刺过敏试验可明确变应原。

(二)急性气管-支气管炎

急性气管-支气管炎表现为咳嗽、咳痰,鼻部症状较轻,血白细胞计数可升高,胸部X线常可见肺纹理增强。

(三)急性传染病前驱症状

很多病毒感染性疾病前期表现类似,如麻疹、脊髓灰质炎、脑炎、肝炎、心肌炎等病。患病初期可有鼻塞、头痛等类似症状,应予重视。如果在上呼吸道症状1周内,呼吸道症状减轻但出现新的症状,需进行必要的实验室检查,以免误诊。

五、治疗

(一)辨证论治

1.风寒束表

(1)证候特点:恶寒重,发热轻,无汗,头痛,肢节酸痛,鼻塞声重,时流清涕,喉痒,咳嗽,咳痰稀薄色白,口不渴或喜热饮,舌苔薄白而润,脉浮或脉紧。

(2)治则:辛温解表。

(3)方剂:荆防败毒散加减。荆芥、防风、羌活、独活、柴胡、前胡、川芎、枳壳、茯苓、桔梗、甘草。

(4)加减:表寒重者,加麻黄、桂枝以加强辛温散寒之力;咳嗽加杏仁、贝母以化痰止咳;若风寒夹湿加厚朴、苍术、陈皮以祛湿;夹痰浊者可加二陈汤以温化痰湿;夹气滞者,可加香附、苏梗以行气;夹食者加保和丸以消食导滞。

2.风热犯表

(1)证候特点:身热较著,微恶风,汗泄不畅,头胀痛,咳嗽。痰黏或黄,咽燥或咽喉,扁桃体红肿疼痛,鼻塞,流黄浊涕,口渴欲饮,舌苔薄白微黄,舌边尖红,脉象浮数。

(2)治则:辛凉解表。

(3)方剂:银翘散加减。银花、连翘、豆豉、牛蒡子、薄荷、荆芥穗、桔梗、甘草、竹叶、鲜芦根。

(4)加减:头胀痛较甚者,加桑叶、菊花以清利头目;咳嗽痰多者,加杏仁、浙贝母、瓜蒌皮以止咳化痰;咽喉红肿疼痛较甚者,加板蓝根、马勃、玄参以清热解毒利咽;夹湿者,加藿香、佩兰以芳化湿浊;口渴甚者,加地黄、天花粉以生津止渴。

3.暑湿袭表

(1)证候特点:暑天外感,身热,微恶风,汗少,肢体酸重或疼痛,头昏重胀痛,咳嗽痰黏,鼻流浊涕,心烦,口渴,或口中黏腻,渴不多饮,胸闷,呕恶,小便短赤,舌苔薄黄而腻,脉濡数。

(2)治则:祛暑解表。

(3)方剂:新加香薷饮加减。香薷、鲜扁豆花、厚朴、银花、连翘。

(4)加减:暑热偏盛,可加黄连、山栀或黄芩、青蒿以清暑泄热;亦可配合鲜荷叶、鲜芦根;湿困卫表,可加豆卷、藿香、佩兰以芳香化湿,清宣卫表;里湿偏重,加白豆蔻、苍术、法半夏、陈皮以化湿和中;里热盛而小便短赤者,加六一散、赤茯苓以清热利湿。

4.燥邪犯表

(1)证候特点:恶寒微热,咳嗽无痰,头身疼痛,鼻燥少涕,口燥咽干,喉痒,舌苔薄白或薄黄而少津,脉浮。

(2)治则:轻宣润燥。

(3)方剂:杏苏散加减。杏仁、紫苏叶、陈皮、半夏、生姜、枳壳、桔梗、前胡、茯苓、甘草、大枣。

(4)加减:恶寒无汗,加荆芥、防风以疏风解表;咽喉肿痛,加板蓝根、射干、玄参以清热解毒利咽;口渴甚,加芦根、地黄、天花粉以生津止渴;咳嗽痰黄,加知母、黄芩以清泄肺热。

5.气虚外感

(1)证候特点:恶寒发热,身楚恶寒,头痛鼻塞,咳嗽痰白,咳痰无力,倦怠乏力,气短懒言,舌淡苔薄白,脉浮无力。

(2)治则:益气解表。

(3)方剂:参苏饮加减。党参、紫苏叶、茯苓、甘草、前胡、桔梗、枳壳、陈皮、杏仁、川芎。

(4)加减:汗多,或经常感冒,加黄芪、白术、防风以益气固表。

6.阴虚外感

(1)证候特点:微恶风寒,无汗或微汗,头痛身热,头晕心烦,干咳痰少,或痰中带血丝,口渴咽干,手足心热,舌红,苔少,或剥脱,或无苔,脉细数。

(2)治则:滋阴解表。

(3)方剂:加减葳蕤汤加减。玉竹、葱白、桔梗、白薇、豆豉、薄荷、炙甘草、大枣、沙参、麦冬、玄参。

(4)加减:表证较重者,加荆芥、防风以祛风解表;咳嗽咽干、咳痰不爽者,加牛蒡子、射干、瓜蒌皮以利咽化痰;阴虚明显,咽干口渴者,加沙参、麦冬以养阴生津;心烦较甚伴口渴者,可酌加黄连、栀子、竹叶、天花粉以清热生津除烦。

7.阳虚外感

(1)证候特点:恶寒重,发热轻,甚则蜷缩寒战,头身疼痛,面色淡白无华,语言低微,鼻塞流涕。四肢不温,咳嗽,咳吐稀薄痰涎,舌淡胖苔白,脉沉细无力。

(2)治则:助阳解表。

(3)方剂:麻黄附子细辛汤。麻黄、附子、细辛。

(4)加减:气短乏力,加人参、黄芪以益气;面唇紫黯,加当归、川芎、单身以活血化瘀。

8.血虚外感

(1)证候特点:头痛身热,微恶寒,无汗或少汗,面色无华,唇甲色淡,头晕心悸,舌淡苔白,脉细或浮而无力。

(2)治则:养血解表。

(3)方剂:葱白七味饮加减。葱白、干葛根、豆豉、生姜、麦冬、干地黄。

(4)加减:恶寒重者,加苏叶、荆芥以解表散寒;发热重者,加银花、连翘、黄芩等以清热解毒;有出血症,加阿胶、藕节、三七、白及以清热止血。

(二)其他治疗

1.中成药

(1)板蓝根冲剂:每次 15 g,每日 3 次,温开水冲服。适用于风热感冒。预防流行性感冒,每日 15 g,连服 5 日。

(2)银黄口服液:每次 10～20 mL,每日 3 次。适用于风热袭表者。

(3)银翘解毒片:每次 4～8 片,每日 3 次。适用于风热感冒。

(4)正柴胡饮冲剂:每次 10 g,每日 3 次,开水冲服。适用于风寒感冒。

(5)抗病毒口服液:每次 10～20 mL,每日 3 次。适用于风热感冒。

(6)小柴胡冲剂:每次 1～2 包,每日 3 次。适用于外感邪在少阳。

(7)双黄连粉针剂:按每次每公斤体重 60 mg 稀释后加入 5％葡萄糖注射液 500 mL,静脉注射,每日 1 次。适用于风热感冒者。

(8)清开灵注射液:每日 2～4 mL,肌内注射;重症患者静脉滴注,每日 20～40 mL,用 10％葡萄糖注射液 200 mL 或生理盐水注射液 100 mL 稀释后使用。适用于上呼吸道感染见有发热者。

(9)鱼腥草注射液:肌内注射,1 次 2～4 mL,每日 4～6 mL。静脉滴注,1 次 20～100 mL,用 5％葡萄糖注射液 250～500 mL 稀释后使用。适用于风温肺热证。

2.针灸疗法

(1)体针:①针刺列缺、迎香、支正、风门、风池、合谷以疏风宣肺散寒,并可加灸。每日 1 次。适用于风寒感冒。风寒夹湿者,加阴陵泉、尺泽;兼气滞者,加肝俞、阳陵泉,均用泻法;气虚兼感风寒者,加膏肓、足三里;背身疼痛者,加肺俞、大杼用平补泻法。②针刺尺泽、鱼际、曲池、内庭、大椎、外关以疏风泄热,用泻法,或用三棱针点刺放血,每日 1 次。适用于风热感冒。咽喉肿痛者,加少商,用三棱针点刺出血;夹暑热者,加中脘、足三里。③针刺孔最、合谷、中脘、足三里、支沟,均用泻法,每日 1 次。适用于暑湿感冒。

(2)穴位注射:柴胡注射液、银黄注射液或鱼腥草注射液(任选 1 种),取双侧曲池穴,每穴注入 0.5～1.0 mL,每日 2 次,3 日一疗程。适用于外感风热,热势较高者。

(3)穴位贴敷:涌泉敷贴膏选用白芥子、栀子、桃仁各 20 g,吴茱萸、樟脑各 10 g。研末,和匀,与鸡蛋清、面粉调成饼状,分贴于双侧涌泉穴,用布包扎,再用热水袋加温片刻。1 日后取下,如不效,再续贴 1 次。适用于感冒咳嗽较甚者。

3.拔罐疗法

(1)取大椎、风门、肺俞,用三棱针点刺后以闪火法将中号罐吸附于穴位上,出血 1～2 mL,留罐 15 分钟,每日 1 次。适用于风热感冒。

(2)取 3 号火罐,沿督脉、膀胱经内侧循行线背俞穴、夹背穴,从上至下刮拉数次,以皮肤潮红,皮下微见出血点为度;亦可在肺俞、中府处留罐,还可据辨证加用针刺相应穴位。每日 1 次。适用于感冒属实证者。

4.推拿疗法

(1)拿风池,按风府、风门穴,推风池、肩井、肺俞穴,时间约 8 分钟。推印堂、太阳、头维、迎香穴,时间约 6 分钟。然后抹额部。若鼻塞较甚者,再按迎香;继之拿合谷、手三里穴。从脊柱的大椎到命门穴及其两侧的背部用平推法治之。

最后用单手拿颈部,按脊柱两侧及双手拿肩井穴结束,每日 1 次。适用于各型感冒。

(2)推拿风池、风府、天柱穴,时间约 5 分钟。推印堂,向上沿前额发际至头维、太阳穴,往返 3～4 遍,按印堂、鱼腰、太阳、百会穴,用抹法从印堂起向上循发际至太阳穴,往返 3～4 遍,时间约 8 分钟。再推拿风池、风府、天柱穴,配合按肺俞、风门穴,拿肩井穴。适用于感冒轻证。

(3)从印堂穴开始,沿眉弓上缘以两手大拇指指腹分别推至太阳穴,并稍加揉压,推 10～15 次。揉印堂穴,并沿眉弓上缘分别向外揉攒竹、丝竹空、头维直至太阳穴,反复揉 2～3 遍。从攒竹穴开始,分别在攒竹、鱼腰、瞳子髎穴上以压法。从印堂穴开始,沿督脉经线向上压至头顶百会穴,然后再从阳白穴开始,沿膀胱经压至络却穴,对首会、印堂、阳白穴宜加刺激,反复施术 3～5 遍。拿项后大筋之皮肤、肌肉、筋脉,拿力须先轻后逐步增加。用力勾点风池穴,以患者有酸胀感为度,两侧分别施术。最后抹前额,抹眼球,抹揉迎香、人中、太阳,然后用力从耳前到耳上,推至耳后,沿颈项大筋,推至肩井部,连续提拿揉肩井部 3 次而结束。风热感冒可配合拔火罐,从大椎穴推至膈俞穴,沿足太阳膀胱经,来回拖动约 3 分钟,使走罐部位皮肤发红或瘀紫即可起罐。适用于各型感冒。

5.刮痧疗法

取生姜、葱白各 10 g,切碎和匀布包,蘸热酒先刮擦前额、太阳穴,然后刮背部脊柱两侧,也可配刮肘窝、胸窝。适用于风寒感骨。

6.熏洗疗法

取麻黄 9 g,桂枝 6 g,生姜 9 g,紫苏 15 g,甘草 3 g。煎汤熏洗头面,得汗而解。适用于风寒感冒。

7.气功疗法

(1)停闭吐纳功。①侧卧:屈膝握拳,舒适自然。用鼻深吸气后,停闭呼吸,当感到胀闷时,用口细缓吐出。重复 20 次。然后向另一方向侧卧,姿势同前,行吸气-闭气-吐气,重复 20 次。②仰卧:两手四指紧握拇指,同时尽力卷屈脚趾,两眼轻闭。用鼻吸气,停闭呼吸片刻,再从口中细缓吐出,重复 20 次。

(2)感冒导引功:取站式,两脚分开与肩同宽。①振摇:两臂屈肘,两手叉腰,拇指朝后,尽力相合托腰间,两臂前后振摇,操练 14 次。两掌贴于腰背部,用掌根上下用力擦摩。操练 14 次。②托天:吸气时,两手十指在腹前交叉,沿身体中线徐徐上举至头顶上方,两臂伸直,掌心朝上,同时两腿伸直,脚跟提起,头后仰,眼视手背;呼气时,两手经体侧下落至腹前交叉,脚跟着地,眼视前方。操练 7 次。

（3）提按：两脚并拢直立，两臂垂于体侧。吸气时，两臂经体侧上提至平举，掌心朝下，同时左腿屈膝上提，右腿伸直站立；呼气时，两臂经体侧下按至腹前，掌心相对，同时左脚下落着地，两腿屈膝；再提右膝，动作同前，唯左右相反。再吸气时，两手在腹前交叉上提至头顶，掌心朝前，同时左腿屈膝上提，右腿伸直站立；呼气时，两手左右分开，经体侧下按至腹前交叉，左脚下落着地，两腿屈膝；再提右膝，动作同前，唯左右相反。操练7次。上两功法适用于各型感冒，尤适于虚证感冒。

第二节　急性气管-支气管炎

一、定义

急性气管-支气管炎是由感染、物理、化学刺激或变应原引起的气管-支气管黏膜的急性炎症。临床主要表现为咳嗽和咳痰，部分患者可伴气喘，病愈后支气管黏膜结构可完全恢复正常，是目前临床上最为多发的、常见的疾病之一。急性气管-支气管炎各年龄段皆可发病，寒冷季节或气温突然变冷时多见，在受凉、淋雨、过度疲乏时容易发病。本病若病情迁延，反复发作者可导致慢性支气管炎、支气管扩张症的发生。

急性气管-支气管炎属于中医学"咳嗽"中的"外感咳嗽"范畴。咳嗽之名始见于《素问·阴阳应象大论》："秋伤于湿，冬生咳嗽。"汉·张仲景《金匮要略》有"痰饮咳嗽""咳嗽上气"等专篇。咳嗽的分类，历代医家立论纷纭，名称甚多。《素问·咳论》以脏腑命名，分为"肺咳、心咳、肝咳、脾咳、肾咳、胆咳、大肠咳、小肠咳、膀胱咳、三焦咳"，并且描述了各类不同征候的特点。《诸病源候论·咳嗽候》有十咳之称，除五脏咳外，尚有风咳、寒咳、久咳、厥阴咳等。明·张景岳执简驭繁地在《景岳全书·咳嗽》中云："咳嗽之要，止为二证，何为二证？一曰外感，一曰内伤而尽之矣。"明确地将咳嗽分为外感、内伤两大类。至此，咳嗽的辨证分类始较完善，切合临床实际，沿用至今。一般来说，外感咳嗽起病较急，病程较短，病情较轻，常在受凉后突发，病变较局限，一般无其他脏腑的病理改变及临床症状。

二、病因病机

(一)风寒袭肺

风寒之邪外束肌表,内郁肺气,以致肺卫失宣是其主要病机。张景岳所言:"六气皆令人咳,风寒为主"。风寒袭肺,肺气郁闭不宣,故咳嗽声重;肺气郁闭,水谷津微失于输布,聚湿成痰,故咳痰、痰白。舌苔薄白、脉浮紧,为风寒之邪束表客肺之象。

(二)风热犯肺

《素问·咳论》曰:"皮毛者,肺之合也,皮毛先受邪气,邪气以从其合也。"风热之邪从口鼻而入,内迫于肺,肺失宣降,故咳嗽、咳声高亢重浊。热灼肺津可见痰黏难咳,痰稠黄绿、口干苦、便干。风热之邪炎上,则见咽干。风热客表,营卫失和,故发热、汗出、恶风。舌红苔薄黄,脉浮数为风热客表之象。肺主气,司呼吸,上连气道喉咙,开窍于鼻,外合皮毛,为五脏六腑之华盖,其气灌百脉而通他脏。

(三)风燥伤肺

外感风燥之邪或风寒、风热之邪化燥,致肺失清润,故见干咳作呛。燥热灼津则咽喉口鼻干燥,痰黏不易咳吐。苔薄白或薄黄,质红、干而少津,脉浮数,属风燥伤肺之象。

(四)痰湿蕴肺

若饮食不节,嗜酒好烟,或过食肥甘厚味辛辣,或平素脾失健运,饮食精微不归正化,脾湿生痰,上渍于肺,壅遏肺气,故咳嗽,咳声重浊,痰多;湿邪困脾,则脘痞,体倦,大便时溏;舌苔白腻,脉象濡滑为痰湿蕴肺之象。

总之,本病病位在肺在表,多为新病,以实证为主,以邪犯于肺,肺失宣降,肺气上逆为其基本病机。

三、诊断

(一)临床表现

1.症状

初期可出现呼吸道症状,如鼻塞、流涕、喷嚏、咽痛、咽痒、声音嘶哑等,也可伴发热恶寒、头痛乏力、全身酸痛。炎症累及支气管黏膜时,则出现咳嗽、咳痰。咳嗽是急性气管-支气管炎最主要的症状,首先为刺激性干咳,随后鼻咽部症状减轻,咳嗽之症持续或加重,受冷刺激后咳嗽加重。咳嗽可以持续2~3周,如果患者嗜烟,则咳嗽症状会延长。大部分患者在咳嗽的同时伴见咳痰,痰黏难出,如病程过长,痰可转变为脓性,亦可痰中带血。当气管受累,深吸气时可有胸骨后疼痛。支气管痉挛时,可有喘鸣、呼吸急促,甚者可有胸闷,或发绀和呼吸困难。

2.体征

体温可以轻度升高,或正常,两肺呼吸音粗,可闻及散在干性或湿性啰音,咳痰后啰音会减轻或消失。支气管痉挛时,可闻及哮鸣音。

(二)实验室及其他辅助检查

1.血常规检查

白细胞计数可轻度增高,病毒感染者淋巴细胞比例上升。

2.细菌培养

痰培养或涂片,可发现致病菌。

3.胸部 X 线检查

胸部 X 线检查,可无异常或仅有肺纹理增粗。

(三)诊断要点

(1)根据病史、咳嗽和咳痰等症状。

(2)两肺呼吸音粗,有时可闻及散在干、湿啰音,在咳嗽、咳痰后啰音可消失。

(3)结合血常规和胸部 X 线检查。

(4)排除慢性支气管炎、支气管扩张症、肺炎、咳嗽变异型哮喘等疾病

四、鉴别诊断

(一)流行性感冒

流行性感冒一般起病急,且全身症状明显,常有高热、全身酸痛、乏力等且有一定的流行性,根据病毒分离和血清学检查可鉴别。

(二)其他呼吸道疾病的发热初期

其他呼吸道疾病的发热初期均有急性气管-支气管炎的表现,进一步检查后才能区别,如肺结核的 X 线特征性改变及结核中毒症状,肺脓肿的 X 线特异性改变及咳嗽、咳脓血痰、胸痛。

五、治疗

(一)辨证论治

1.风寒咳嗽

(1)证候特点:咳嗽频作,咳痰稀白,鼻塞流清涕,咽痒,头身酸痛,恶寒发热

无汗,舌淡红,苔薄白,脉浮紧。

(2)治法:祛风散寒,宣肺止咳。

(3)方剂:止嗽散加味。桔梗、荆芥、百部、陈皮、甘草、前胡、紫苏叶、白前、半夏、细辛。

2.风热咳嗽

(1)证候特点:发热重,恶寒轻,有汗或无汗,头痛,鼻塞流稠涕,咳嗽,咽红或烦热口渴,舌尖红少津,舌苔薄黄,脉浮数。

(2)治法:辛凉解表。

(3)方剂:桑菊饮。金银花、连翘、桔梗、薄荷、牛蒡子、芦根、竹叶、荆芥、前胡、桑叶、杏仁、甘草。

3.风燥伤肺

(1)证候特点:喉痒干咳,连声作呛,咽喉干痛,唇鼻干燥,无痰或痰少而黏连成丝,不易咳出,或痰中带有血丝,口干,初起或伴鼻塞、头痛、微寒、身热等表证,舌质红干而少津,苔薄白或薄黄,脉浮数。

(2)治则:疏风清肺,润燥止咳。

(3)方剂:桑杏汤加减。桑叶、薄荷、豆豉、杏仁、前胡、牛蒡子、南沙参、浙贝母、天花粉、梨皮、芦根。

(4)加减:津伤较甚,干咳,咳痰不多,舌干红少苔加麦冬、北沙参;热重不恶寒,心烦口渴加石膏、知母、黑山栀;肺络受损,痰中带血加白茅根。

4.凉燥伤肺

(1)证候特点:干咳少痰或无痰,咽痒,咽干鼻燥,兼有恶寒发热,头痛无汗,舌苔薄白而干,脉浮数。

(2)治则:温润清肺,止咳化痰。

(3)方剂:杏苏散加减。紫苏、杏仁、前胡、紫菀、款冬花、百部、甘草。

(4)加减:恶寒甚、无汗加荆芥、防风。

5.暑湿袭表

(1)证候特点:多发于夏季,恶寒发热,或热势不扬,无汗或有汗,头昏沉重,鼻塞流涕,胸闷乏力,舌苔薄腻,脉濡数。

(2)治法:祛暑解表除湿。

(3)方剂:新加香薷饮加味。金银花、扁豆花、厚朴、香薷、连翘、藿香、佩兰、竹茹、滑石、甘草。

（4）加减：暑热偏盛，可加黄连、山栀或黄芩、青蒿以清暑泄热；亦可配合鲜荷叶、鲜芦根；湿困卫表，可加豆卷、藿香、佩兰以芳香化湿，清宜卫表；里湿偏重，加白豆蔻、苍术、法半夏、陈皮以化湿和中；里热盛而小便短赤者，加六一散、赤茯苓以清热利湿。

（二）其他治疗

1.中成药

（1）川贝罗汉果止咳冲剂：口服 1 次 20 g，每日 2 次。以祛痰止咳，用于咳嗽，支气管炎。

（2）蛇胆川贝液：口服每次 1～2 支，每日 2 次。以清热润肺，止咳化痰，用于急性支气管炎所导致的咳嗽。

（3）橘红痰咳液：每次 10～20 mL，每日 2 次。以理肺健脾，止咳祛痰，用于急性支气管炎痰湿较盛者。

（4）穿心莲片：每次 5 片，每日 3～4 次。以清热解毒，消炎，用于急性支气管炎或慢性支气管炎急性发作。

（5）急支糖浆：口服 1 次 10 mL，每日 3 次。以清热解毒，宣肺降气，止咳祛痰，用于急性支气管炎引起的咳嗽，咯痰不爽。

（6）双黄连注射液：肌内注射每次 2～4 mL，每日 2 次。以清热解毒，用于急性支气管炎所引起的发热、咽痛、咳嗽等症。

（7）清开灵注射液：静脉滴注 1 次 20～40 mL，稀释于 10％葡萄糖注射液 250 mL 静脉滴注。以清热解毒，化痰通络，用于急性支气管炎。

（8）鱼腥草注射液：肌内注射每次 2～4 mL，每日 2～3 次。静脉滴注 1 次 20～60 mL，用 5％～10％葡萄糖注射液 250～500 mL，稀释后应用。清热解毒，消炎抑菌，用于急性支气管炎。

2.针灸疗法

（1）体针：①针刺列缺、合谷、肺俞、外关、风池、上星、昆仑、温溜以疏风散寒，宣肺化痰。治疗急性支气管炎风寒型，症见喉痒，咳嗽有力，痰液稀白，咳吐不畅，伴有恶寒，发热，无汗，头痛，肢体酸楚，鼻塞流涕，舌苔薄白，脉浮紧。操作方法：毫针浅刺，每日 1 次。10 次为一疗程。②针刺尺泽、肺俞、曲池（双）、大椎、合谷、陷谷、复溜（双），或少商点刺放血以疏风清热，肃肺化痰。治疗急性支气管炎风热型，症见咳嗽气粗，痰黄质黏，咳吐不爽，咽痛口干，身热恶风，头痛，汗出不畅，舌苔薄白，脉浮数。操作方法：毫针疾刺，用泻法，留针时间宜短，并可放血。每日 1 次，10 次为一疗程。③针刺风门、肺俞、太渊、复溜、尺泽、曲池以清肺，润燥,止咳。治疗急性支气管炎燥热型,症见干咳无痰,或痰少胶黏,难以咳出,鼻燥咽干,舌质红、少津,脉细数。操作方法:进针得气后,用泻法,留针宜短。复溜用补法。每日 1 次,10 次为一疗程。

(2)耳针:取平喘、肺、气管、肾上腺、神门、皮质下等穴。每次取 2～3 穴,留针 15～20 分钟,每日或隔日 1 次,也可埋针。

(3)穴位敷贴。①药物制备:熟附子、肉桂、干姜各 20 g,共研细末,装瓶备用。②穴位选择:肺俞穴(背部第三胸椎棘突下旁开 1.5 寸处)。③操作方法:用拇指在双侧肺俞穴用力按摩 0.5 分钟左右,使局部潮红,再将药粉一小撮放于穴位上,用医用胶布 3 cm×3 cm 贴牢即可,隔日换药 1 次。若属久咳者,先用葱白及生姜捣汁擦拭肺俞穴及脊椎两侧,效果更好。贴后局部发热发痒或起红色小疹,不需另处理。

(4)穴位注射:取止咳(大椎与大抒连线中点)、肺俞、足三里、定喘等穴,每次以 5％复方当归液 1 mL,取 2 穴位注射,每日或隔日 1 次。

3.拔罐疗法

(1)药物制备:海龙、红参、白芥子、细辛、甘遂、吴茱萸、苍术、木香、川芎、雄黄、丁香、肉桂、皂角刺等量共研细末(红参、海龙夏天用等量的 1/10,冬天用中量,其他季节适当加减)。使用前加适量麝香、冰片窖封保存。

(2)常用主穴:肺俞(双)、心俞(双)、膈俞(双)、天突、膻中、神阙。

(3)常用配穴:大椎、曲池(双)、定喘(双)、丰隆(双)。

(4)操作方法:每穴拔罐 5～10 分钟(7 岁以下儿童只拔神阙穴,其他各穴只贴药)。将备用药物用鲜姜汁调成糊状,做成直径 1 cm 的圆饼贴到穴上,用胶布固定。一般 20 小时取下,个别患者痒甚 2 小时取下。一般隔日 1 次,个别患者每日 1 次。

4.磁穴疗法

(1)常用主穴:天突、定喘、膻中、肺俞。

(2)常用配穴:痰多有热配大椎、丰隆;肾虚配肾俞或足三里。

(3)功能:消炎,祛痰,止咳,改善一般情况,缩短疗程。

(4)适应证:支气管炎包括急性支气管炎、迁延性支气管炎、慢性支气管炎和哮喘性支气管炎。

(5)用法。①旋磁疗法:用旋磁疗机,转速 1 500～3 000 r/min 旋转磁场强度为 500～900 GS,用同名极或异名极磁头对准所取穴位旋转治疗。每天 1 次,15 次为一疗程。②贴敷法:取直径 8 mm 的锶铁氧体,磁场强度 300～900 GS,

辨证取穴,用胶布将其固定在穴位上。3 天后复查 1 次,15 天为一疗程。每穴 5～10 分钟,每日 1 次,每次 30 分钟。

第三节　慢性支气管炎

一、定义

慢性支气管炎是气管、支气管黏膜及其周围组织的慢性非特异性炎症。临床上以咳嗽、咳痰为主要症状,每年发病持续 3 个月,连续 2 年或 2 年以上。排除具有咳嗽、咳痰、喘息症状的其他疾病(如肺结核、肺尘埃沉着病、肺脓肿、心功能不全、支气管扩张症、支气管哮喘、慢性鼻咽炎、食管反流综合征等疾病)。

慢性支气管炎是临床常见病和多发病,以中老年多见。慢性支气管炎反复发作可导致终末细支气管远端气腔过度膨胀,伴有气道壁的破坏,导致慢性阻塞性肺气肿,进而发展成肺源性心脏病,严重影响劳动能力和生活质量。

根据本病的临床表现,慢性支气管炎多属中医学的"咳嗽""喘证""痰饮"范畴,属于易复发性慢性咳喘疾病之一。

二、病因病机

(一)外感

外邪之中以风寒、风热之邪为主。风寒侵袭肺卫,外闭皮毛,内遏肺气,使肺气失于宣畅,上逆而为咳。风热犯肺,肺气壅实,清肃失司,肺气上逆作咳。

(二)内伤

1.饮食失当

过食生冷、肥甘厚味,或嗜酒伤中,使脾失健运,水谷不归正化,痰浊内生,上干于肺,壅阻肺气,升降不利而作咳。

2.情志失调

若情志不遂,肝失条达,气郁化火,气火循经上逆犯肺,使肺失肃降,肺气,上逆而咳。

3.劳欲久病

因肺系多种病证迁延日久,肺脏虚弱,阴伤气耗,肺主气的功能失常,以致肃降无权,上逆作咳。劳欲伤肾,精气内夺,伤及真元,根本不固,气失摄纳,上出于肺,出多入少,逆气上奔为咳喘。

外感咳嗽属于邪实,为外邪犯肺,肺气壅遏不畅所致。如风寒咳嗽不能及时宣散,可郁而化热;风热咳嗽可化燥伤津;或因肺热蒸液成痰而致痰热郁肺。内伤咳嗽多属邪实与正虚并见。外感咳嗽与内伤咳嗽可以互为因果。外感咳嗽如迁延失治,邪伤肺气,更易反复感邪,而致咳嗽屡作,肺气受伤,逐渐转为内伤咳嗽。内伤咳嗽,肺脏有病,卫外不固,易感外邪引发或加重,特别在气候变化时尤为明显。久则从实转虚,肺脏虚弱,气阴耗伤。

三、诊断

(一)临床表现

1.症状

(1)咳嗽:长期、反复、逐渐加重的咳嗽是本病的突出表现。开始时仅在冬春季节变化剧烈或接触有害气体后发病,夏季或停止接触有害气体后咳嗽减轻或消失。病情缓慢发展后,可表现为一年四季均咳,冬春加剧。一般晨间咳嗽较重,白天较轻,临睡前有阵咳或排痰,黏痰咳出后即感胸部舒畅,咳嗽减轻。分泌物积聚、吸入刺激性气体均可诱发咳嗽。

(2)咳痰:一般痰呈白色黏液或浆液泡沫状,合并感染时,痰液转为黏液脓性或黄色脓痰,且咳嗽加重,痰量随之明显增多,偶带血。常以晨起排痰较多,晚期患者支气管黏膜腺体萎缩,咳痰量可以减少,且黏稠不易咳出,给患者带来很大痛苦。

(3)喘息或气急:部分患者支气管痉挛,可引起喘鸣,常伴哮鸣音,可因吸入刺激性气体而诱发。早期常无气短。反复发作,并发慢性阻塞性肺疾病时,可伴有轻重不等的气短。

(4)反复感染:寒冷季节或气温骤变时,容易发生反复的呼吸道感染。此时患者气喘加重,痰量明显增多且呈脓性,伴有全身乏力,畏寒发热等。肺部出现湿啰音,查血白细胞计数增加等。反复的呼吸道感染尤其易使老年患者固有疾病的病情恶化,必须予以充分重视。

2.体征

本病早期多无特殊体征,急性发作期多数患者在背部和肺底部可以听到少许湿性或干性啰音。有时在咳嗽或咳痰后可暂时消失。慢性喘息性支气管炎发作时,可听到广泛的哮鸣音,喘息缓解后则消失。长期反复发作的病例可发现有肺气肿的征象。

（二）实验室及其他辅助检查

1.X线检查

早期可无异常。病变反复发作，引起支气管管壁增厚，细支气管或肺泡间质炎症细胞浸润或纤维化，可见两肺纹理增粗、紊乱，呈网状或条索状、斑点状阴影，或出现双轨影和袖套征，以下肺野较明显。

2.肺功能检查

早期常无异常。如有小气道阻塞时，最大呼气流速-容积曲线在 75％ 和 50％肺容量时，流量明显降低，它比第一秒用力呼气容积更为敏感；闭合容积可增加。发展到气道狭窄或有阻塞时，就有阻塞性通气功能障碍的肺功能表现，如第一秒用力呼气量占用力肺活量的比值减少（<70％），最大通气量减少（<预计值的 80％）；流速-容量曲线降低更为明显。

3.血常规检查

慢性支气管炎急性发作期或并发肺部感染时，可见白细胞计数及中性粒细胞比例增多。喘息型者嗜酸性粒细胞可增多。缓解期多无变化。血清降钙素在慢性支气管炎急性发作期呈阳性，可以作为慢性支气管炎急性发作期的特异性监测指标。

4.痰液检查

痰涂片可见革兰阳性菌和革兰阴性菌，痰培养可见肺炎球菌、流感嗜血杆菌、甲型链球菌及奈瑟球菌等。近年来革兰阴性菌感染有明显增多趋势，特别是多见于院内感染的老年患者。涂片中可见大量中性粒细胞，已破坏的杯状细胞，喘息型者常见较多的嗜酸性粒细胞。

（三）诊断要点

1.诊断标准

（1）以咳嗽、咳痰为主要症状或伴有喘息。每年发病持续 3 个月，连续 2 年或2 年以上。

（2）排除肺结核、肺尘埃沉着病、肺脓肿、支气管哮喘、支气管扩张症、心脏病、心功能不全、慢性鼻咽疾病等具有咳嗽、咳痰、喘息症状的其他疾病。

（3）如每年发病持续不足 3 个月，但有明确的客观检查依据（如 X 线、肺功能等）支持，亦可诊断。

2.分期

（1）急性发作期：指在一周内出现气短、脓性或黏液脓性痰，痰量明显增加，或伴有发热、白细胞计数增高等炎症表现，或一周内咳嗽、咳痰、喘息中任何一项症状明显加剧。急性发作期患者按其病情严重程度又分为以下几种。①轻度急性发作:指患者有气短、痰量增多和脓性痰等3项表现中的任意1项;②中度急性发作:指患者有气短、痰量增多和脓性痰等3项表现中的任意2项;③重度急性发作:指患者有气短、痰量增多和脓性痰等全部3项表现。

(2)慢性迁延期:指不同程度的咳嗽、咳痰或喘息症状迁延不愈1个月以上者。

(3)临床缓解期:指经治疗后或自然缓解,症状基本消失,或偶有轻微咳嗽和少量咳痰,保持2个月以上者。

3.分型

(1)单纯型:符合慢性支气管炎的诊断标准,具有咳嗽、咳痰2项症状。

(2)喘息型:符合慢性支气管炎诊断标准,具有喘息症状,并经常或多次出现哮鸣音。

四、鉴别诊断

(一)支气管哮喘

支气管哮喘以刺激性咳嗽为特征。灰尘、油烟、冷空气等容易诱发咳嗽,常有家庭或个人过敏史。经多种抗生素治疗无效,支气管舒张剂及肾上腺皮质激素治疗可使咳嗽症状缓解。支气管激发试验阳性可鉴别。

(二)肺结核

肺结核常有发热、乏力、盗汗及消瘦等症状。痰标本涂片查抗酸杆菌及胸部X线检查可以鉴别。

(三)支气管扩张症

支气管扩张症典型者表现为反复大量咳脓痰,或反复咯血。X线胸部拍片常见肺野纹理粗乱或呈卷发状。高分辨螺旋CT检查有助诊断。

(四)支气管肺癌

支气管肺癌患者多数有数年吸烟史,顽固性刺激性咳嗽或过去有咳嗽史,近期咳嗽性质发生改变,常有痰中带血。有时表现为反复同一部位的阻塞性肺炎,经抗菌药物治疗未能完全消退。痰液脱落细胞检查、胸部CT及纤维支气管镜等检查,可明确诊断。

(五)肺间质纤维化

肺间质纤维化临床经过缓慢,开始仅有咳嗽、咳痰,偶有气短感。仔细听诊在胸部下后侧可闻爆裂音。血气分析示动脉血氧分压降低,而二氧化碳分压可不升高。

(六)嗜酸性粒细胞性支气管炎

X线检查无明显改变或肺纹理增加,支气管激发试验阴性,临床上容易误诊。诱导痰检查嗜酸性粒细胞比例增加(≥3%)可以诊断。

五、治疗

(一)辨证论治

1.风寒袭肺

(1)证候特点:咳嗽声重,咳白色稀痰,常伴鼻塞,流清涕,咽痒,头痛,肢体酸痛,恶寒,发热,无汗。舌质淡红,苔薄白,脉浮或浮紧。

(2)治法:疏风散寒,宣肺止咳。

(3)方剂:三拗汤合止嗽散加减。麻黄、荆芥、杏仁、白前、紫菀、百部、陈皮、桔梗、甘草。

(4)加减:咽痒甚者,加牛蒡子、蝉蜕以祛风止痒;若夹痰湿,咳而痰黏,胸闷,苔腻者,加半夏、厚朴、茯苓以燥湿化痰;表寒未解,里有郁热,热为寒遏,痰黏稠,口渴,心烦,或有身热,加生石膏、桑白皮、黄芩以解表清里。

2.风热犯肺

(1)证候特点:咳嗽频剧,气粗或咳声嘶哑,痰黏稠或黄稠,咳痰不爽,口渴,咽痛,鼻流黄涕,头痛,恶风,身热。舌质红,苔薄黄,脉浮数。

(2)治法:疏风清热,化痰止咳。

(3)方剂:桑菊饮加减。桑叶、菊花、薄荷、连翘、杏仁、桔梗、甘草、芦根。

(4)加减:如肺热内盛加黄芩、知母以清肺泄热;咽痛加牛蒡子、射干、山豆根以清热利咽;热伤肺津,咽燥口干,加南沙参、天花粉以清热生津;痰中带血丝者,加白茅根、地黄以凉血止血。

3.痰湿蕴肺

(1)证候特点:咳嗽反复发作,咳声重浊,痰多,色白黏腻或稠厚,胸闷,脘痞,呕恶,食少,体倦,大便时溏,舌苔白腻,脉濡滑。

(2)治法:燥湿化痰,理气止咳。

(3)方剂:二陈汤合三子养亲汤加减。半夏、茯苓、陈皮、甘草、白芥子、苏子、莱菔子。

(4)加减:若痰湿重,痰多黏腻或稠厚,胸闷,脘痞,加苍术、厚朴以增强燥湿化痰之力;若寒痰较重,痰黏白如泡沫,怕冷,加干姜、细辛以温肺化痰;脾虚症候明显加党参、白术以健脾益气。症情平稳后可服六君子汤加减以资调理。

4.痰热郁肺

(1)证候特点:咳嗽气息粗促,或喉中有痰声,痰多,质黏稠或黄稠,咳吐不爽或痰中带血,胸胁胀满,咳时引痛,或有身热,渴喜冷饮,舌质红,苔黄腻,脉滑数。

(2)治法:清热化痰,肃肺止咳。

(3)方剂:清金化痰汤。黄芩、桑白皮、栀子清、贝母、瓜蒌、桔梗、茯苓、陈皮、甘草、麦冬、知母。

(4)加减:痰热壅盛者加鱼腥草、金荞麦根、冬瓜仁以清化痰热;胸满咳逆,痰涌,便秘者,加葶苈子、大黄泻肺通腑以逐痰;痰热伤津者,加北沙参、天冬、花粉以养阴生津。

5.肺阴亏耗

(1)证候特点:干咳,咳声短促,痰少黏白,或痰中夹血,口干咽燥,颧红,午后潮热,手足心热,盗汗,舌质红,少苔,脉细数。

(2)治法:滋阴润肺,止咳化痰。

(3)方剂:沙参麦冬汤。沙参、麦冬、花粉、玉竹、扁豆、甘草、桑叶。

(4)加减:咳剧加川贝母、杏仁、百部以润肺止咳;若肺气不敛,咳而气促,加五味子、诃子以敛肺;潮热,酌加功劳叶、银柴胡、青蒿、鳖甲、地骨皮以清虚热;盗汗,加浮小麦、乌梅以敛汗;咳吐黄痰,加海蛤粉、知母、黄芩清热化痰;痰中带血,加牡丹皮、栀子、藕节以清热止血。

6.肺气虚

(1)证候特点:久咳,咳声低弱,喘促短气,咳痰稀白,神疲,自汗畏风,易感冒,舌质淡红,苔薄白,脉弱。

(2)治法:补肺益气。

(3)方剂:补肺汤合玉屏风散。人参、黄芪、白术、甘草、熟地黄、五味子、桑白皮、紫菀、黄芪、防风益气固表。

(4)加减:若咳痰清稀量较多,胸闷气逆,去桑白皮,加干姜、半夏、陈皮、厚朴以温肺化饮。

7.肾虚

(1)证候特点:喘促日久,气息短促,呼多吸少,动则喘甚;面青唇紫,汗出肢冷,跗肿或干咳,面红,烦躁,口咽干燥,汗出如油。舌质淡,苔薄或黑润,脉细、沉弱;或舌质红,少津,脉细数。

(2)治法:补肾纳气。

（3）方剂：金匮肾气丸或七味都气丸。熟地黄、怀山药、山茱萸、茯苓、泽泻、丹皮、附子、肉桂、五味子。

（4）加减：阳虚明显者用金匮肾气丸加补骨脂、淫羊藿、鹿角片以温补肾阳。阴虚明显者七味都气丸加麦冬、龟板以滋补肾阴。如兼标实，痰浊壅肺，喘咳痰多，气急胸闷，即"上实下虚"，治宜化痰降逆，温肾纳气，用苏子降气汤加减。

（二）其他治疗

1.中成药

（1）川贝枇杷露：清热宣肺，化痰止咳。用于风热犯肺证，每次 10 mL，每日 3 次，口服。

（2）咳喘宁口服液：清热宣肺，止咳平喘。用于痰热郁肺证，每次 10 mL，每日 3 次，口服。

（3）祛痰止咳颗粒：健脾燥湿，祛痰止咳。适用于痰浊壅肺证，每次 2 包，每日 2 次，口服。

（4）固本咳喘片：益气固表，健脾补肾。用于脾虚痰盛、肾气不固证，每次4～5 片，每日 3 次，口服。

（5）百令胶囊：补肺肾，益精气。用于肺肾两虚证，每次 3～5 粒，每日 3 次，口服。

2.针灸疗法

（1）体针。①常用主穴：肺俞、定喘、膻中、天突。②常用配穴：痰热郁肺证加丰隆、合谷、尺泽；痰湿蕴肺证加脾俞、足三里、中脘、丰隆；虚喘证加脾俞、肾俞、膏肓俞、足三里、关元、气海。③操作方法：实喘用泻法或平补平泻法。虚喘用补法。每天 1 次，10 天为一疗程。

（2）穴位敷贴。①药物制备：白芥子、甘遂、细辛、玄胡、苏子。②常用穴位：肺俞、脾俞、心俞、肾俞、膈俞、中府、膻中、中脘、气海、关元、足三里、天突、列缺等穴位。③操作方法：将药物研末，加入少许生姜汁调成糊状制成敷贴膏。每次敷贴选 6～8 个穴位。敷贴时间为每年的三伏天：初伏、中伏、末伏各 1 次，每次贴敷时间为 4～6 小时，3 年为一疗程。

（3）穴位埋线。①常用穴位：定喘、风门、肺俞、脾俞、肾俞。②操作方法：常规消毒局部皮肤，用注射针针头做套管，28 号 5 cm（1 寸半）长的毫针剪去针尖作针芯，将羊肠线 0.5～1.0 cm 放入针头内埋入穴位。每 10 天埋1 次，3 个月为一疗程。

（4）穴位注射。①常用穴位：主穴为肺俞、定喘，配穴为肾俞、丰隆、曲池。

②操作方法：每次选 4 穴，每穴注射核酪注射液或胎盘注射液 1 mL，共 4 mL。每周3次,2周为一疗程。

第四节 肺 炎

一、定义

肺炎是指肺泡、远端气道和肺间质的炎症,可由细菌、病毒、真菌、支原体、衣原体、寄生虫和放射线、化学物质等因素引起。可按病因学分为感染性肺炎和非感染性肺炎两类。前者包括细菌性肺炎、病毒性肺炎、真菌性肺炎、支原体肺炎、衣原体肺炎及原虫性肺炎等;后者主要是理化因素引起的肺炎,包括放射性肺炎和化学性肺炎。细菌性肺炎是最常见的肺炎,也是最常见的感染性疾病之一。日常所讲的肺炎主要是指细菌性感染引起的肺炎。

中医学认为肺炎是肺系的外感热病,起病急骤,传变迅速,以发热、恶寒、咳嗽、胸痛、口渴、汗出为主症,属于中医学"风温肺热病""风温""肺热病""咳嗽"等范畴。

二、病因病机

(一)风热犯肺

《素问·太阴阳明论》曰:"伤于风者,上先受之。"风热之邪从口鼻而入,内迫于肺,肺失宣降,故咳嗽、咳声重浊或喘鸣。热灼肺津可见咳痰黄黏,或痰稠黄绿,口干苦,便干。风热之邪炎上,则见咽痛。风热客表,营卫失和,故发热、汗出、恶风。舌边尖红,苔黄,脉浮数为风热客表之象。肺主气,司呼吸,上连气道喉咙,开窍于鼻,外合皮毛,为五脏六腑之华盖,其气灌百脉而通他脏。

(二)风燥伤肺

外感风燥之邪或风寒、风热之邪化燥,致肺失清润,故见干咳作呛。燥热灼津则咽喉口鼻干燥,痰黏不易咳吐。苔薄白或薄黄,质红、干而少津,脉浮数,属风燥伤肺之象。

(三)湿邪寒化

湿为阴邪、损伤阳气、湿性黏滞、重着下行、湿邪遇虚寒体质易寒化,表现为痰稠易咳。湿邪入里化热致痰白黄脓。痰湿郁肺,肺失清肃,则咳声重浊。热灼津液则口干。痰湿堵塞气机则时有胸闷痛。阻塞鼻窍则涕多。舌体偏胖,质淡略黯,舌苔白腻,脉滑为痰湿蕴肺之象。

(四)湿邪化热

湿邪遇热盛体质易热化,表现为高热不退。湿性黏滞则汗出而热不解。湿邪阻肺,肺失宣降则咳嗽气急,鼻煽气粗,咳痰黄稠或咳铁锈色痰。痰湿阻塞气机则胸痛。热重于湿则口渴烦躁、小便黄赤、大便干燥。舌红,苔黄,脉滑数或洪数属湿邪化热之象。湿邪化热之危象可见热毒内陷,患者烦躁不安,神昏谵语,昏迷。更有甚者出现阳气欲脱,患者可见体温骤降,冷汗如油,面色苍白,肢冷唇青,气急鼻煽,脉微细欲绝。

(五)正虚邪恋

正虚邪恋是疾病转愈的时期,此时主要表现为咳嗽无力,气短,乏力,少痰,伴有失眠,口渴,舌红少津,脉细或虚。

三、诊断

(一)临床表现

1.症状

(1)常有受寒、淋雨、疲劳等诱因,多有上呼吸道感染史。一般起病急骤,寒战,高热,胸部疼痛,咳嗽气短,甚或咳痰带血。重症可发生休克。

(2)各种病毒感染起始症状各异,而临床表现一般较轻,与支原体肺炎症状相似,起病缓慢,有头痛、乏力、发热、咳嗽,并咳少量黏痰或血痰。

(3)肺炎支原体肺炎潜伏期2～3周,一般起病缓慢,约1/3病例无症状。以气管-支气管炎、肺炎、耳鼓膜炎等形式出现而以肺炎最重。发病初有乏力、头痛、咽痛、发冷、发热、肌肉酸痛、食欲减退、恶心、呕吐等,头痛显著。发热高低不一,可高达39℃。2～3天后出现明显的呼吸道症状如阵发性刺激性咳嗽,干咳或有少量黏痰或黏液脓性痰,有时痰中带血。发热可持续2～3周。温度恢复正常后尚可遗有咳嗽,伴胸骨下疼痛。

(4)鹦鹉热,本病潜伏期1～2周,长者可达4周,发病多隐匿。症状似流行性感冒,产生严重肺炎始有发冷、发热,体温逐渐升高,可达40℃以上,伴相对缓脉。患者感乏力、肌痛、关节痛。可有鼻衄或斑疹。1周左右出现咳嗽、咳少量黏痰或痰中带血。尚可出现恶心、呕吐、腹痛等消化道症状,以及嗜睡、谵妄、木僵、抽搐等精神症状。

(5)肺炎衣原体肺炎轻症可有明显症状,青少年常有声音嘶哑、干咳,时有发热、咽痛等咽炎,鼻窦炎和支气管炎症状,且可持续数周之久。发生肺炎通常为轻型,与肺炎支原体感染的临床表现极为相似。

2.体征

患者呈急性热病容,有不同程度的呼吸困难,口唇发绀。双肺呼吸音减低,有胸膜摩擦音。实变期叩诊呈浊音,语颤增强,可闻及支气管呼吸音。后期出现湿啰音,部分早期出现口周疱疹。各种病毒感染体征往往不明显。病程一般为1～2周。免疫缺损的患者,病毒性肺炎常比较严重,有持续性高热、心悸、气急、发绀、极度衰竭,可伴休克、心力衰竭和氮质血症。由于肺泡间质和肺泡内水肿,严重者会发生呼吸窘迫综合征。体检可闻及湿啰音。肺炎支原体肺炎体检示轻度鼻塞、流涕,咽中度充血,耳鼓膜常有充血,约15％有鼓膜炎。颈淋巴结可肿大。少数病例有斑丘疹、红斑和唇疱疹。胸部体征约半数可闻及干性或湿性啰音,10％～15％病例发生少量胸腔积液。

(二)实验室及其他辅助检查

1.血常规检查

中、重度细菌性肺炎血白细胞计数增多,中性粒细胞比例增高和核左移,伴菌血症者,白细胞计数大多超过 $10×10^9/L$,部分患者白细胞计数减少。非典型病原体支原体和衣原体所致肺炎白细胞计数很少升高,军团菌肺炎白细胞计数多在正常范围。

2.C反应蛋白检测

C反应蛋白是一种机体对感染或非感染性炎症刺激的急性期蛋白,是细菌性感染很敏感的生物反应标志物,感染后数小时即见升高,在肺炎患者大多超过100 mg/L。病毒性肺炎C反应蛋白通常较低。抗菌药物治疗后C反应蛋白迅速下降,持续高水平或继续升高则提示抗菌治疗失败或出现感染性并发症(静脉炎、二重感染、肺炎旁渗液等)。

3.降钙素原检测

降钙素原是降钙素的前肽物,可用于诊断细菌性感染。肺炎患者检测降钙素原水平可以指导临床抗菌治疗,减少不必要的抗菌药物使用和早期停药。

4.血生化检查

血清电解质、肝肾功能是住院或重症监护室患者的基本检测项目。低钠血症和低磷血症是军团菌肺炎诊断的重要参考。尿素氮是社区获得性肺炎严重程度的评价参数之一,肝肾功能是选择抗菌药物的基本考虑因素。

5.影像学检查

(1)肺炎链球菌肺炎:早期胸部X线仅见肺纹理增粗,或受累的肺段、肺叶稍模糊。随着病情进展,肺泡内充满炎性渗出物,表现为大片炎症浸润阴影或实变影,在实变阴影中可见支气管充气征,肋膈角可有少量胸腔积液。在消散期,X线显示炎性浸润逐渐吸收,可有片状区域吸收较快,呈现"假空洞"征,多数病例在起病3～4周后才完全消散。老年患者肺炎病灶消散较慢,容易出现吸收不完全而成为机化性肺炎。

(2)葡萄球菌肺炎:胸部X线显示肺段或肺叶实变,可形成空洞,或呈小叶状浸润,其中有单个或多发的液气囊腔。另一特征是X线阴影的易变性,表现为一处炎性浸润消失而在另一处出现新的病灶,或很小的单一病灶发展为大片阴影。治疗有效时,病变消散,阴影密度逐渐减低,2～4周后病变完全消失,偶可遗留少许条索状阴影或肺纹理增多等。

(3)肺炎支原体肺炎:X线显示肺部多种形态的浸润影,呈节段性分布,以肺下野为多见,有的从肺门附近向外伸展。病变常经3～4周后自行消散。部分患者出现少量胸腔积液。肺炎衣原体肺炎X线表现以单侧、下叶肺泡渗出为主。可有少到中量的胸腔积液,多在疾病的早期出现。

(4)肺炎衣原体肺炎:常可发展成双侧,表现为肺间质和肺泡渗出混合存在,病变可持续几周。原发感染的患者胸部X线检查表现多为肺泡渗出,再感染者则为肺泡渗出和间质病变混合型。

(5)病毒性肺炎:胸部X线检查可见肺纹理增多,小片状浸润或广泛浸润,病情严重者显示双肺弥漫性结节性浸润,但大叶实变及胸腔积液者均不多见。病毒性肺炎的致病原不同,其X线征象亦有不同的特征。念珠菌肺炎胸部X线显示双下肺纹理增多,纤维条索影伴散在的大小不等、形状不一的结节状阴影,呈支气管肺炎表现;或融合的均匀大片浸润,自肺门向周边扩展,可形成空洞。双肺或多肺叶病变,病灶可有变化,但肺尖较少受累。偶可并发渗出性胸膜炎。

(6)侵袭性肺曲霉病:影像学特征性表现为X线以胸膜为基底的多发的楔形阴影或空洞;胸部CT早期为晕轮征,即肺结节影(水肿或出血)周围环绕低密度影(缺血),后期为空洞和新月体征。部分患者可有中枢神经系统感染,出现中枢神经系统的症状和体征。曲菌球X线显示在原有的慢性空洞内有一团球影,随体位改变而在空腔内移动。

(7)变应性支气管肺曲霉病:典型X线表现为上叶短暂性实变或不张,可发生于双侧。中央支气管扩张征象如"戒指征"和"轨道征"。

6.细菌培养

由于人类上呼吸道黏膜表面及其分泌物含有许多微生物,即所谓的正常菌群,因此,途经口咽部的下呼吸道分泌物或痰极易受到污染,影响致病菌的分离和判断。同时应用抗生素后可影响细菌培养结果。因此,在采集呼吸道培养标本时尽可能在抗生素应用前采集,避免污染,及时送检,其结果才能起到指导治疗的作用。

(三)诊断要点

根据典型的症状、体征和相关检查常可建立临床诊断。

四、鉴别诊断

(一)肺结核

肺结核患者多有低热、盗汗、乏力、消瘦等结核中毒症状。一般发病缓慢。X 线检查有特殊表现,红细胞沉降率增快,痰中可检出抗酸杆菌。结核菌素试验强阳性。

(二)支气管肺癌

支气管肺癌患者年龄在 40 岁以上,有刺激性咳嗽和咯血,可通过影像学发现高密度阴影。痰脱落细胞检查可发现癌细胞。支气管镜也有助于诊断。

(三)肺血栓栓塞症

肺血栓栓塞症多有静脉血栓的危险因素,如血栓性静脉炎、心肺疾病、创伤、手术和肿瘤等病史,可发生咯血、晕厥,呼吸困难较明显。X 线示区域性肺血管纹理减少,有时可见尖端指向肺门的楔形阴影。动脉血气分析常见低氧血症及低碳酸血症。D-二聚体、CT 肺动脉造影、放射性核素肺通气/灌注扫描和 MRI 等检查可帮助鉴别。

(四)非感染性肺部浸润

需排除非感染性肺部疾病,如间质性肺炎、肺水肿、肺不张和肺血管炎等。

(五)急腹症

发生于肺下叶的肺炎,炎症波及膈肌,可引起上腹部疼痛或恶心、呕吐等症状,类似于急腹症,通过仔细检查、询问病史及 X 线检查有助诊断。

五、治疗

(一)辨证论治

1.风热犯肺

(1)证候特点:咳嗽,咳声嘶哑,咳痰黄稠,量不多,汗出,口干,口渴,身热,头身疼痛,舌苔薄黄,脉浮数或滑。

(2)治法:疏风清热,宣肺止咳。

(3)方剂:桑菊饮加减。桑叶、菊花、连翘、薄荷、桔梗、杏仁、芦根、甘草。

(4)加减:咳甚加前胡、贝母;热甚加石膏、知母、黄芩。

2.肺热炽盛

(1)证候特点:咳嗽气急,喘促,鼻翼翕动,身大热,心烦闷,有汗或无汗,口渴喜饮,舌质红,苔干黄,脉浮数或洪。

(2)治法:清肺泄热。

(3)方剂:麻杏石甘汤加减。炙麻黄、生石膏、杏仁、栀子、黄芩、黄连、知母、天花粉、甘草。

(4)加减:大便干者可加大黄;痰多者加陈皮、半夏、瓜蒌。

3.痰热郁肺

(1)证候特点:咳嗽,气急,胸部疼痛不适,痰多、色黄、黏稠,或夹杂黑色,心烦身热,有汗,口渴喜冷饮;舌质红,苔黄腻,脉滑数。

(2)治法:清热化痰。

(3)方剂:柴胡陷胸汤。柴胡、黄连、黄芩、半夏、枳壳、全瓜蒌、桔梗、生姜、浙贝母、胆南星。

(4)加减:痰多有腥味时可加入鱼腥草、冬瓜仁;喘促加蝉蜕、紫苏子、炙桑皮、沉香。

4.热闭神窍

(1)证候特点:以咳喘为主,且痰多黄稠,身热不退,烦躁,神昏谵语,舌红,苔黄腻,脉滑数。

(2)治法:清热开窍。

(3)方剂:清营汤合安宫牛黄丸加减。地黄、羚羊角、麦冬、丹参、甘草、金银花、连翘。

(4)加减:痰多神昏可加胆南星、郁金、石菖蒲;热盛者可加入玄参、黄连、水牛角。

5.正虚邪恋

(1)证候特点:咳嗽无力,短气懒言,身热不扬,心烦失眠,口渴,舌红少津,苔少或薄而黄,脉虚数或浮。

(2)治法:益气养阴,清肺化痰。

(3)方剂:竹叶石膏汤加减。竹叶、石膏、西洋参、半夏、地黄、麦冬、沙参、贝母、知母。

(4)加减:咳嗽重者加前胡、五味子、桔梗;失眠者加远志、合欢皮;发热重者可加地骨皮、青蒿。

(二)其他治疗

1.中成药

(1)银翘解毒片:口服,一次 4 片,每日 3 次。适用于肺炎初期,邪在肺卫者。

(2)羚羊清肺丸:口服,一次 2 丸,每日 2 次。用于咳嗽、痰黄、发热者。

(3)人工牛黄片:口服,一次 1 g,每日 3 次。用于痰热壅肺,咳痰不爽便秘者。

(4)蛇胆川贝液:口服,一次 10 mL,每日 3 次。适用于肺热咳嗽咳痰者。

(5)清开灵注射液:清开灵注射液 40 mL 加入 5% 葡萄糖注射液 250 mL 或 0.9% 生理盐水 250 mL 静脉滴注,每日 1～2 次。适用于肺炎痰热塞肺、热陷心包者。

(6)鱼腥草注射液:鱼腥草注射液 40 mL 或穿琥宁注射液 400 mg 加入 5% 葡萄糖注射液 250 mL 或 0.9% 生理盐水 250 mL 静脉滴注,每日 1～2 次;或双黄连粉针剂 3.6 g 加入 5% 葡萄糖注射液 500 mL 静脉滴注,每日 1 次。适用于肺炎痰热壅肺者。

(7)醒脑静注射液:醒脑静注射液 20 mL 加入 5% 葡萄糖注射液 20 mL 静脉注射;或醒脑静注射液 40 mL 加入 5% 葡萄糖往射液 250 mL 或 0.9% 生理盐水 250 mL 静脉滴注,每日 1～2 次。适用于肺炎痰热壅肺、热入心包者。

(8)参麦注射液:参麦注射液 40 mL 加入 5% 葡萄糖注射液 250 mL 静脉滴注。适用于肺炎后期气阴两伤者。参附注射液 20 mL 或参附芪注射液 20 mL 加入 5% 葡萄糖注射液 20 mL 静脉注射。适用于肺炎阳脱者。

2.针灸疗法

(1)体针。①风温犯肺:针刺合谷、曲池、外关、大椎,用泻法,热甚加外关、合谷;咽痛加少商。②痰热壅肺:取合谷、曲池、尺泽、少商、肺俞,用泻法。若热郁胸膈而烦躁者,加膈俞;痰热结胸者,加丰隆;大便不通者,加天枢、上巨虚。③热毒内陷:取郄门、神门、曲泽、膈俞、血梅,用泻法。若邪甚蒙闭心包,神昏者加水沟,也可刺人中、十宣、曲池、委中放血。④正气暴脱:取人中、内关,用补法,百会、气海、关元用大艾炷灸。⑤正虚邪恋:取肺俞、膏肓俞、太渊、太溪、三阴交。低热不退加内关;痰多纳呆加足三里、中脘。用平补平泻法。

(2)穴位注射:①取肺俞、中府、曲池。经青霉素皮试阴性后,以小剂量青霉素 40 000 U～100 000 U,每次取 1～2 穴,每穴注 0.5 mL～1 mL。交替取穴,每日注射 1 次,6 次为一疗程。②取双侧肺俞、大椎穴,用皮试针头吸入注射用水,常规消毒后,快速刺入穴位肌层,上下提插,待局部有酸麻胀感,回抽无血时分层推注,初次注射肺俞穴 1 mL,1 小时后再注 1 次 2～3 mL,大椎穴 1 mL,以后每日 2 次至痊愈为止。用于大叶性肺炎。

3.拔罐疗法

取风门、肺俞、膏肓俞、肺部有湿啰音处,按拔火罐常规操作法,每日治疗 1 次。用于肺炎恢复期病灶吸收不良者。

4.药熨疗法

(1)二子莪附方:苏子、白芥子、莪茋、香附各 30 g,细辛 10 g,食盐 30 g,食醋少许。上药用铁锅在炉上翻炒至芳香灼手,装入柔软布袋内,立即在脊柱及两旁或啰音密集处来回推熨。开始可隔衣而熨,待温度下降,再直接熨于皮肤上,每日 2 次,6 天为一疗程,用于迁延性肺炎。

(2)三子养亲方:苏子、莱菔子各 60 g,白芥子 30 g。混合炒热,布包熨背部,用于痰实气喘者。

5.灌肠疗法

(1)麻杏石甘汤灌肠液:麻黄 10 g,石膏 50 g,杏仁 5 g,甘草 5 g。水煎取汁灌肠,药温 30 ℃左右,每日 1～3 次。

(2)肺炎 1 号灌肠液:石膏、白芍、金银花各 20 g,黄芩、连翘、牡丹皮、赤芍各 15 g,桔梗 10 g,荆芥 12 g,鱼腥草 40 g,大黄 5 g,水煎取汁灌肠,每日 1～3 次。

6.吸入疗法

通过超声雾化器将中药药液喷入呼吸道而达到治疗目的。常用雾化液如下,用时均加生理盐水 20 mL。

(1)鱼腥草注射液 8 mL,用于各种肺炎。

(2)双黄连注射液 600 mg,用于各种肺炎。

第五节 肺 结 核

一、定义

肺结核是结核分枝杆菌引起的一种慢性传染性疾病。临床上多呈慢性过程,少数可急性发病,主要病理学特点是肺部形成结核结节、干酪坏死和空洞。

结核分枝杆菌可侵犯多个器官和多处组织,但以肺结核病为常见。

根据其发病及临床特征分析,本病属于中医学中"肺痨"的范畴。中医学对本病论述甚详,有"肺痨""劳瘵""急痨""劳嗽""尸疰""虫疰"等不同的称谓。

二、病因病机

(一)痨虫传染

痨虫侵袭肺脏,腐蚀肺叶,肺体受损,肺阴耗伤,肺失滋润,清肃失调而发生肺痨咳嗽,如损伤肺中络脉,则发生咯血;阴虚火旺,津液外泄,则出现潮热、盗汗。如《普济本事方》曰:"肺虫居肺叶之内,蚀入肺系,故成瘵瘵,咯血声嘶,药所不到,治之为难。"《诸病源候论》中记载"人感乖戾之气而生病,则病气转相传易,乃至灭门,延及外人"。明确指出肺结核主要是感染痨虫所致。

(二)正气虚弱

由于先天禀赋不足,后天烦劳过度,房事不节,病后失于调摄,耗伤气血津液,正气亏虚,阴阳失调,痨虫乘虚而入,导致本病。如《古今医统·痨瘵》云:"凡人平素保养元气,爱惜精血,瘵不可得而传,惟夫纵欲多淫,苦不自觉,精血内耗,邪气外乘",并提出"气虚血痿,最不可入痨瘵之门……皆能乘虚而染触"。

三、诊断

(一)临床表现

1.症状

(1)呼吸系统表现:无特异性症状。咳嗽为最常见的症状,早期为干咳,有空洞形成可出现咳痰增多。咯血亦为早期的主要症状,多为少量咯血或痰中带血,如病变累及大血管,可出现大咯血。当出现结核性胸膜炎时,可出现胸痛症状。呼吸困难多见于大量胸腔积液和干酪样肺炎患者。

(2)全身症状:部分患者表现为较长期的午后或傍晚低热、中等度发热,常伴有食欲不振、盗汗、疲乏无力、消瘦、面颊潮红等;有时可不规则发热,多发生于劳累后或月经期前,一般无寒战。女性可有月经失调。急性粟粒型肺结核或者严重免疫功能缺陷患者,则全身中毒症状较明显,表现为起病急、高热、全身衰竭等。

2.体征

(1)肺部体征:取决于病变性质和病情轻重。中、重度肺结核无空洞形成者多为肺实变的表现:触诊语颤增强,叩呈独音,可闻及支气管呼吸音和细湿性啰音。有空洞形成且引流通畅,位置浅表时叩呈过清音,巨大空洞形成时可听到带金属调的空瓮音。慢性纤维空洞者可有胸部塌陷,气管、纵隔移位等。

(2)严重者尚有全身消瘦,肺气肿。

(3)结核性变态反应:如结核性风湿症,多见于青年女性,侵入关节引起关节痛或关节炎,损及皮肤表现为结节性红斑及环形红斑。眼部损害有疱疹性角膜结膜炎、虹膜睫状体炎、视网膜静脉周围炎、巩膜炎、虹膜炎等。

(二)实验室及其他辅助检查

1.一般检查

血常规一般无异常,严重病例有继发性贫血;急性粟粒性结核可有白细胞计数降低或类白血病反应。活动性肺结核时红细胞沉降率增快。粪、尿一般无异常。

2.痰结核菌检测

进行痰涂片、痰培养、痰聚合酶联免疫反应,痰中找到结核菌是确诊肺结核的主要依据,痰菌阳性说明病灶是开放性的。

3.X线检查

X线检查可早期发现肺结核,且对病灶位置、范围、性质、发展情况和治疗效果作出判断,是临床最常用的检查方法。X线检查表现:纤维钙化硬结病灶表现为斑点、条索、结节状密度增高,边缘清晰;浸润病灶表现为云雾状,密度较混,边缘模糊;干酪病灶表现为密度较高,浓密不一;空洞表现为有环形边界的透光区。肺结核病灶一般在肺上部,单侧或双侧,存在时间较长。

4.结核菌素试验

结核菌素试验选择左侧前臂曲侧中上部 1/3 处,0.1 mL(5 IU)皮内注射,试验后 48~72 小时观察和记录结果,手指轻摸硬结边缘,测量硬结的横径和纵径,得出平均直径=(横径+纵径)/2,而不是测量红晕直径,硬结为特异性变态反应,而红晕为非特异性反应。硬结直径≤4 mm 为阴性,5~9 mm 为弱阳性,10~19 mm 为阳性,≥20 mm 或虽<20 mm 但局部出现水疱和淋巴管炎为强阳性反应。结核菌素试验反应愈强,对结核病的诊断,特别是对婴幼儿的结核病诊断愈重要。凡是阴性反应结果的儿童,一般来说,表明没有受过结核分枝杆菌的感染,可以排除结核病。但在某些情况下,也不能完全排除结核病,因为结核菌素试验可受许多因素影响,结核分枝杆菌感染后需 4~8 周才建立充分变态反应,在此之前,结核菌素试验可呈阴性;营养不良、HIV 感染、麻疹、水痘、癌症、严重的细菌感染包括重症结核病,如粟粒性结核病和结核性脑膜炎等,结核菌素试验结果则多为阴性和弱阳性。

(三)诊断要点

1.诊断标准

(1)疑似肺结核:凡符合下列情况之一。应考虑有肺结核病可能。①胸部X线检查怀疑活动性肺结核病变者。②胸部X线检查有异常阴影,患者有咳嗽、咳痰、低烧、盗汗等肺结核症状,或按肺炎治疗观察2～4周未见吸收者。③5岁以下儿童结核菌素试验(5个单位)强阳性反应者。

(2)肺结核:凡符合下列情况之一,可诊断为肺结核病。①痰结核菌检测(涂片或培养)阳性者。②胸部X线检查有活动性病变的特征表现,X线诊断为结核病变者。③肺部病变标本(包括活体组织检查、手术切除及尸解)病理学诊断为结核者。④疑似肺结核病经临床、X线观察,符合肺结核病特征者。⑤临床上已排除其他原因引起之胸膜炎,可诊断结核性胸膜炎。

2.其他

根据典型的症状、体征和相关检查常可建立临床诊断。

四、鉴别诊断

(一)肺癌

肺癌多发于40岁以上男性,无结核中毒性症状。而以刺激性咳嗽、明显胸痛和进行性消瘦为主。X线检查呈现结核球周围有卫星病灶、钙化;肺癌肿病灶边缘常有切迹、毛刺。X线体层摄影、胸部CT、痰脱落细胞检查、纤维支气管镜检查和组织活体组织检查常有助于鉴别诊断。

(二)肺炎

肺炎支原体肺炎以轻度咳嗽、低热为主,病程在2～3周,可自行消散。过敏性肺炎,血中嗜酸性粒细胞增多,且肺内浸润呈游走性。细菌性肺炎有发热、咳嗽、胸痛和肺内大片炎症,口唇可有疱疹,咳铁锈色痰,痰中结核菌阴性,而肺炎球菌阳性。

(三)支气管扩张症

支气管扩张症有长期咳嗽、咯血,但痰结核阴性;X线检查多无结核征象,仅见局部肺纹理增粗或卷发状阴影,支气管造影可确诊。

(四)肺脓肿

急性发病,有高热、咳嗽和大量带臭的黄脓痰。痰静置可分为三层,内有化脓菌及厌氧菌和坏死组织等。X线检查呈大片均匀的模糊阴影,中有大型空洞和液平面。余肺未见播散灶。

五、治疗

(一)辨证论治

1.肺肾阴虚

(1)证候特点:消瘦,干咳或咳痰,可有痰中带血,血色鲜红,咽干口燥,五心烦热,盗汗,舌红少苔,脉细弱。

(2)治法:滋肺清热,补肾养阴。

(3)方剂:月华丸加减合麦味地黄丸加减。川贝母、沙参、麦冬、玉竹、百合、天冬、地黄、熟地黄、山茱萸、怀山药。

(4)加减:杀虫可加用百部。此外,还可用五味子行滋肺保肾之功,若痰中带血可在滋阴的基础上加用三七粉、白茅根、桑白皮以清热凉血止血。

2.肺气不降

(1)证候特点:咳嗽,胸闷气迫,痰多喘急,胸胁胀满,吸气困难,舌淡苔黄,脉弦数。

(2)治法:清肺降气。

(3)方剂:清气化痰丸加减。瓜蒌、黄芩、枳实、杏仁、桑叶、茯苓、紫苏子、旋覆花。

(4)加减:可加用赭石镇气。

3.阴虚火旺

(1)证候特点:咳嗽气急,甚者吐血量大,色红,心烦易怒,骨蒸潮热,盗汗,口干欲饮,失眠多梦,女性可见月经量大、颜色鲜红,舌红脉弦细。

(2)治法:滋阴降火。

(3)方剂:知柏地黄丸加减合百合固金汤加减。麦冬、沙参、五味子、玉竹、川贝母、黄柏、黄芩、知母、桑白皮、玄参。

(4)加减:五心烦热,盗汗者,加银柴胡、秦艽、胡黄连等以透热外出;养阴重在固护肺肾两脏,养阴又不可过于滋腻,尽量避免阿胶、熟地黄、龟甲胶等滋腻之类。

4.气阴两亏

(1)证候特点:自觉发热,乏力气短,咳嗽声低无力,口渴,纳呆,失眠,大便不调,舌红而胖大、可有齿痕、苔少,脉象细弱。

(2)治法:补肺养阴,健脾补气。

(3)方剂:保真汤合参苓白术散加减。党参、白术、黄芪、薏苡仁、天冬、当归、五味子、炙甘草。

(4)加减:咳嗽痰燥者可在健脾补肺的基础上酌加百部、款冬花等止咳润肺之品。

5.阴损及阳

(1)证候特点:咳嗽气喘,潮热,盗汗,汗出量大,时时恶寒,肢体水肿而冷,腹泻,舌淡苔少,脉细小而沉。

(2)治法:滋阴补阳,养肺温肾。

(3)方剂:补天大造丸加减。黄芪、怀山药、党参、枸杞子、菟丝子、白芍、肉蔻。

(二)其他治疗

1.中成药

(1)云南白药:每次 1 支,每日 3 次,能治肺结核咯血。

(2)白及散:每次 3 g,每日 3 次,治疗肺结核痰带血丝。

(3)蛇胆川贝液:每次 1 支,每日 3 次,治疗肺结核兼有痰热咳嗽。

(4)猴枣散:每次 1 支,每日 2 次,治疗肺结核兼有痰浊咳嗽。

(5)养阴清肺膏:每次 10～20 mL;每日 2～3 次,开水冲服,用于肺结核肺阴虚咳嗽。

(6)生脉饮:每次 1～2 支,每日 3 次,治疗肺结核气短、乏力、心悸症。

2.针灸疗法

(1)体针。①肺阴虚取穴:肺俞、中府、孔最、膏肓。操作方法:胸背部之肺俞、中府、膏肓宜斜刺勿深,太渊需避血管,刺深 0.5～0.8 寸,每日 1 次,10 次为一疗程。②脾肺气虚取穴:肺俞、膏肓、足三里、三阴交、膻中、内关。操作方法:肺俞、膏肓斜刺,膻中平刺,其他诸穴为直刺,每日 1 次,10 次为一疗程。③气阴两虚取穴:肺俞、膏肓、大椎、百劳、尺泽、阴郄、合谷、复溜、太溪。痰中带血,用膈俞、尺泽、孔最;食少,用中脘、三阴交;遗精,用关元、神门;月经不调,用中极、三阴交、血海;失眠多梦,用内关、神门、安眠、百会。操作方法:百劳直刺 0.3～0.6 寸,大椎、肺俞、膏肓斜刺 0.5～1.0 寸,其他诸穴直刺 1 寸,每日 1 次,10 次为一疗程,也可艾灸。

(2)耳针:①选肺、脾、肾、内分泌、神门、交感。用揿针或王不留行药籽按压外贴胶布,每日或隔日 1 次,两耳各穴交替使用。②选肺、大肠;配穴咳嗽明显加肾上腺、对屏尖,失眠加神门、皮质下,盗汗加心、交感,纳差加脾、胃。

(3)穴位贴敷:将大蒜头 1 个、硫磺末 6 g、肉桂末 3 g、冰片 3 g,共捣为泥,取10 g 分别贴于涌泉穴。贴前先在皮肤上涂植物油以防起泡,贴后用胶布固定,持续 3～5 小时,每天 1 次,连贴 3 天,对肺结核咯血者有效。

(4)穴位注射。①取穴:选百劳、肺俞、膏肓、中府、足三里。②操作方法:用链霉素药 1 mL,垂直注入穴位,每次 2～3 穴,15 次为一疗程。(注意:注药前应做过敏试验)。

第六节　支气管哮喘

一、定义

支气管哮喘简称哮喘,是由多种细胞(如嗜酸性粒细胞、肥大细胞、T 淋巴细胞、中性粒细胞、气道上皮细胞等)和细胞组分参与的气道慢性非特异性炎症疾病。这种慢性炎症导致气道高反应性的增加,通常出现广泛多变的可逆性气流受限,并引发反复发作性的喘息、气急、胸闷或咳嗽等症状。常在夜间和/或清晨发作、加剧,多数患者可自行缓解或经治疗缓解。

根据本病的临床表现,一般将其归类于中医学"哮病""哮喘""哮吼",属于难治性咳喘疾病之一。

二、病因病机

(一)外邪侵袭

外邪侵袭为哮喘发病的首要诱因,以寒冷、感冒最多,其次为闻及异味或吸入烟尘、花粉等。外邪袭肺,郁阻肺气,气不布津,聚液成痰,痰浊内蕴,导致哮喘。哮证属于肺系疾病。肺开窍于鼻,外合皮毛,与外界气候有密切关系,故气候突变,由热转寒,尤其是深秋寒冬季节,其发病率较高。

(二)饮食不当

饮食偏嗜以甜、咸、酸者居多,贪食生冷则寒饮内停,嗜食酸咸肥甘则积痰生热,食海腥发物则脾失健运、痰浊内生。痰阻于肺,郁遏肺气,发为哮喘。由于个体素质的不同,对各类食物有一定的特异性。

(三)情志失和

以盛怒焦急、过喜等情志改变诱发为主。忧思恼怒,情志内伤,肝失疏泄,气机壅滞,气不化津,聚而成痰;或暴怒伤肝,肝气亢盛,上侮肺金,肝气上逆于肺,肺气不得宣降上逆而发为哮喘。

（四）先天不足

如幼儿哮证往往由于禀赋不足所致,故又称"幼稚天哮"。

（五）病后体弱

幼年患麻疹、顿咳,或反复感冒、咳嗽日久等导致肺虚,肺气不足,阳虚阴盛,气不化津,痰饮内生;或阴虚阳盛,热蒸液聚,痰热胶固。

三、诊断

（一）临床表现

1.症状

哮喘多为发作性伴有哮鸣音的呼气性呼吸困难或发作性胸闷和咳嗽。严重者被迫采取坐位或呈端坐呼吸,干咳或咳大量白色泡沫痰,甚至出现发绀等,有时咳嗽可为唯一的症状(咳嗽变异型哮喘)。哮喘症状可在数分钟内发作,经数小时至数天,用支气管舒张药或自行缓解。某些患者在缓解数小时后可再次发作。在夜间、凌晨发作和加重常是哮喘的特征之一。有些青少年,其哮喘症状表现为运动时出现胸闷、咳嗽和呼吸困难(运动性哮喘)。

2.体征

患者发作时胸部呈过度充气状态,有广泛的哮鸣音,呼气音延长。但在轻度哮喘或非常严重哮喘发作,哮鸣音可不出现。心率增快、奇脉、胸腹反常运动和发绀常出现在严重哮喘患者中。非发作期体检可无异常。

（二）实验室及其他辅助检查

1.痰液检查

如患者无痰咳出时可通过诱导痰方法进行检查。涂片在显微镜下可见较多嗜酸性粒细胞。

2.呼吸功能检查

(1)通气功能检测:在哮喘发作时呈阻塞性通气功能改变,呼气流速指标均显著下降,1秒钟用力呼气容积、FEV_1/FVC(一秒率是指第一秒内用力向外呼气所能呼出的空气占总空气量的比例)及最高呼气流量均减少。缓解期上述通气功能指标可逐渐恢复。

(2)支气管激发试验:用以测定气道反应性。一般适用于通气功能在正常预计值的70%以上的患者。如1秒钟用力呼气容积下降≥20%,可诊断为激发试验阳性。通过剂量反应曲线计算使1秒钟用力呼气容积下降20%的吸入药物累积剂量或累积浓度,可对气道反应性增高的程度作出定量判断。

(3)支气管舒张试验:用以测定气道可逆性。舒张试验阳性诊断标准:①1秒钟用力呼气容积较用药前增加 12% 或以上,且其绝对值增加 200 mL 或以上;②呼气峰流速较治疗前增加 60 L/min 或增加≥20%。

(4)呼气峰流速及其变异率测定:呼气峰流速可反映气道通气功能的变化。哮喘发作时呼气峰流速下降。

(5)动脉血气分析:哮喘发作时由于气道阻塞且通气分布不均,通气/血流比值失衡,可致肺泡—动脉血氧分压差增大;严重发作时可有缺氧,动脉氧分压降低,由于过度通气可使动脉二氧化碳分压下降,pH 上升,表现呼吸性碱中毒。若重症哮喘,病情进一步发展,气道阻塞严重,可有缺氧及 CO_2 滞留,动脉二氧化碳分压上升,表现呼吸性酸中毒。

(6)胸部 X 线检查:早期在哮喘发作时可见两肺透亮度增加,呈过度通气状态;在缓解期多无明显异常。

(7)特异性变应原的检测:哮喘患者大多数伴有过敏体质,对众多的变应原和刺激物敏感。测定变应性指标结合病史有助于对患者的病因诊断和脱离致敏因素的接触

(三)诊断要点

1.诊断标准

(1)反复发作喘息、气急、胸闷或咳嗽,多与接触变应原、冷空气、物理、化学性刺激、病毒性上呼吸道感染、运动等有关。

(2)发作时在双肺可闻及散在或弥漫性、以呼气相为主的哮鸣音,呼气相延长。

(3)上述症状可经治疗缓解或自行缓解。

(4)除其他疾病所引起的喘息、气急、胸闷和咳嗽外。

(5)临床表现不典型者(如无明显喘息或体征)应有下列 3 项中至少 1 项阳性:①支气管激发试验或运动试验阳性;②支气管舒张试验阳性;③昼夜呼气峰流速变异率≥20%。

符合(1)~(4)条或(4)、(5)条者,可以诊断为支气管哮喘。

2.哮喘的分期

(1)急性发作期:指气促、咳嗽、胸闷等症状突然发生或症状加重,常有呼吸困难,以呼气流量降低为其特征,常因接触变应原等刺激物或治疗不当所致。哮喘急性发作时其程度轻重不一,病情加重可在数小时或数天内出现,偶尔可在数分钟内即危及生命,故应对病情作出正确评估,以便给予及时有效的紧急治疗。哮喘急性发作时严重程度可分为轻度、中度、重度和危重 4 级。

（2）慢性持续期:哮喘患者临床并无急性发作,但在相当长的时间内仍有不同频度和/或不同程度地出现症状(喘息、咳嗽、胸闷等),肺通气功能下降。过去曾以患者白天、夜间哮喘发作的频率和肺功能测定指标为依据,将非急性发作期的哮喘病情严重程度分为间歇性、轻度持续、中度持续和重度持续 4 级,目前则认为长期评估哮喘的控制水平是更为可靠和有用的严重性评估方法,对哮喘的评估和治疗的指导意义更大。哮喘控制水平分为控制、部分控制和未控制 3 级。

（3）临床缓解期:指经过治疗或未经治疗,症状、体征消失,肺功能恢复到急性发作前水平,并维持 4 周以上。

四、鉴别诊断

（一）心源性哮喘

心源性哮喘常见于左心衰竭,发作时的症状与哮喘相似,但心源性哮喘多有高血压、冠状动脉粥样硬化性心脏病、风心病和二尖瓣狭窄等病史和体征。阵发咳嗽,常咳出粉红色泡沫痰,两肺可闻及广泛的水泡音和哮鸣音,左心界扩大,心率增快,心尖部可闻及奔马律。胸部 X 线检查时,可见心脏增大、肺淤血征,心脏 B 超和心功能检查有助于鉴别。若一时难以鉴别,可雾化吸入选择性 β_2 受体激动剂或注射小剂量氨茶碱,缓解症状后进一步检查,忌用肾上腺素或吗啡,以免造成危险。

（二）喘息型慢性支气管炎

喘息型慢性支气管炎实际上为慢性支气管合并哮喘,多见于中老年人,有慢性咳嗽史,喘息长年存在,有加重期;有肺气肿体征,两肺可闻及水泡音。

（三）支气管肺癌

中央型肺癌导致支气管狭窄或伴感染及类癌综合征,可出现喘鸣或类似哮喘样呼吸困难,肺部可闻及哮鸣音。但肺癌的呼吸困难及哮鸣症状呈进行性加重,常无诱因,咳嗽可有血痰,痰中可找到癌细胞,胸部 X 线、CT、MRI 检查、纤维支气管镜检查常可明确诊断。

（四）气管内膜病变

气管的肿瘤、内膜结核和异物等病变,引起气管阻塞时,可以引起类似哮喘的症状和体征。通过提高认识,及时做肺流量容积曲线、气管 X 线断层摄影或纤维支气管镜检查,通常能明确诊断。

（五）变态反应性肺浸润

变态反应性肺浸润见于嗜酸性粒细胞增多症、肺嗜酸性粒细胞增多性浸润、多源性变态反应性肺泡炎等。致病原多为寄生虫、原虫、花粉、化学药品、职业粉尘等，多有接触史，症状较轻，可有发热等全身性症状。胸部 X 线检查可见多发性、此起彼伏的淡薄斑片浸润阴影，可自行消失或再发。肺组织活体组织检查也有助于鉴别。

五、治疗

(一)辨证论治

哮喘发作期的证候有寒哮、热哮；缓解期的证候有肺气亏虚、脾气亏虚、肾气亏虚。

1.寒哮

(1)证候特点：呼吸急促，喉中哮鸣如水鸡声，痰白而黏或稀薄多沫，胸膈满闷如窒，面色晦滞带青，口不渴或渴喜热饮，舌苔白滑，脉浮紧。常兼风寒表证。

(2)治法：温肺散寒，豁痰降气。

(3)方剂：射干麻黄汤化裁。射干、麻黄、生姜、细辛、五味子、清半夏、款冬花、紫菀、大枣、厚朴、白芥子、旋覆花。亦可选用小青龙汤加减。

2.热哮

(1)证候特点：呼吸急促，喉中痰鸣有声，唇绀气粗，痰黄黏难出，咳吐不利，烦闷躁动，不能平卧，多汗，口渴喜饮，舌红苔黄，脉滑数。

(2)治法：清热化痰，宣肺平喘。

(3)方剂：定喘汤合小陷胸汤加减。杏仁、黄芩、款冬花、麻黄、紫苏子、白果、桑白皮、清半夏、甘草、全瓜蒌、黄连、磁石。

3.肺气亏虚

(1)证候特点：正气不足，无力御邪，稍有不正之气来犯，即可发病。平素怯寒自汗，易患感冒，而每因感冒致哮喘发作，发作时呼吸无力，胸闷心慌，面白无华，口舌色暗。

(2)治法：补肺益气，固卫平喘。

(3)方剂：玉屏风散合生脉散加减。黄芪、白术、防风、党参、五味子、麦冬、诃子、百合、甘草。

4.脾气亏虚

(1)证候特点：素体不健，常有咳嗽，多痰，气短，纳差脘痞，倦怠乏力，大便不实，舌淡苔白，脉虚。

(2)方剂:芪苡四君子汤加减。黄芪、薏苡仁、党参、白术、云茯苓、甘草、陈皮、半夏、厚朴、莱菔子。

5.肾气亏虚

(1)证候特点:久病哮喘,平素短气,动辄喘甚,伴见腰膝酸软,怯寒神倦,或盗汗,手足心热,舌红少津,脉细数。

(2)治法:补肾纳气。

(3)方剂:金匮肾气丸加味。制附子、肉桂、熟地黄、怀山药、山茱萸、泽泻、牡丹皮、茯苓、磁石。

(二)其他治疗

1.中成药

(1)千金定吼丸:每次 1 丸,每日 1 次,用于哮喘急发,痰涎壅盛者。

(2)金水宝胶囊:每次 4 粒,每日 2~3 次,用于哮喘缓解期,肺肾气虚者。

(3)固本喘咳片:每次 4 片,每日 3 次,适用于虚喘。

2.针灸

(1)体针。①发作期:取定喘、孔最、肾俞、肺俞、足三里、丰隆,每天取 1 组,10 天为一疗程。②缓解期:取大椎、肺俞、肾俞、脾俞、足三里、太溪,诸穴皆用补法。

(2)耳针:可选用平喘、肾上腺、交感等耳穴,亦可达到益肾平喘的目的。

(3)穴位注射:①补骨脂注射液 4 mL,双侧定喘穴位注射,一般 30 分钟内起平喘作用。②鱼腥草注射液 4 mL,双侧肺俞穴位注射,能起清肺除痰平喘作用。③核酪注射液 4 mL,选用肺俞或肾俞、足三里做穴位注射,10 天为一疗程。亦可用补骨脂注射液 4 mL 选用上述穴位注射。

第七节　支气管扩张症

一、定义

支气管扩张症多见于儿童和青年。大多继发于急、慢性呼吸道感染和支气管阻塞后,反复发生支气管炎症,致使支气管壁结构破坏,引起支气管异常和持久性扩张。临床表现主要为慢性咳嗽、咳大量脓痰和/或反复咯血。

根据本病的临床表现及发病的不同程度和阶段,一般将其归类于中医学"肺痈""咯血""咳嗽"范畴,属于难治性咳喘疾病之一。肺痈是指由于热毒瘀结于肺,以致肺叶生疮,肉败血腐,形成脓疡,以发热咳吐腥臭浊痰,甚则咳吐脓血痰为主要临床表现的一种病证。

二、病因病机

(一)先天不足,素体多虚

因先天禀赋不足,正气亏乏,无力抵御外邪,易受外邪侵袭;或幼时患百日咳、麻疹等,久病导致肺气虚弱,以致气阴两伤,累及于肾,使肺肾两虚,水亏火旺,如《景岳全书》所说:"水亏则火盛,火盛则刑金,金病则肺燥,肺燥则络伤而嗽血。"若病久不愈,终可致肺、脾、肾三脏俱虚。如本病好发于儿童及青少年,发病者亦多有长期呼吸道感染史等。

(二)外邪侵袭

肺为娇脏、华盖之府,容易感受风寒、风热、火热燥邪。外邪袭肺,致肺气不得宣降,气不布津,炼液成痰,使痰浊内蕴,郁久化热,顽结于肺;或火热燥邪灼伤肺络,症见干咳咯血。肺开窍于鼻,外合皮毛,与外界气候变化关系密切,故冬春气候多变之时,本病发病率较高。

(二)饮食不节

若病久迁延不愈,则子病及母,肺脾同病,加之饮食失当,或有偏嗜,致使脾运化水液功能失调,痰浊内生,上注于肺;或肺、脾气虚不能统摄血液,使血溢脉外而发病。

(四)情志不和

肝脉由下而上贯膈注于肺,其气升发,助肺宣发;肺居上焦,其气肃降,可抑制肝阳上升太过,此乃金制木之意。若病久肺虚,失其清肃之性,则肝木易于上乘,反侮于肺;遇之情志不舒,使肝气郁结,化火上逆犯肺,灼伤肺络,发为咳逆、咯血之症。

三、诊断

(一)临床表现

1.症状

(1)慢性咳嗽和咳大量脓痰:多数患者具有此典型症状,多在患者体位改变时(如晨起或入夜卧床时)咳嗽加重,痰液较多。早期较轻可完全无症状,随着病情进一步发展和合并感染,则咳嗽加重,痰量增多;其严重度可用痰量估计:轻度

<10 mL/d;中度 10～150 mL/d;重度>150 mL/d。感染时痰液收集于玻璃瓶中静置后常可分 3 层,上层为泡沫状痰液,中层为混浊黏液,底层为脓性坏死组织。如痰有恶臭味,提示合并有厌氧菌感染。

(2)反复咯血:反复咯血为本病的特点,咯血量多少不等,可为痰中带血丝到大咯血。小量咯血:24 小时咯血量<100 mL;中量咯血:24 小时咯血量 100～500 mL;大量咯血:24 小时咯血量>500 mL 或一次咯血量超过 100 mL。咯血量与病变范围和程度不一定成正比。部分患者以咯血为主要症状,咳嗽、咳痰不明显,患者一般情况较好,这一类型称"干性支气管扩张",其支气管扩张多位于引流良好的部位且不易感染。

(3)发热:患者反复感染可引起全身中毒症状。早期可不发热,当分泌物引流不畅致炎症迁延,引起肺炎、肺脓肿、胸膜炎或脓胸时,患者可出现高热、咳嗽加剧、痰量增多、胸闷、胸痛等。

(4)其他症状:随着病情的迁延或加重,患者有食欲减退、消瘦、乏力、气短、贫血等症状。重症支气管扩张患者由于支气管周围肺组织化脓性炎症和广泛的肺组织纤维化,可并发阻塞性肺气肿、肺源性心脏病,继而出现相应症状。另外,由于支气管持续的炎症反应,部分患者可出现可逆性的气流阻塞和气道高反应性,表现为喘息、呼吸困难和发绀。儿童可致生长发育障碍和营养不良,少数患者可有继发性淀粉样变。先天性支气管扩张少见,如 Kartagener 综合征表现为囊状支气管扩张、心脏右位、鼻窦炎和胰腺囊性纤维病变。

2.体征

早期或干性支气管扩张可无明显体征,病变重或继发感染时,在病变部位可闻及持续性湿啰音,部分排痰后啰音可暂时消失。约 1/3 患者可出现杵状指(趾)。部分患者后期并发肺气肿、肺源性心脏病,并会出现相应体征。

(二)实验室及其他辅助检查

1.影像学检查

(1)胸部 X 线检查:疑诊支气管扩张症时应首先进行胸部 X 线检查。绝大多数支气管扩张症患者可表现为灶性肺炎、散在不规则高密度影、线性或盘状不张,也可有特征性的气道扩张和增厚,表现为类环形阴影或轨道征。胸部 X 线检查还可确定肺部并发症(如肺源性心脏病等),并与其他疾病进行鉴别。

(2)胸部高分辨率 CT 扫描:可确诊支气管扩张症,但对轻度及早期支气管扩张症的诊断作用尚有争议。支气管扩张症的高分辨率 CT 主要表现为支气管内径与其伴行动脉直径比例的变化,正常值为 0.62±0.13,老年人及吸烟者可能差异较大。此外,还可见到支气管呈柱状、囊状改变、气道壁增厚(支气管内径<80%外径)、黏液阻塞、树枝发芽征及马赛克征。当 CT 扫描层面与支气管平行时,扩张的支气管呈"双轨征"或"串珠"状改变;当扫描层面与支气管垂直时,扩张的支气管呈环形或厚壁环形透亮影,与伴行的肺动脉形成"印戒征";当多个囊状扩张的支气管彼此相邻时,则表现为"蜂窝"状改变;当远端支气管较近段扩张更明显且与扫描平面平行时,则呈杵状改变。

2.实验室检查

(1)血管炎性标志物:白细胞和中性粒细胞计数、红细胞沉降率、C 反应蛋白可反映疾病活动性及感染导致的急性加重,当细菌感染所致的急性加重时,白细胞计数升高。

(2)血清免疫球蛋白和血清蛋白电泳:支气管扩张症患者气道感染时各种免疫球蛋白均可升高,合并免疫功能缺陷时则可出现免疫球蛋白缺乏。

(3)根据临床表现,可选择性进行血清 IgE 测定、烟曲霉皮试、曲霉沉淀素检查,以排除变应性支气管肺曲霉菌病。

(4)血气分析可用于评估患者肺功能受损状态,判断是否合并低氧血症和/或高碳酸血症。

(5)微生物学检查:支气管扩张症患者均应行下呼吸道微生物学检查,应留取深部痰标本或通过雾化吸入获得痰标本,标本应在留取后 1 小时内送至微生物室,如患者之前的培养结果均阴性,应至少在不同日留取 3 次以上的标本,以提高阳性率;急性加重时应在使用抗菌药物前留取痰标本,痰培养及药敏试验对抗菌药物的选择具有重要的指导意义。

(6)必要时可检测类风湿因子、抗核抗体、抗中性粒细胞胞质抗体。

3.支气管镜检查

支气管镜下表现多无特异性,较难看到解剖结构的异常和黏膜炎症表现。以单叶病变为主的儿童支气管扩张症患者及成人病变局限者可行支气管镜检查,排除异物堵塞;多次痰培养阴性及治疗反应不佳者,可经支气管镜保护性毛刷或支气管肺泡灌洗获取下呼吸道分泌物;高分辨率 CT 提示非结核分枝杆菌感染而痰培养阴性时,应考虑支气管镜检查;支气管镜标本细胞学检查发现含脂质的巨噬细胞提示存在胃内容物误吸。

4.肺功能检查

对所有患者均建议行肺通气功能检查,至少每年复查 1 次,免疫功能缺陷或原发性纤毛运动障碍者每年至少复查 4 次;支气管扩张症患者肺功能表现为阻塞性通气功能障碍较为多见(＞80％患者),可出现支气管激发试验阳性、弥散功能进行性下降及舒张试验阳性等表现。

(三)诊断要点

根据典型的症状、体征和相关检查常可建立临床诊断。

四、鉴别诊断

(一)慢性支气管炎

慢性支气管炎好发于中老年吸烟患者,容易在冬春季节出现咳嗽、咳痰,痰液多为白色黏液痰,很少或仅在急性发作时才出现脓性痰;两侧肺底可闻及散在而细的干、湿啰音。

(二)肺脓肿

肺脓肿常起病急,伴有高热、咳嗽和大量脓臭痰;X线检查可见局部浓密炎症阴影,中间有空腔液平面。急性肺脓肿经抗生素治疗后,炎症可完全吸收消退;慢性肺脓肿则常有急性肺脓肿病史。

(三)肺结核

肺结核常有低热、盗汗等结核性全身中毒症状,干、湿啰音多局限于上肺叶局部,X线检查和痰结核菌检查可作出诊断。

(四)先天性肺囊肿

X线检查可见多个边界纤细的圆形或椭圆形阴影,壁薄,周围组织无炎性浸润,胸部CT检查和支气管造影可辅助诊断。

(五)弥漫性泛细支气管炎

患者有慢性咳嗽、咳痰,活动时呼吸困难及慢性鼻窦炎,X线及CT检查可见弥漫分布的边界不清楚的小结节影,类风湿因子、抗核抗体、冷凝集试验可呈阳性表现,如需确诊需借助病理学检查。

五、治疗

(一)辨证论治

1.外寒内饮

(1)证候特点:恶寒发热,咳逆,痰色白清稀量多,小便清少,舌淡润苔白滑,脉滑。

(2)治法:宣肺解表,化痰祛浊。

(3)方剂:小青龙汤加减。麻黄、桂枝、白芍、甘草、半夏、干姜、细辛、五味子。

(4)加减:若寒邪郁久兼有里热,可加用石膏以清里热。

2.痰热蕴肺

(1)证候特点:长年咳嗽,咳吐大量黄稠痰或带有脓血,尤以晨起和就寝时为甚,时有发热、盗汗,甚则喘逆痰鸣,咳则胸痛,烦渴引饮,口干,大便干结,小便赤涩,舌红苔、黄腻,脉滑数等。

(2)治法:清热化痰,宣肺泻火。

(3)方剂:苇茎汤或清气化痰汤加减。芦根、桃仁、薏苡仁、陈皮、杏仁、枳实、黄芩、瓜蒌仁、茯苓、胆南星、制半夏。

(4)加减:若兼有脓血,应辅以泻火凉血,可加生藕节、侧柏叶、花蕊石等。

3.肝火犯肺

(1)证候特点:咳嗽阵作,干咳带血或咯血,或痰中带血,胸胁胀痛,烦躁易怒,目赤涩,口苦,舌质红,苔黄,脉弦数。

(2)治法:清肝泻肺,凉血止血。

(3)方剂:泻白散合黛蛤散加减。桑白皮、地骨皮、粳米、甘草、青黛、海蛤壳、诃子。

(4)加减:痰喘咳逆甚者可用旋覆代赭石汤合黛蛤散加减。

4.阴虚火旺

(1)证候特点:咳而少气,咳嗽痰少,痰中带血或反复咳血,血色鲜红,倦怠懒言,声低,面色少华,畏风寒,午后颧红,潮热盗汗,口十咽燥,舌质红,脉细数。

(2)治法:益气养阴,清热凉血。

(3)方剂:百合固金汤合生脉饮加减。地黄、熟地黄、麦冬、甘草、白芍、百合、玄参、桔梗、当归、知母、太子参、五味子。

5.肺脾两虚

(1)证候特点:气短而咳,咳痰量多或有咯血,浑身倦怠乏力,不思饮食,舌淡苔滑润,脉沉滑无力。

(2)治法:燥湿化痰,理气止咳。

(3)方剂:二陈汤或六君子汤合三子养亲汤加减。陈皮、茯苓、半夏、甘草、乌梅、紫苏子、莱菔子、白芥子。

(4)加减:兼有咯血者,辅以健脾止血,可加党参、焦术、藕节炭、白茅根等。

6.肺肾两虚

(1)证候特点:胸满,气短,动则气喘,咳声低怯,晨起咳吐白色泡沫状黏痰,面色晦暗或皖白,舌淡苔白,脉沉细无力。

(2)治法:补肾纳气,降气平喘。

（3）方剂：方用金匮肾气丸合参蛤散。附子、肉桂、熟地黄、山茱萸、怀山药、牡丹皮、茯苓、泽泻、人参。

（4）加减：若兼有浮肿，已伤及肾阳，需温阳化饮，可合用真武汤或五苓散；若兼有干咳、咯血，为肺肾之阴已伤极，使得水亏火旺，脉络受损血溢于外，当填补真阴、凉血止血、止嗽化痰，可用六味地黄丸合参蛤散，加黄芩、牛膝炭、三七粉等。

（二）其他治疗

1.中成药

（1）金水宝胶囊：每次 3 粒，每日 3 次，口服。

（2）云南白药：每次 1 g，每日 3 次，口服。

（3）双黄连口服液：每次 10 mL，每日 3 次，口服。

2.针灸疗法

（1）体针：①以孔最、膈俞、肺俞、三阴交为主穴。若痰湿盛者配膻中、丰隆；阴虚火旺配太溪、复溜；肝火犯肺配太冲、阳陵泉；肺肾气虚配肾俞、足三里。每日针 1 次，平补平泻，可留针 10～20 分钟。②以大椎、天突、尺泽、丰隆为主穴，足三里、列缺、肺俞、肾俞为配穴。咯血期，进针得气后用泻法，留针 30 分钟；缓解期，施平补平泻手法，留针 15～20 分钟。隔日 1 次，10 次为一疗程，疗程间隔 1～2 周。

（2）穴位敷贴：以肉桂 3 g、硫黄 18 g、冰片 9 g、大蒜头 1 个，共捣泥，取适量敷于双侧涌泉穴。

（3）穴位注射：选双侧孔最穴，用装 5 号针头的注射器抽取 B 族维生素，注射液 2～4 mL 快速垂直刺入穴位约 0.5 cm，然后缓慢向深部刺入约 1 cm，回抽无血，将药液缓慢注入。咯血期间每日 3 次，每次每穴注入 B 族维生素注射液 2 mL，3 天为一疗程；咯血止后改为每天 1 次，剂量与咯血期间相同，双侧穴位注射或隔日交替注射巩固治疗 2～3 天。

第八节　慢性阻塞性肺疾病

一、定义

慢性阻塞性肺疾病是一种具有气流受限特征的可以预防和治疗的疾病，气流受限不完全可逆,呈进行性发展,与肺部对香烟、烟雾等有害气体或有害颗粒的异常炎症反应有关。慢性阻塞性肺疾病主要累及肺脏,但也可引起全身(或称肺外)的不良效应。

根据本病的临床表现,一般将其归类于中医学"咳嗽""喘证""肺胀"等病范畴。

二、病因病机

(一)外邪袭肺

本病主要是由于风、寒、暑、湿、燥、火六淫之邪犯肺,使肺气被束,肺失肃降所致。由于四时主气不同,因而人体所感受的致病外邪亦有区别。风为六淫之首,其他外邪多随风邪侵袭人体。所以,外感咳嗽常以风为先导,或挟寒,或挟热,或挟燥等邪,其中尤以风邪挟寒者居多。

(二)饮食不当

恣食生冷、肥甘,或嗜酒伤中,脾失健运,痰浊内生,上阻肺气,肃降失常,发为喘促。

(三)情志失调

情志不遂,忧思气结,肝失调达,气失疏泄,肺气痹阻,或郁怒伤肝,肝气上逆于肺,肺气不得肃降,升多降少,气逆而喘。

(四)劳欲久病

肺系久病,咳伤肺气,或久病脾气虚弱,肺失充养,肺之气阴不足,以致气失所主而喘促。若久病迁延,由肺及肾,或劳欲伤肾,精气内夺,肺之气阴亏耗,不能下荫于肾,肾之真元伤损,根本不固,则气失摄纳,上出于肺,出多入少,逆气上奔为喘。

三、诊断

(一)临床表现

1.症状

(1)慢性咳嗽:通常为首发症状,部分患者咳嗽伴随终生。初起咳嗽呈间歇性,早晨较重,以后早晚或整日均有咳嗽。少数病例咳嗽不伴咳痰,也有部分病例虽有明显气流受限但无咳嗽症状。

(2)咳痰:一般为少量白色黏液痰,偶可带血丝,清晨痰液较多。合并感染时痰量增多,可为脓性,多呈黄色或黄绿色。

(3)气短或呼吸困难:早期仅于劳力时出现,后逐渐加重,以致日常活动甚至休息时也感气短,是患者焦虑不安的主要原因,也是慢性阻塞性肺疾病的标志性症状。

(4)喘息和胸闷:不是慢性阻塞性肺疾病的特异性症状。部分患者特别是重度患者或急性加重时可出现。

(5)其他:在疾病的临床过程中,特别在较重患者,可能会发生全身性症状,如体重下降、食欲减退、外周肌肉萎缩和功能障碍、精神抑郁和/或焦虑等,急性加重时部分患者会有发热。

2.体征

早期体征可不明显,随疾病进展表现为肺气肿体征:桶状胸、双侧语颤减弱、肺部叩诊过清音、心浊音界缩小、肺下界和肝浊音界下降、听诊两肺呼吸音减弱、呼气延长、可闻及干啰音或湿啰音。

(二)实验室及其他辅助检查

1.肺功能检查

肺功能检查是判断持续气流受限的主要客观指标,对慢性阻塞性肺疾病的诊断、严重程度评价、疾病进展、预后及治疗反应等均有重要意义。吸入支气管舒张剂后 $FEV_1/FVC<70\%$ 者,可确定为持续的气流受限。肺总量、功能残气量和残气容积增高,肺活量减低,表明肺过度通气。肺泡隔破坏及肺毛细血管床丧失可使弥散功能受损,一氧化碳弥散量降低。

2.胸部 X 线检查

慢性阻塞性肺疾病早期 X 线可无明显变化,以后出现肺纹理增多、紊乱等非特异性改变;主要 X 线征象为肺过度充气,肺容积增大,胸腔前后径增长,肋骨走向变平,肺野透亮度增高,横膈位置低平,心脏悬垂狭长,肺门血管纹理呈残根状,肺野外周血管纹理纤细稀少等,有时可见肺大疱形成。并发肺动脉高压和肺源性心脏病时,除右心增大的 X 线征象外,还可有肺动脉圆锥膨隆,肺门血管影扩大及右下肺动脉增宽等。对于明确自发性气胸、肺炎等并发症及与其他疾病(如肺间质纤维化、肺结核等)鉴别有重要意义。

3.胸部 CT 检查

胸部 CT 检查可见慢性阻塞性肺疾病小气道病变的表现,肺气肿的表现及并发症的表现,但其意义在于排除其他具有相似症状的呼吸系统疾病。

4.血气分析

血气分析对确定发生低氧血症、高碳酸血症、酸碱平衡失调及判断呼吸衰竭的类型有重要价值。

5.其他检查

慢性阻塞性肺疾病合并细菌感染时,外周血白细胞计数增高、核左移。痰培养可能查出病原菌。

(三)诊断要点

1.诊断标准

考虑慢性阻塞性肺疾病的主要症状为慢性咳嗽、咳痰和/或呼吸困难及危险因素接触史;存在不完全可逆性气流受限是诊断慢性阻塞性肺疾病的必备条件。肺功能测定指标是诊断慢性阻塞性肺疾病的金标准。用支气管舒张剂后 $FEV_1/FVC<70\%$ 及 $FEV_1<80\%$ 预计值可确定为不完全可逆性气流受限。有少数患者并无咳嗽、咳痰症状,仅在肺功能检查时 $FEV_1/FVC<70\%$,而 $FEV_1\geqslant80\%$ 预计值,在排除其他疾病后亦可诊断为慢性阻塞性肺疾病。

2.分期

(1)急性加重期:指在疾病过程中,短期内咳嗽、咳痰、气短和/或喘息加重,痰量增多,呈脓性或黏液脓性,可伴发热等症状。

(2)稳定期:指患者咳嗽、咳痰、气短等症状稳定或症状较轻。

3.严重程度分级

Ⅰ级(轻度慢性阻塞性肺疾病):其特征为轻度气流受限($FEV_1/FVC<70\%$但第一秒呼气量≥80%预计值),通常可伴有或不伴有咳嗽、咳痰。此时患者本人可能还没认识到自己的肺功能是异常的。

Ⅱ级(中度慢性阻塞性肺疾病):其特征为气流受限进一步恶化(50%≤第一秒呼气量<80%预计值)并有症状进展和气短,运动后气短更为明显。此时,由于呼吸困难或疾病的加重,患者常去医院就诊。

Ⅲ级(重度慢性阻塞性肺疾病):其特征为气流受限进一步恶化(30%≤第一秒呼气量<50%预计值),气短加剧,并且反复出现急性加重,影响患者的生活质量。

Ⅳ级(极重度慢性阻塞性肺疾病):为严重的气流受限(第一秒呼气量<30%预计值)或者合并有慢性呼吸衰竭。此时,患者的生活质量明显下降,如果出现急性加重则可能有生命危险。

四、鉴别诊断

(一)支气管哮喘

支气管哮喘多在儿童或青少年期起病,以发作性喘息为特征,发作时两肺布满哮鸣音。常有家庭或个人过敏史,症状经治疗后可缓解或自行缓解。哮喘的气流受限多为可逆性,其支气管舒张试验阳性。某些患者可能存在慢性支气管炎合并支气管哮喘,在这种情况下,表现为气流受限不完全可逆,从而使两种疾病难以区分。

(二)支气管扩张症

支气管扩张症有反复发作咳嗽、咳痰特点,常反复咯血。合并感染时咳大量脓性痰。查体常有肺部固定性湿性啰音。部分胸部 X 线显示肺纹理粗乱或呈卷发状,高分辨 CT 可见支气管扩张改变。

(三)肺结核

肺结核可有午后低热、乏力、盗汗等结核中毒症状,痰检可发现抗酸杆菌,胸部 X 线检查可发现肺部有浸润或结节损害。

(四)弥漫性泛细支气管炎

弥漫性泛细支气管炎大多数为男性非吸烟者,几乎所有患者均有慢性鼻窦炎;X 线和高分辨率 CT 显示弥漫性小叶中央结节影和过度充气征,红霉素治疗有效。

(五)支气管肺癌

支气管肺癌可有刺激性咳嗽、咳痰,可有痰中带血,或原有慢性咳嗽,咳嗽性质发生改变,胸部 X 线及 CT 可发现占位病变、阻塞性肺不张或阻塞性肺炎。痰液细胞学检查、纤维支气管镜检查以至肺活体组织检查,可有助于明确诊断。

五、治疗

(一)辨证论治

1.外寒内饮

(1)证候特点:咳逆喘满不得卧,气短气急,咳痰白稀量多,呈泡沫状,胸部膨满,恶寒,周身酸楚,面色青黯,舌体胖大,舌质暗淡,苔白滑,脉浮紧。

(2)治法:温肺散寒,涤痰降逆。

(3)方剂:小青龙汤。麻黄、桂枝、干姜、细辛、半夏、甘草、白芍药、五味子。

(4)加减:若咳而上气,喉中如有水鸡声,表寒不著者,可用射干麻黄汤。若饮郁化热,烦躁而喘,脉浮,用小青龙加石膏汤兼清郁热。

2.痰湿蕴肺

(1)证候特点:咳嗽痰多,色白而稀,咳声重浊,胸满,短气喘息,常伴体倦,食少,腹胀,大便时溏,舌苔白腻,脉细滑。

(2)治法:化痰降逆。

(3)方剂:二陈汤合三子养亲汤。半夏、茯苓、陈皮、甘草、白芥子、苏子、莱葶子。

(4)加减:若痰浊壅盛,胸满,气喘难平者,加葶苈子、杏仁;若寒痰较重,痰黏白如泡沫,怕冷,加干姜、细辛;脾虚症候明显加党参、白术。病情平稳后可服六君子汤加减。

3.痰热郁肺

(1)证候特点:咳逆喘息气粗,痰黄或白,黏稠难咳,胸满烦躁,或发热汗出,或微恶寒,溲黄便干,口渴欲饮,舌质红,苔黄或黄腻,脉滑数。

(2)治法:清肺化痰,降逆平喘。

(3)方剂:越婢加半夏汤。麻黄、石膏、半夏、生姜、大枣、甘草。

(4)加减:若痰热内盛,痰胶黏不易咳出,加鱼腥草、黄芩、瓜蒌皮、贝母、海蛤粉以清化痰热,痰热内盛亦可用桑白皮汤。痰热壅结,便秘腹满者,加大黄、风化硝通腑泄热。痰鸣喘息,不能平卧者,加射干、葶苈子。若痰热伤津,口干舌燥,加花粉、知母、麦冬。

4.痰蒙神窍

(1)证候特点:咳逆喘促日重,咳痰不爽,表情淡漠,嗜睡,甚或意识蒙眬,谵妄,烦躁不安,昏迷,撮空理线,或抽搐,舌质暗红或淡紫,或紫绛,苔白腻或黄腻,脉细滑数。

(2)治法:涤痰开窍。

(3)方剂:涤痰汤合安宫牛黄丸或至宝丹。涤痰汤:半夏、橘红、茯苓、甘草、竹茹、枳实、胆南星、石菖蒲、人参、生姜。如安宫牛黄丸或至宝丹以清心开窍。

(4)加减:若舌苔白腻而有寒象者,制南星代替胆南星;开窍可用苏合香丸;若痰热内盛,身热,烦躁,谵语,神昏,舌红苔黄者,加黄芩、桑白皮、葶苈子、天竺黄、竹沥;热结大肠,腑气不通者,加大黄、芒硝;若痰热引动肝风而有抽搐者,加钩藤、全蝎、羚羊角粉;唇甲发绀,瘀血明显者,加红花、桃仁、水蛭以活血祛瘀。若热伤血络,见皮肤与黏膜出血、咯血、便血色鲜者,加水牛角、地黄、丹皮、紫珠草、生军等。

5.肺肾气虚

(1)证候特点:呼吸浅短难续,咳声低怯,胸满短气,甚则张口抬肩,倚息不能平卧,咳嗽,痰如白沫,咳吐不利,心慌,形寒汗出,面色晦暗,舌淡或黯紫,苔白润,脉沉细无力。

(2)治法:补肺纳肾,降气平喘。

(3)方剂:补虚汤合参蛤散。黄芪、茯苓、甘草、五味子、干姜、半夏、厚朴、陈皮、人参、蛤蚧。

(4)加减:若肺虚有寒,怕冷,舌质淡,加桂枝、细辛以温阳散寒。兼阴伤,低热,舌红苔少,加麦冬、玉竹、知母以养阴清热。面唇青紫、舌紫黯者加桃仁、川芎、水蛭以活血化瘀。若面色苍白,冷汗淋漓,四肢厥冷,血压下降,脉微欲绝等喘脱危象者,急加参附汤送服蛤蚧粉或黑锡丹补气纳肾,回阳固脱。

6.阳虚水泛

(1)证候特点:喘咳不能平卧,咯痰清稀,面浮,下肢肿,甚或一身悉肿,脘痞腹胀,尿少,心悸,怕冷,面唇青紫,舌胖质黯,苔白滑,脉细滑或结代。

(2)治法:温肾健脾,化饮利水。

(3)方剂:真武汤合五苓散。附子、茯苓、白术、芍药、生姜、桂枝、猪苓、泽泻。

(4)加减:血瘀明显者加红花、赤芍药、泽兰、益母草、五加皮以行瘀利水。水肿势剧,上渍心肺,心悸喘满,倚息不得卧,咳吐白色泡沫痰涎者,加沉香、牵牛子、椒目、葶苈子。

(二)其他治疗

1.中成药

(1)咳喘宁口服液:清热宣肺,止咳平喘。用于痰热郁肺证,每次 10 mL,每日 3 次,口服。

(2)祛痰止咳颗粒:健脾燥湿,祛痰止咳。适用于痰浊壅肺证,每次 2 包,每日 2 次,口服。

(3)固本咳喘片:益气固表,健脾补肾。用于脾虚痰盛、肾气不固证,每次4～5 片,每日 3 次,口服。

(4)固肾定喘丸:温肾纳气,健脾利水。用于脾肾虚证及肺肾两虚证,每次 3 g,每日 3 次,口服。

(5)参附注射液:40～60 mL 加入 5％葡萄糖注射液 250 mL 静脉滴注,每日 1 次,治疗元阳欲绝。

(6)清开灵注射液:40 mL 加入 5％葡萄糖生理盐水 500 mL 静脉滴注,或用醒脑静 20 mL 加入 5％葡萄糖注射液 250 mL 静脉滴注,每日 1 次,治疗痰蒙神窍证。

2.针灸疗法

(1)体针。①常用主穴:膻中、尺泽、列缺、足三里、阴陵泉、丰隆、三阴交、太溪。②操作方法：用0.25 mm×40 mm毫针进针后行提插捻转平补平泻手法，至得气后留针30分钟，不采用电针。

(2)穴位贴敷：以白芥子散进行穴位贴敷，常选用肺俞、膏肓俞、肾俞、脾俞等背俞穴，其他穴位有膻中、大椎、定喘、心俞、膈俞等，可根据咳喘的症状及证型来辨证选穴，实证贴敷肺俞、尺泽、列缺等穴位，虚证则贴敷肺俞、定喘、太渊等穴位。也可根据咳喘发作期和间歇期来加减选穴，发作期加定喘、风门和膻中；间歇期选膏肓俞和肾俞。

(3)穴位埋线。①常用穴位：大椎、风门、定喘、肺俞、膏肓俞、肾俞、大肠俞、天突、气海、关元、足三里、丰隆。②操作方法：将医用可吸收羊肠线剪成0.8 cm长，置入一次性的9号注射用针头针芯内，再将针灸针剪平针尖，穿入注射针尾，在进针点做常规消毒，用针灸针将羊肠线顶入穴位中，边推针灸针边退注射针头，使羊肠线埋入穴位皮下或肌层，确保线头不能外露，拔针后外敷创可贴2～3小时，每月治疗1次。

(4)穴位注射。①常用主穴：肺俞、肾俞、定喘、天突、曲池、足三里、合谷、内关。②药液制备：黄芪注射液、鱼腥草注射液、喘可治注射液、卡介菌多糖核酸注射液。药任选一种。③操作方法：每次选主穴1～2个，酌配穴。注射时，将针头刺入穴位得气后注入药液。如为急性发作，推药速度可稍快，一般宜缓缓注药。用药量：每穴0.5～1.0 mL，隔日穴注1次，5～10次为一疗程。疗程间隔3～5天。

3.呼吸体操

呼吸体操主要适用于缓解期患者。

(1)腹式呼吸练习：取半卧或平卧位，双膝半屈，放松腹肌，一手平放于腹部，一手放于胸前，可以感觉胸腹的起伏，吸气时腹部手感向上抬，而胸部无明显移动感，呼气时腹部移动相反，即是腹式呼气。每天2次，每次10～15分钟，熟练后可增加训练次数和时间，并可采取各种体位进行练习。

(2)缩唇呼吸操练习：呼气时将嘴唇缩成吹笛样，延长呼气时间，并配合腹式呼吸训练。

(3)全身性呼吸操练习：熟练运用腹式呼吸后，结合扩胸、弯腰、下蹲等动作，每次5～10分钟，每天2次，并逐步延长时间和次数。

第九节　肺　气　肿

一、定义

肺气肿是指多种原因引起的肺脏过度充气而导致的慢性呼吸道疾病。其中以呼吸道阻塞引起的肺气肿最为常见。主要临床表现为慢性咳嗽及气短,运动后或并发外感时症状更加明显。此病一年四季均可发生,尤因冬季受凉而导致肺部感染呈急性发作,老年人多发,如不防治,迁延日久,可逐年加重而导致肺源性心脏病。

肺气肿在中医学中无此病名,根据其临床症状,则属于中医"咳喘""肺胀""气短"等范畴。

二、病因病机

肺气肿有虚实之分,其中本虚乃中气衰弱,多由内伤久咳、哮病、喘证等肺病迁延不愈所致,由此可导致痰浊潴留,而气还肺间,经久肺虚而成病因。同时,肺主气,开窍于鼻,六淫自口鼻入侵,首先犯肺,反复侵袭可致表卫闭塞,使肺气失于宣发肃降,致咳喘多发。此外,肺气郁滞,致肺虚不能化津遇饮食不节,则脾失健运,津液不归正化,使痰浊内生,阻于肺则气道狭窄,痰浊久留,瘀热互结,清气不足而浊气有余,以致咳嗽、咳痰、呼吸困难等病症。

另一方面,肾为气之根,主纳气,若肺病及肾,则肾不纳气,呼多吸少,动则更甚,致喘促加重。除此之外,心肾互济,且肺与心脉相通,当病及后期,肾虚水不济火,肺虚不助制节,累及于心,致心气、心阳虚衰,推动无力则血脉瘀阻,导致心悸、发绀、喘脱等危候发生。综上可见,肺气肿病性为"本虚标实""本虚"为肺、脾、肾、心四脏亏虚,其初期病位主在肺,日久及脾,晚期则累及肾、心;"标实"则涉及痰浊、外邪、瘀血、水饮、毒热等机制,其中"肺气郁滞、痰浊内生"是发病基础,而"瘀血阻滞"为发展条件,可贯穿疾病始终,当感邪发作时,以邪实为主,病情稳定时则以正虚为主,该病轻重悬殊、虚实夹杂,需辨治施治。

三、诊断

(一)临床表现

1.症状

肺气肿早期可无明显症状。典型症状是劳力性气促,在原发病症状的基础上出现逐渐加重的呼吸困难。最初常在劳动、上楼时有气促。随病情发展,在平地活动甚至静息时也感气促。慢性支气管炎急性发作时,胸闷,气促加重,严重时可出现呼吸衰竭的症状,如发绀、头痛、嗜睡、神志恍惚等。

2.体征

早期体征不明显。典型的体征为桶状胸,呼吸运动减弱,语音震颤减弱,叩诊呈过清音,心浊音界缩小或消失,肝浊音界下移;听诊呼吸音减弱,呼气延长。并发感染时肺部可有干、湿啰音。如出现剑突下心脏冲动,该处的心音明显强于心尖区,常提示并发慢性肺源性心脏病。

(二)实验室及其他辅助检查

1.X线检查

检查后前位X线见胸廓扩张,肋骨平行,肋间隙增宽,肺透亮度增加,横膈下移。胸部CT检查对明确肺气肿病变比普通胸部X线检查更具敏感性与特异性,它可以估计肺气肿的严重程度,了解小叶中心型和全小叶型等病变,了解肺气肿病变分布的均匀程度。

2.肺功能检查

肺功能检查对肺气肿具有确诊意义,其特征性改变是功能残气量、残气量、肺总量均增加,残气量占肺总量的百分比增大(＞40％)。病情发展到慢性阻塞性肺疾病时,最大呼气流速、第一秒用力呼气量占用力肺活量的比值等反映气道阻塞和气流受限的指标均降低。

3.动脉血气分析

动脉血气分析早期无变化,随病情发展,动脉血氧分压降低,动脉二氧化碳分压升高,可出现呼吸性酸中毒,pH降低。

4.血液和痰液检查

一般无异常,继发感染时可出现白细胞计数、中性粒细胞比例增高;痰培养可出现致病菌。

(三)诊断要点

1.诊断标准

根据病史、临床症状、体征、实验室检查等综合分析。胸部X线表现及肺功能检查,对肺气肿诊断有重要意义。

2.分类

(1)气肿型:主要病理改变为全小叶型或伴小叶中央型肺气肿。临床上起病隐袭,常由于过度通气,可维持动脉血氧分压正常,呈喘息状,晚期可发生呼吸衰竭或伴右心衰竭。

（2）支气管炎型：主要病理变化为慢性支气管炎伴小叶中央型肺气肿，易反复发生呼吸道感染，导致呼吸衰竭和右心衰竭。

（3）混合型：以上两型为典型的特征性类型，临床上两者常同时存在者，称为混合型。

四、鉴别诊断

（一）其他类型的肺气肿

1.老年性肺气肿

老年性肺气肿由于肺组织生理性退行性改变所引起，不属于病理性。

2.间质性肺气肿

间质性肺气肿由于肺泡壁呼吸细支气管破裂，气体进入肺间质，严格地讲不属于肺气肿范畴，可产生皮下气肿。

3.代偿性肺气肿

代偿性肺气肿由于肺不张、胸廓畸形或肺叶切除术后等原因引起部分肺组织失去呼吸功能，致使健康肺组织代偿性膨胀所致。

4.瘢痕性肺气肿

瘢痕性肺气肿由于肺组织病变纤维化收缩，对其周围组织的牵拉作用，致使管腔扩大，在病灶旁发生瘢痕性肺气肿。根据病史、体征、X线影像学资料可作出鉴别。

（二）心脏疾病

多种心脏疾病在发生左心功能不全时都可引起劳力性气促，应注意与肺气肿相鉴别。通过详细询问病史，仔细进行体格检查，结合各种特殊检查资料，可作出鉴别。由于肺气肿和多种心脏病多见于老年人，两者可以伴发于同一患者，临床应予以注意。

五、治疗

（一）辨证论治

1.痰热壅肺

（1）证候特点：咳嗽，咳痰色黄黏稠，咳吐不爽，喘息气粗，胸部胀满，烦躁，口渴欲饮，身热微恶寒，溲黄便干。舌红苔黄燥或黄腻，脉数或滑数。

（2）治法：清热化痰，宣肺止咳。

（3）方剂：麻杏甘石汤加味。炙麻黄、杏仁、生石膏、甘草。

(4)加减：若痰黄稠难咳加黄芩、瓜蒌以清热化痰；若伴有气急、气喘、痰涎壅盛加桑白皮、莱菔子以泻肺化痰。

2.寒痰壅盛

(1)证候特点：咳嗽痰多，色白黏腻或呈泡沫状，喘促气急，稍劳即著，恶恶风易汗，脘痞纳少，倦怠乏力。舌质偏淡，苔薄腻或浊腻，脉小滑。

(2)治法：温肺化痰，降气平喘。

(3)方剂：苓桂术甘汤合苏子降气汤加减。桂枝、茯苓、白术、苏子、半夏、陈皮、厚朴、当归、前胡、甘草。

3.肺气亏虚

(1)证候特点：喘促气短，语音低微，精神疲乏，或有咳嗽，咳痰不爽，动则喘剧，口干舌燥。舌质红少苔，脉沉细弱。

(2)治法：补肺益气。

(3)方剂：补肺汤合玉屏风散加减。人参、黄芪、熟地黄、五味子、紫菀、桑白皮、防风、白术。

4.脾虚痰阻

(1)证候特点：喘促气短，倦怠乏力，食欲不振，胸膈胀满，咳嗽，咳白黏痰。舌淡胖苔白腻，脉沉缓弱。

(2)治法：健脾益气，祛痰平喘。

(3)方剂：参苓白术散加减。人参、茯苓、白术、桔梗、怀山药、白扁豆、莲子肉、砂仁、薏苡仁、甘草。

(4)加减：可加苏子、莱菔子、杏仁。

5.肾气亏损

(1)证候特点：喘促气短，呼多吸少，气不得续，动则喘促更甚，腰腿酸软，头晕耳鸣，面色青黑，汗出肢冷，甚则二便不禁，下肢浮肿。舌质淡苔薄白，脉沉细弱。

(2)治法：补肾纳气。

(3)方剂：金匮肾气丸加减。桂枝、附片、熟地黄、山茱萸、怀山药、茯苓、牡丹皮、泽泻。

6.痰郁气结

(1)证候特点：胸满闷痛，气短心烦，头晕头痛，口干。舌红苔腻，脉弦滑。

(2)治法：理气化痰。

(3)方剂：四逆散合二陈汤加减。柴胡、芍药、枳壳、甘草、茯苓、半夏、陈皮。

（二）其他治疗

1.中成药

（1）参芪蛤蚧补浆：每次 20 mL，口服，每日 2 次。补肺益肾，益精助阳，益气定喘；适用于体弱气虚、精神倦怠、阴虚喘咳、虚痨消渴、阳痿等症。

（2）润肺膏：每次 15 g，口服或开水冲服，每日 2 次。润肺益气，止咳化痰；适用于肺虚气弱之胸闷不畅、久咳痰嗽、气喘自汗症者。

（3）桑白皮流浸膏：每次 15 g，口服或开水冲服，每日 2 次。祛痰镇咳；适用于肺热咳嗽。

（4）百合固金膏：每次 20 mL，每日 3 次，温开水适量送服。养阴清肺；适用于肺气肿之咳嗽痰少、胸满烦躁、手足心热、动则气促、口干喜饮、舌红苔少、脉沉细等症的治疗。

（5）金匮肾气膏：每次 20 mL，每日 3 次，温开水适量送服。补脾益肾，温阳纳气；适用于肺气肿之胸闷气憋、呼多吸少、动则气喘、四肢不温、畏寒神怯、小便清长、舌淡胖、脉微细等症的治疗。

（6）益气生脉膏：每次 20 mL，每日 3 次，温开水适量送服。健脾益气，培土生金；适用于肺气肿之喘促短气、乏力、咳痰稀薄、自汗畏风、面色苍白、舌淡、脉细弱，或见面红、口干、盗汗、舌红苔少、脉细数，或兼食少便溏、食后腹胀不舒、肌肉瘦削、舌淡脉细等症的治疗。

（7）人参蛤蚧膏：每次 20 mL，每日 3 次，温开水适量送服。补肺益肾，止咳平喘；适用于肺气肿之胸满气短、语声低怯、动则气喘、或面色晦暗、或面目水肿、舌淡苔白、脉沉而弱等症的治疗。

（8）萝卜膏：每次服 1～2 匙，每日 1～2 次，温开水冲服。清热生津、凉血止血、下气宽中、消食化痰；适用于食积胀满、咳喘泻痢、咽痛失音、偏头痛等症的治疗。

（9）紫菀膏：每次 20 mL，每日 3 次，温开水适量送服。清热宣肺，化痰止咳；适用于肺热咳喘、痰黄等症的治疗。

2.针灸疗法

采用以下两种穴位贴敷疗法。

（1）苏子、萝卜子各 60 g，白芥子 30 g，同炒热，熨背部，每日 1 次。

（2）水菖蒲根粉 120 g，干姜粉 12 g，樟脑 90 g，松香 300 g，制成膏药，涂于鸠尾穴至上脘穴、肝俞穴至胃俞穴；喘息重者加贴膻中及定喘穴，每晚在膏药外热敷 30 分钟，以促进药物渗入机体。一般贴 3～5 天，间隔 2～3 天换药 1 次，10 次为一疗程。若贴治期间局部有烧灼感或痛痒感,可提前将膏药取下。在症状缓解之后的 3 年内,每年夏季再贴 4～6 次,以巩固疗效。

第十节　气　胸

一、定义

胸膜腔为脏层胸膜与壁层胸膜之间的密闭腔隙。当胸膜因病变或外伤破裂时,胸膜腔与大气相通,气体便进入胸腔,形成胸膜腔积气状态,称为气胸。气胸亦可为自发性,假如在无外伤或人为因素的情况下,因肺部疾病使肺组织及脏层胸膜突然自发破裂,或因靠近肺表面的肺大泡、细小气肿泡自发破裂,肺及支气管内气体进入胸膜腔所致的气胸,称为自发性气胸。

二、病因病机

由于机体正气虚弱,在外来因素,如用力、进气、举重等的作用下,易导致阴阳失调,使肺泡破裂而形成气胸。气胸属于"痰饮""喘证""肺胀""肺痛"等病证,反复发作常致肺脾、肾俱虚,表现为机体元气虚衰,脏腑功能失调,一旦外邪侵袭,肺失宣肃,气道不利,即造成肺泡破裂而并发气胸。

三、诊断

(一)临床表现

1.症状

(1)胸痛:常为急性起病时的首发症状,由于胸膜受牵引而产生尖锐刺痛或刀割样痛,多位于患侧腋下、锁骨下及肩胛下等处。可向肩、颈及上腹部放射,类似心绞痛或急腹症。

(2)呼吸困难:常与胸痛同时出现,由于肺脏收缩萎陷,呼吸功能减弱所致。轻者仅感深吸气受限,严重者可出现明显的呼吸困难及发绀。其严重程度与肺受压萎陷的程度及肺部有无慢性疾病有关。

(3)咳嗽:因肺受压及支气管扭曲而产生刺激性干咳。

(4)休克:多见于张力性气胸及心肺功能不全者,表现为呼吸困难、发绀、多汗、脉细弱、四肢厥冷、血压下降及昏迷,不及时进行有效的抢救,可很快死亡。

2.体征

气胸的典型体征为患侧胸廓饱满,呼吸运动减弱或消失,叩诊呈鼓音,语音震颤减弱,听诊呼吸音减弱或消失。大量胸腔积气时,气管、纵隔及心脏可向健侧移位,右侧气胸时肝浊音界下降,左侧气胸则有心浊音界消失及心音遥远。少量或局部气胸,可无明显体征。

(二)实验室及其他辅助检查

1.血常规检查

细菌感染时白细胞计数及中性粒细胞比例明显升高。

2.影像学检查

(1)X线检查:气体积聚部位与拍摄体位有关。立位时少量气体积聚于肺尖区,卧位时少量气体多位于胸壁下方。气体量略多时,主要征象包括患侧肺透亮度增高;游离气体内无肺纹理;病变旁可见肺组织边缘,为稍高密度线影;患侧肺组织可受压萎陷。患侧气体量继续增多,肺组织萎陷更加明显,心影纵隔向对侧移位,患侧膈面变平直。尤其需要注意的是,新生儿气胸多积聚于心缘旁或胸骨后方,因此很难找到气胸线。少见的新生儿气胸征象还包括一侧肺透亮度增加,双膈面征等。

(2)CT检查:可有效发现少量气胸,可定量描述气胸的严重程度。气胸病变内无肺纹理,可见肺组织边缘。对于无法进行立位或侧卧位拍照的重症患者,CT亦可有效观察。CT还可明确有无纵隔积气及胸壁软组织内积气。同时,CT还可评价肺内基础病。需要注意的是,肺大疱与局限性气胸有相似之处,二者均可见无肺纹理区,但肺大疱经多平面重建可明确病变位于肺内,其内侧病变向肺内凸出,与周围肺组织形成锐角。CT发现肺大疱多的患者,还可提示临床气胸复发的可能性较大。

(3)超声检查:通过观察胸膜交界处肺呼吸运动情况明确有无气胸,正常情况下胸膜与含气肺组织交界面后方形成强烈的声学反射。当气体进入胸膜腔时,脏层胸膜与壁层胸膜形成间隙,致使正常的声学界面消失,肺部正常运动消失,表现为均匀一致的声影。

3.肺功能测定

急性气胸,肺萎缩>20%时,肺活量、肺容量下降,呈限制性通气障碍。

4.血气分析

气胸患者伴有不同程度的低氧血症。

(三)诊断要点

(1)突发的剧烈胸痛和呼吸困难。

(2)体检有胸部积气征。

(3)有气胸的 X 线表现。

四、鉴别诊断

(一)急性心肌梗死

急性心肌梗死常有突然胸痛、气急,甚至休克,与气胸相似。但患者可有高血压、动脉硬化或动脉粥样硬化性心脏病史,心电图有其特征性改变,而无气胸体征及 X 线征。

(二)肺气肿

肺气肿起病缓慢,有慢性咳嗽史,咳嗽、咳痰较重,白细胞计数增多,X 线检查无胸膜腔积气。

(三)肺大疱及肺部空洞

肺大疱及肺部空洞起病较慢,临床症状不明显,有相应疾病的临床表现,X 线检查有其特异性改变。

五、治疗

(一)辨证论治

1.肺虚不固、膜破气胸

(1)证候特点:患者平素易伤风感冒,劳作中突发胸痛,气急不得卧,干咳,神疲,舌淡苔白薄,脉细弱。

(2)治法:益肺固表,理气降逆。

(3)方剂:紫苏汤。紫苏、枳壳、桔梗、党参、白术、紫菀、款冬花。继而用玉屏风丸益气固卫以善后。

2.肺肾俱虚、膜破气胸

(1)证候特点:患者患肺胀日久,喘促动则甚,尿少,足跗水肿,突然胸痛、气急,面暗舌紫,脉细滑而涩。

(2)治法:补益肺肾,温阳化饮。

(3)方剂:苓桂术甘汤合补肺汤。人参、五味子、桂枝、杏仁、白术、甘草、茯苓、熟地黄、款冬花、紫菀、紫石英、羯羊肺。

(二)其他治疗

1.中成药

金匮肾气丸:每次 8 粒,每日 3 次,口服,可以预防本病发作。

2.按摩疗法

(1)肺、脾气虚者可按摩足三里、天枢、三阴交、肺俞、膻中等穴,每穴 100 下,每日 2 次,还可加用温灸。

(2)肺肾不足者可按摩涌泉、肺俞、天渊、太溪、肾俞等穴位,每穴 100 下,每日 2 次。

(3)气阴两虚者可按摩三阴交、太溪、关元、照海、合谷等穴位,每穴 100 下,每日 2 次。

第十一节　胸腔积液

一、定义

胸膜腔内液潴留过多,称为胸腔积液。正常人胸膜腔壁层胸膜与脏层胸膜的间隙中有微量液体,3~15 mL,对呼吸运动起润滑作用,以避免脏层胸膜和壁层胸膜在呼吸时相互摩擦受损。胸膜腔中的液体不断地由壁层胸膜生成,又不断地以相等速度被脏层胸膜吸收,当液体产生与吸收动态平衡失常,如吸收减缓或产生增快皆可发生胸腔积液。

中医古代文献没有胸腔积液的病名,但对本病的症状描述早有认识。早在《黄帝内经》已有积饮之说,如《素问·六元正纪大论》曰:"太阴所至,积饮痞膈"。《素问·至真要大论》曰:"岁太阴在泉……民病饮积心痛。"指出水饮体内输布运化失常,停饮积于胸胁的病证与本病有类似之处。胸腔积液在中医属悬饮范畴,是饮证中"四饮"之一。

二、病因病机

(一)六淫侵袭

风、寒、暑、湿、燥、火六淫之邪皆可侵犯致病。本病以寒湿之邪侵犯尤为常见。寒邪袭肺则肺气不得宣发,饮邪流胁;或湿邪浸渍,困遏脾胃,水湿聚而成饮,饮邪流胁;亦有因感染痨虫所致,此"痨虫"即现代医学所指的结核分枝杆菌,该菌传染力强,往往在初次感染的后期,机体对该菌敏感性高,易产生胸膜腔积液。古人认为"痨虫"内侵,从口、鼻、皮毛而入,首犯肺卫,由表入里致病。

(二)饮食不节

平素喜嗜烟酒辛辣或膏粱厚味,则脾胃受损,水湿不化而聚于内,蓄而化热,湿热互结,聚而为饮,流于胸胁。

(三)七情所伤

七情之气伤及五脏,使脏腑功能失调易招外邪入侵;七情所伤,气机不畅,脉络受阻,气滞血瘀成癥致病,久则气机失宣,津液偏渗胸胁,聚结成饮。

(四)正气不足

素体禀赋不足或劳倦内伤、久病失调,耗伤气血津液,外邪乘虚而入,或肺、脾、肾三脏亏虚,水液失于布化,停而成饮,聚于胸胁。

三、诊断

(一)临床表现

1.症状

由于原发病不同,积液的性质、积液量的多少和积液形成的速度不同,其表现有所不同。其主要症状多有发热、恶寒、胸痛。一般起病较急,亦可缓慢。若积液形成缓慢或量少者多无症状,或仅有气紧胸闷。若起病急,或有中量和大量积液时,引起纵隔移位,压迫肺脏和心脏,患者感到呼吸困难,甚则出现端坐呼吸,并可有心悸、发绀。由于炎症渗出的胸腔积液,早期积液较少时,患者可出现胸痛,随呼吸或咳嗽而加重,当积液增多时,将壁层与脏层分开,胸痛反而消失。或胸腔积液经治疗后,体液完全吸收,胸膜发生粘连,随呼吸运动而互相牵拉,胸痛可再次出现,但性质较轻,为钝痛或隐痛。胸痛患者喜取患侧卧位,而大量胸腔积液患者亦喜患侧卧位,使健侧肺呼吸更自由,以减轻呼吸困难。结核性胸腔积液患者可有午后低热、干咳、乏力、盗汗、虚弱及全身不适等表现。

2.体征

患者具有何种体征主要与积液的多少、有无肺脏受压及病者体位有关。积液少量时体征可不明显,早期可听到胸膜摩擦音,或仅有患侧下部(坐位)叩诊浊音,肺下界活动度减弱,呼吸音减弱。积液较多时患侧胸廓饱满,肋间隙消失,呼吸运动减弱,语颤减弱或消失,叩诊积液区为实音,呼吸音减弱或消失。

(二)实验室及其他辅助检查

1.胸腔穿刺抽液检查

胸腔穿刺抽液检查有助于确定胸腔积液的性质和病原,对诊断和治疗有重要意义。胸腔穿刺抽液检查可大致确定是漏出液还是渗出液。

2.胸腔积液的多种生化指标检查

生化指标如癌胚抗原、铁蛋白、黏蛋白、乳酸脱氢酶及其同工酶等对区别癌性与非癌性胸腔积液有一定参考价值,其中癌胚抗原对恶性胸腔积液的诊断率为 38.0%～83.2%。

3.X 线检查

少量胸腔积液站位时肋膈角变钝,患侧膈运动减弱。中等量积液时患侧下部可见均匀致密影,上缘略向上呈弧形,外端升高。大量积液时患侧肺野全为致密阴影,仅肺尖尚透亮,纵隔被推向健侧。

4.超声检查

少量或包裹性积液可经超声检查,明确有无积液存在,了解积液部位、积液量等,可提示穿刺部位、积液范围和进针深度。近年来,有人认为超声下的胸膜活体组织检查是定位和确诊最理想的方法,尤其适用于少量胸液及局限性病灶者,并能减少并发症。

5.CT 检查

X 线检查无法识别的极少量或局限性胸腔积液,可通过 CT 作出诊断。对大量恶性胸腔积液 X 线不易诊断时,CT 亦可根据不同密度值对其作出诊断。CT 对胸膜间皮瘤和转移瘤的诊断价值更大。

6.胸膜活体组织检查

胸膜活体组织检查适用于胸腔积液原因不明者,考虑做经皮胸膜活体组织检查,必要时可行胸腔镜活体组织检查。恶性肿瘤侵犯胸膜引起的胸腔积液,称为恶性胸腔积液。胸膜活体组织检查、胸腔镜活体组织检查对恶性胸腔积液的诊断率较高。

7.免疫学检查

免疫学检查适用于结核性与恶性胸腔积液,T 淋巴细胞增高;系统性红斑狼疮及类风湿关节炎引起的胸腔积液,补体 C3、C4 成分降低,免疫复合物含量可增高。

(三)诊断要点

根据病史及临床表现,一般可作出诊断。对胸腔积液的病因诊断尚需结合胸腔积液检验结果、常规检查、化学分析和细菌培养,必要时尚需做胸膜活体组织检查、CT、纤维支气管镜等检查,可获得造成胸腔积液病因的诊断依据。

四、鉴别诊断

(一)心源性胸腔积液与结核性胸腔积液的鉴别

两者均有咳嗽、胸闷、呼吸困难的表现。心源性胸腔积液多有肺瘀血的早期心力衰竭症状,一些患者早期心力衰竭症状不明显,但多有劳力性气促、夜间阵发性呼吸困难的左心衰竭早期症状,且有心力衰竭体征,胸腔积液常为双侧出现,为漏出液。结核性胸腔积液呼吸困难较轻,也无夜间阵发性呼吸困难,积液呈双侧者甚少,且常为渗出液。前者用强心利尿药后可改善,后者在抽液及抗结核治疗后改善。

(二)良性胸腔积液与恶性胸腔积液的鉴别

中老年人的渗出性胸腔积液,良性或癌性区分常有困难,往往因误诊而延误治疗。中老年恶性胸腔积液多有咳嗽、气促、持续性胸痛和咯血表现。大量血性胸腔积液,尤其是积液增长迅速、结核菌素试验阴性,以及 X 线提示肺不张、肺内或胸膜有肿物、近期内体重显著下降、恶病质等有助于鉴别,但主要根据病理细胞学检查找到癌细胞,方可确诊为恶性胸腔积液;中老年良性胸腔积液则以结核性者为多。

(三)其他性质的胸腔积液的鉴别

其他性质的胸腔积液如脓性胸腔积液、乳糜性胸腔积液等亦需结合病史及积液外观、实验室检查等加以鉴别。前者多为邻近脏器(肺、食管或腹腔脏器)感染蔓延的结果,多能查到致病菌,胸液为脓性等。后者常为胸导管破裂引起(如先天性胸导管异常、转移癌、淋巴瘤、丝虫病),胸液呈浑浊乳状,乳糜试验呈阳性等。

五、治疗

(一)辨证论治

1.饮停胸胁

(1)证候特点:胸腔积液量多,胸胁胀痛,转侧及呼吸时疼痛加剧,肋间拘迫,气短息促,舌苔薄白,脉沉弦滑。

(2)治法:攻逐饮邪。

(3)方剂:十枣汤。甘遂、芫花、大戟,三味药研末,以 10 枚大枣煎汤吞服。服法由小剂量开始,逐渐增加,利下即减量或停服。若体质偏弱,不任峻下者可改服葶苈大枣泻肺汤。

2.气滞血瘀

(1)证候特点:多为癌瘤引起的恶性胸腔积液,积液量多且迅速增长,不易消减,症见胸胁刺痛,痛有定处,胸闷干咳,舌暗或有瘀斑,脉弦细。

(2)治法:清热化饮,活血通络。

(3)方剂:葶苈大枣泻肺汤合血府逐瘀汤。赤芍、川芎、桃红、红花、当归、地黄、柴胡、枳壳、桔梗、甘草、牛膝。

(4)加减:癌毒盛者可加半枝莲、石上柏、山慈菇;胸痛剧者可加乳香、没药、三七。

3.饮邪留滞

(1)证候特点:多见于结核性胸腔积液或其他细菌感染的胸腔积液,经治疗后积液渐退。症见身热午后为甚,日久不退,咳嗽气短,颧红盗汗,神疲乏力,咽干纳差,舌边尖红,无苔或少苔,脉细数。

(2)治法:滋阴清热化痰。

(3)方剂:清骨散。银柴胡、胡黄连、秦艽、鳖甲、地骨皮、青蒿、知母、甘草。

(4)加减:偏气虚加太子参、黄芪;偏阴虚加麦冬、五味子、百合;胸痛剧加元胡、丹参;痰多黏稠加桑白皮、知母、瓜蒌、海蛤壳;盗汗加煅牡蛎、糯稻根;咯血痰可加白茅根、三七。

4.气阴两虚

(1)证候特点:见于感染性渗出性胸腔积液后期。症见形体消瘦,气短乏力,胸胁隐痛不舒,干咳痰少,纳呆神疲,舌淡红、苔薄白或舌红无苔或少苔,脉细数或细弱。

(1)治法:清热益气养阴。

(2)方剂:生脉散加味。太子参、麦冬、怀山药、五味子、黄精。

(3)加减:潮热加鳖甲、地骨皮;咳嗽加百部、贝母;胸痛加瓜蒌皮、郁金;气虚明显者加党参、黄芪。

(二)其他治疗

1.中成药

(1)鹤蟾片:口服,每次6片,每日3次。

(2)西黄片:口服,每次1丸,每日1~2次。

2.针灸疗法

可取合谷、孔最、少商、肺俞、大椎、丰隆,用泻法。每天取1组,10天为一疗程。发热重者可用十宣放血。

第十二节 睡眠呼吸暂停低通气综合征

一、定义

睡眠呼吸暂停低通气综合征包括阻塞型睡眠呼吸暂停低通气综合征、中枢型睡眠呼吸暂停综合征、睡眠低通气综合征等。其中临床上以阻塞型睡眠呼吸暂停低通气综合征最常见,主要表现为睡眠时打鼾并伴有呼吸暂停、呼吸表浅,睡眠时反复的呼吸暂停引起频繁低氧和CO_2潴留,导致多系统多器官损害,甚至死于严重的并发症。适时有效的治疗可显著改善临床症状,还可提高生存率,降低严重患者的病死率。

根据本病的临床表现,目前中医对本病病因病机、临床辨证分型、治疗等方面尚未形成统一规范的标准,未形成对本病证的系统认识。就临床症状而言睡眠呼吸暂停低通气综合征现在多以"鼾症"命名,与多寐、嗜卧、嗜睡等疾病的症状有类似之处。

二、病因病机

(一)先天禀赋不足

睡眠呼吸暂停低通气综合征具有一定的家族史,上气道生理结构异常(如先天性鼻中隔偏曲、下颌后缩、小颌畸形等),导致气道不畅,气滞痰凝,呼吸不利,鼾声如雷,呼吸暂停。

(二)饮食不节

久食肥甘厚味,过食生冷,嗜酒无度,致脾失健运,不能运化转输水谷精微,湿从内生,聚而为痰,痰湿上阻气道,气道不畅,痰气交阻,肺气不利,入夜尤甚,出现呼吸暂停等症。

(三)吸烟

嗜烟成性,熏灼于肺,灼津成痰,上阻咽喉,肺失宣降,痰气搏击气道而作鼾,甚至呼吸暂停。

(四)外感六淫

感受风温热邪,灼津生痰,渐致血脉痹阻,咽喉肿胀壅塞,气血闭阻;或感受风寒湿之邪,引动痰湿,均将诱发或加重本病。

(五)邪伏鼻窍

感受六淫之邪未及时清解,痰浊或湿热伏于鼻窍,致气血瘀滞,鼻腔肿胀(鼻渊),或赘生肉瘤,形成息肉(鼻痔),闭塞孔窍,气不宣通,痰气搏击而鼾鸣。鼻息肉增多变大,长期不予治疗,可致鼻背增宽形成"蛙鼻",严重影响通气,甚至呼吸暂停。

(六)体虚病后

素质不强,或病后体虚,或劳倦内伤,损伤脏腑功能。心藏神,是生命活动的中心;肺主一身之气,为生气之源,司呼吸;肾主水、主纳气,《类证制裁》有云:"肺为气之主,肾为气之根,肺主出气,肾主纳气"。心阳不振,失却主神明的统帅作用;肺气虚弱,失于宣降,肾虚摄纳无权,呼吸失却均匀和调,则夜间打鼾、呼吸表浅甚至呼吸暂停。或肺脾肾虚,肺不能布津、脾不能运化、肾不能蒸化水液以致津液气化失司而形成痰湿,随气升降,壅遏肺气。

三、诊断

(一)临床表现

1.症状

(1)夜间的临床表现。①打鼾:是其主要症状,鼾声不规则,往往是鼾声-气流停止-喘气-鼾声交替出现,一般气流中断的时间为 10～30 秒,个别长达 2 分钟以上,此时患者可出现明显的发绀。②呼吸暂停:75% 的患者有呼吸暂停,呼吸暂停多随着喘气、憋醒或响亮的鼾声而终止。③憋醒:呼吸暂停后忽然憋醒,常伴有翻身,四肢不自主运动甚至抽搐,或忽然坐起,感觉心慌、胸闷等。④部分患者伴有多动不安、多汗、夜尿频繁,也有患者出现睡眠行为异常,如呓语、夜游、幻听等。

(2)白天的临床表现。①思睡或嗜睡为其最常见的症状,轻者表现为日间工作或学习时间困倦,严重时吃饭、与人谈话时即可入睡,甚至发生严重的后果。头晕、疲倦、乏力;②头痛常在清晨或夜间出现,隐痛多见,一般不剧烈,可持续1～2 小时;③烦躁、易激动、焦虑等,注意力不集中、精细操作能力下降、记忆力和判断力下降,症状严重时不能胜任工作,老年人可表现为痴呆。约有 10% 的患者可出现性欲减退,甚至阳痿。

(3)全身器官损害的表现。患者常以心血管系统异常表现为首发症状和体征,可以是高血压、动脉粥样硬化性心脏病的独立危险因素。可出现各种类型的心律失常、肺源性心脏病、呼吸衰竭、缺血性或出血性脑血管病等。

2.体征

多数患者较肥胖,部分患者可能有鼻甲肥大、鼻息肉、鼻中隔偏曲等。

(二)实验室及其他辅助检查

1.血常规检查及动脉血气分析

病程长,低氧血症严重者,血红细胞计数和血红蛋白可有不同程度增加。病情严重或已合并肺源性心脏病、呼吸衰竭者,可有低氧血症、高碳酸血症和呼吸性酸中毒。

2.多导睡眠图

多导睡眠图通过多导生理记录仪进行睡眠呼吸监测,是确诊睡眠呼吸暂停低通气综合征的主要手段,通过监测可确定病情严重程度并分型,及与其他睡眠疾病相鉴别,评价各种治疗手段对阻塞型睡眠呼吸暂停低通气综合征的疗效。可参照呼吸暂停低通气指数(apnea hypopnea index,AHI)及夜间最低动脉血氧饱和度(arterial oxygen saturation,SaO_2)对睡眠呼吸暂停低通气综合征病情严重程度进行分级,分级标准见下表(表 5-1),实践中多需要结合临床表现和并发症的发生情况综合评估。家庭或床边应用的便携式初筛仪也可作为阻塞型睡眠呼吸暂停低通气综合征的初步筛查。

表 5-1 睡眠呼吸暂停低通气综合征病情程度分级

病情分度	AHI(次/小时)	夜间最低 SaO_2(%)
轻度	5～15	85～90
中度	15～30	80～85
重度	＞30	＜80

3.胸部 X 线检查

患者可并发肺动脉高压、高血压、动脉粥样硬化性心脏病时,可有心影增大,肺动脉段突出等相应表现。

4.肺功能检查

患者可表现为限制性肺通气功能障碍,流速容量曲线的吸气部分平坦或出现凹陷。肺功能受损程度与血气改变不匹配提示阻塞型睡眠呼吸暂停低通气综合征的可能。

5.其他检查

头颅 X 线检查可以定量的了解颌面部异常的程度,鼻咽镜检查有助于评价上气道解剖异常的程度,对判断阻塞层面和程度及是否考虑手术治疗有帮助。

(三)诊断要点

1.临床诊断

根据患者典型的睡眠时打鼾伴呼吸不规律、白天嗜睡、身体肥胖、颈围粗及其他临床症状可作出临床初步诊断。

2.多导睡眠监测

多导睡眠监测是确诊睡眠呼吸暂停低通气综合征的"金标准",并能确定其类型及病情轻重。

3.其他辅助检查

对确诊的睡眠呼吸暂停低通气综合征常规进行耳鼻喉及口腔检查,了解有无局部解剖和发育异常、增生和肿瘤等。头颅、颈部X线照片、CT和MRI测定口咽横截面积,可作狭窄的定位判断。对部分患者可进行内分泌系统的测定。并除外其他病变。

四、鉴别诊断

(一)鼾症

睡眠时有明显的鼾声,规律而均匀,可有日间嗜睡、疲劳。多导睡眠监测检查AHI<5次/小时,睡眠低氧血症不明显。

(二)上气道阻力综合征

上气道阻力增加,多导睡眠监测检查反复出现α醒觉波,夜间微醒觉>10次/小时,睡眠连续性中断,有疲倦及白天嗜睡,可有或无明显鼾声,无呼吸暂停和低氧血症。食管压力测定可反映与胸腔内压力的变化及呼吸努力相关的觉醒。试验性无创通气治疗常可缓解症状。

(三)发作性睡病

发作性睡病是引起白日嗜睡的第二大病因,仅次于阻塞型睡眠呼吸暂停低通气综合征。主要表现为白天过度嗜睡、发作性猝倒、睡眠瘫痪和睡眠幻觉,多发生在青少年。除典型的猝倒症状外,主要诊断依据为多次小睡、睡眠潜伏时间试验时平均睡眠潜伏期<8分钟伴≥2次的异常快速眼动睡眠。鉴别时应注意询问家族史、发病年龄、主要症状及多导睡眠监测的结果,同时应注意该病与阻塞型睡眠呼吸暂停低通气综合征合并发生的机会也很多,临床上不可漏诊。少数有家族史。

五、治疗

（一）辨证论治

1.痰湿内阻,肺气壅滞

(1)证候特点:睡眠时打鼾,夜寐不实,时时憋醒,形体多肥胖,白天神疲乏力,兼有呕恶、痰白咳吐不利,不思饮食,头昏肢重。舌质淡红,苔白腻,脉象滑或濡。

(2)治法:健脾化痰,顺气开窍。

(3)方剂:二陈汤加减。法半夏、茯苓、白术、陈皮、郁金、石菖蒲、枳实、桔梗、厚朴、贝母、甘草,诸药合用,功可健脾化痰、顺气开窍。

(4)加减:寒痰较重,痰黏白如沫,怯寒背冷,加干姜、细辛、白芥子以温肺化痰;久病脾虚,加党参、白术;痰湿郁而化热,加黄芩、金荞麦、胆南星。

2.痰浊壅塞,气滞血瘀

(1)证候特点:睡眠时鼾声如雷鸣,夜寐不实,易憋气而醒,形体多肥胖,白天困倦乏力,嗜睡,健忘、胸闷,咳痰不爽,色白,头重如蒙,面色晦黯,肌肤甲错,或有紫斑,舌质黯紫或有瘀点,脉细涩。

(2)治法:理气化痰,活血开窍。

(3)方剂:涤痰汤合血府逐瘀汤加减。制南星、法半夏、枳实、茯苓、橘红、石菖蒲、竹茹、当归、地黄、桃仁、红花、桔梗、川芎、甘草。

(4)加减:若脾气亏虚,短气乏力,易出汗,加党参、黄芪、白术;痰郁化热,见痰黄或黏稠难咳,舌苔黄腻、脉滑,加黄芩、竹茹、海蛤壳。伴有头痛昏晕,耳聋面青者,还可以用通窍活血汤加减。

3.肺脾肾亏,痰瘀交阻

(1)证候特点:睡眠时有鼾声,夜寐不实,时时憋醒,白天嗜睡,痰白难咳,胸闷心慌,形寒汗出,眩晕健忘,腰膝酸软,伴小便频数或夜间遗尿,气短乏力,舌黯紫或有瘀斑,脉沉细无力或细涩。

(2)治法:益肾健脾,祛瘀除痰。

(3)方剂:金水六君煎加减。当归、熟地黄、陈皮、法半夏、茯苓、石菖蒲、地黄、桃仁、红花、桔梗、川芎、丹参、五味子、炙甘草。

(4)加减:若阴寒盛而嗽不愈者,加细辛;如肾阳虚明显,畏寒肢冷,五更泄泻,加山茱萸、肉豆蔻、补骨脂。

4.心肾亏虚,阳气不足

(1)证候特点:睡眠时打鼾,时断时续,鼾声不响,夜寐不实,易憋气而醒,白天表现为神疲懒言,嗜睡,睡不解乏,动则心悸汗出,身寒汗冷,胸闷气短,腰酸腿软,面色㿠白,夜尿多或遗尿,小便清长,舌淡体胖,苔白,脉沉。

(2)治法:补益心肾,温阳开窍。

(3)方剂:金匮肾气丸化裁。熟附子(先煎)、熟地黄、山茱萸、牡丹皮、怀山药、茯苓、泽泻、怀牛膝、远志、麦冬、桔梗、黄芪、党参、肉桂。

(4)加减:若阴虚内热,可改用知柏地黄丸化裁;夹瘀血者,加丹参、赤芍、川芎、红花。

5.肺系伏邪,痰浊闭阻

(1)证候特点:睡眠打鼾,鼻塞迫使张口呼吸,或鼻中赘生肉瘤,闭塞孔窍,气不宣通,致睡眠表浅,易醒,或睡眠中呼吸暂停。可有流涕咳痰,嗅觉减退,夜尿频多,心悸头痛,耳鸣、胸闷和听力减退,口唇肢端青紫,白天乏力倦怠,舌质红或紫黯,舌苔厚,或厚腻,脉沉或滑。

(2)治法:宣肺利窍,化痰解郁。

(3)方剂:辛夷散合芎芷石膏汤加减。辛夷、白芷、川芎、羌活、藁本、防风、木通、升麻、细辛。

(4)加减:痰热者加菊花、连翘、黄芩;鼻塞重加路路通;夹瘀者加桃仁、红花;心悸头痛者可以加生龙骨、生牡蛎、石决明、芍药;夜尿多加桑椹子、桑螵蛸。

(二)其他治疗

1.中成药

(1)金匮肾气丸:温而不燥,滋而不腻,振奋肾阳,恢复气化。主治肾阳亏虚的鼾证。每次6 g,每天2次。

(2)安宫牛黄丸:清热开窍、豁痰解毒,主治痰热闭窍的鼾证,治疗轻中度阻塞性睡眠呼吸暂停低通气综合征。口服,一次1丸,一日1次。

(3)百令胶囊:补益肺肾,秘精益气。用于肺肾两虚,精气不足,久咳虚喘。口服,每次5~10粒,每日3次。

(4)金水宝:补益肺肾,秘精益气。用于肺肾两虚,精气不足,久咳虚喘。口服,每次3粒,每日3次。

(5)六君子丸:健脾理气,增加化痰,主治痰浊阻滞的鼾证。

(6)六味地黄丸:滋阴补肾,用于阴虚偏重的鼾证。

2.针灸疗法

针刺具有健脾化痰、疏通经络、调理气机等作用的穴位可以治疗阻塞型睡眠呼吸暂停低通气综合征,针刺足三里、丰隆、阴陵泉、四神聪治疗脾虚湿困痰湿内阻患者,配穴根据鼾症不同症型取穴。留针 30 分钟,每 5 分钟行针 1 次,每日 1 次,可有效改善症状。

3.推拿疗法

(1)拿揉两侧胸锁乳突肌,揉、一指禅推两侧骶棘肌及斜方肌,重点按揉天鼎、中府、缺盆、水突等穴,配合拿肩井、风池、少冲。

(2)揉、一指禅推两侧腰背部足太阳膀胱经、督脉,点揉肺俞、天柱等穴。

(3)两拇指沿两侧肋缘分推数次,两拇指交替分推上脘、中脘、下脘数次,按揉膻中、上脘、中脘等穴。

4.中药鼻腔冲洗疗法

针对感染性因素导致鼻窦炎、鼻息肉、腺样体肥大等造成的鼻咽腔狭窄进行中药鼻腔冲洗治疗,克服了口服或静脉使用抗生素局部吸收利用率低,局部外用抗生素易产生耐药性的不足。患者依从性好,见效快,不良反应小,远期疗效好。尤其对鼻窦炎、鼻息肉效果显著,可以使大多数患者鼻鼾减轻或消失,免除手术和使用呼吸机之苦,对手术后患者的康复也非常有效,中医特色突出,优势明显。常用药物:0.9%氯化钠注射液 500 mL,加入双黄连冻干粉剂 1.8～2.4 g,每日 1 次,鼻腔冲洗。

第十三节　肺　癌

一、定义

原发性支气管肺癌简称肺癌,为起源于支气管黏膜或腺体的恶性肿瘤。其临床表现主要以咳嗽、胸痛、气急为主,咳痰或稀或稠,甚则咳痰带血或为血痰。其发病率和病死率都有明显增高的趋势,死于癌症的男性患者中肺癌居于首位。

根据本病的临床表现,肺癌属于中医学的"肺积""息贲""肺痿""肺痈""咳嗽""咯血""胸痛""悬饮"等范畴。

二、病因病机

(一)六淫邪毒

外感六淫之邪,或工业废气、石棉、煤焦烟炱、放射性物质等邪毒之气入侵,若正气不能抗邪,则致客邪久留,脏腑气血阴阳失调,而致气滞、血瘀、痰浊、热毒等病变,久则可形成结块。

(二)七情怫郁

情志不遂,气机郁结,久则导致气滞血瘀,或气不布津,久则津凝为痰,血瘀、痰浊互结,渐而成块。

(三)饮食失调

嗜好烟酒、辛辣、腌炸、烧烤,损伤脾胃,脾失健运,正气亏虚,气虚血瘀。或正气亏虚,易感外邪,或易致客邪久留。另一方面,脾失健运,不能升清降浊,输布运化水湿,则痰湿内生,阻遏气血脉络,渐成积块。

(四)宿有旧疾

机体脏腑阴阳的偏盛偏衰,气血功能紊乱,如治不得法或失于调养,病邪久羁,损伤正气,或正气本虚,祛邪无力,加重或诱发气、痰、食、湿、水、血等凝结阻滞体内,邪气壅结成块。

(五)久病伤正、年老体衰

正气内虚,脏腑阴阳气血失调,是罹患癌症的主要病理基础。久病体衰,正气亏虚,气虚血瘀;或生活失于调摄,劳累过度,气阴耗伤,外邪每易乘虚而入,客邪留滞不去,气机不畅,终致血行瘀滞,结而成块。

三、诊断

(一)临床表现

1.症状

(1)由原发肿瘤引起的症状。①咳嗽:为常见的早期症状,多为刺激性干咳。中央气道肿物引起气道狭窄,可出现持续性、高调金属音咳嗽。肺泡癌患者常有的特点是大量黏液痰。②咯血:21%以上的患者有咯血,多为痰中带血或间断血痰,少数因侵蚀大血管出现大咯血。③其他:肿瘤导致较大气道阻塞,或合并感染,患者可出现胸闷、气短、胸痛和发热等。

(2)肿瘤在胸腔内扩展所致的症状。①胸痛:肿瘤直接侵犯胸膜、肋骨或胸壁,导致胸痛。如肿瘤侵犯胸膜,则产生不规则的钝痛或隐痛;肿瘤压迫肋间神经,胸痛可累及其分布区。②上腔静脉综合征:肿瘤压迫上腔静脉或出现的腔内瘤栓阻塞,表现为颜面、颈部、上肢水肿,颈静脉怒张,胸前部瘀血及静脉曲张,可伴头晕、头痛。③吞咽困难:肿瘤侵犯或压迫食管,引起吞咽困难。④呛咳:气管食管瘘或喉返神经麻痹引起饮水或进食流质食物时呛咳。⑤声音嘶哑:肿瘤直接压迫或转移致淋巴结压迫喉返神经(多为左侧)时出现。⑥Horner综合征:位于肺上尖部的肺癌称为肺上沟癌,当压迫颈 8、胸 1 交感神经干,出现典型的

Horner 综合征,患侧眼睑下垂、瞳孔缩小、眼球内陷、同侧颜面部与胸壁无汗或少汗;侵犯臂丛神经时出现局部疼痛、肩关节活动受限,称为 Pancoast 综合征。⑦肺部感染:由于肿瘤阻塞气道,导致在肺内同一部位反复发生的炎症,亦称作阻塞性肺炎。

(3)肿瘤肺外转移引起的症状。①转移至淋巴结:锁骨上、颈部淋巴结转移,质地坚硬,逐渐增大、增多、融合,多无痛感。②转移至胸膜:引起胸痛、胸腔积液,胸腔积液多为血性。③转移至骨:较隐匿,仅 1/3 有局部症状,如疼痛、病理性骨折。当转移至脊柱压迫脊髓神经根时,疼痛为持续性且夜间加重。脊髓内转移可于短时间内迅速出现不可逆的截瘫综合征。④转移至脑:可造成颅内高压,出现头痛、恶心、呕吐的症状。或因占位效应导致复视、共济失调、脑神经麻痹、一侧肢体无力甚至偏瘫。⑤转移至心包:可出现心包积液,甚至出现心脏压塞的表现,如呼吸困难,平卧时明显,颈静脉怒张,血压降低,脉压差缩小,体循环瘀血,尿量减少等。⑥转移至肾上腺、肝脏等部位:引起局部周围脏器功能紊乱并出现相应症状。

(4)肿瘤肺外表现及全身症状。①类癌综合征:因 5-羟色胺等高分化神经内分泌肿瘤产生的活性物质分泌过多导致哮喘样呼吸困难、阵发性心动过速、水样腹泻、皮肤潮红。②Eaton-Lambert 综合征:即肿瘤引起的肌无力综合征。③抗利尿激素分泌异常综合征:表现为稀释性低钠血症、食欲欠佳、恶心、呕吐、乏力、嗜睡,甚至定向力障碍。④肺性肥大性骨关节病:多侵犯上、下肢长骨远端,杵状指,指端疼痛。⑤库欣综合征:肿瘤分泌促肾上腺皮质激素样物质,脂肪重新分布等。

2.体征

(1)多数肺癌患者无明显相关阳性体征。

(2)患者出现原因不明,久治不愈的肺外征象,如杵状指(趾)、非游走性肺性关节疼痛、男性乳腺增生、皮肤黝黑或皮肌炎、共济失调、静脉炎等。要考虑肺癌的可能。

(3)临床表现高度可疑肺癌的患者,体检发现声带麻痹、上腔静脉阻塞综合征、Horner 征、Pancoast 综合征等提示局部侵犯及转移的可能。

(4)临床表现高度可疑肺癌的患者,体检发现肝大伴有结节、皮下结节、锁骨上窝淋巴结肿大等提示远处转移的可能。

(二)实验室及其他辅助检查

1.血常规检查

早期无明显异常,晚期伴有全血细胞减少。

2.胸部 X 线检查

胸部 X 线检查包括正位、侧位胸部摄片。

3.CT 检查

CT 检查可了解纵隔、肺门淋巴结有无肿大,为分期提供重要证据,对小细胞肺癌更为重要。

4.痰脱落细胞检查

这种方法是简单、无创伤且有效的早期诊断方法之一。

5.胸腔积液检查

癌性胸腔积液早期往往为浆液性渗出液,透明,淡黄色,逐渐变为血性。如果每立方毫米胸腔积液中红细胞数＞10 万,而又无损伤存在,则癌性胸腔积液的可能性较大,进行多次病理检查,阳性率会明显提高。

6.支气管纤维镜检查

支气管纤维镜检查对中央型肺癌诊断很有帮助。也可以摘除可疑的组织做病理检查。也可吸取痰液做脱落细胞学检查。

7.活体组织检查

活体组织检查以经皮肺活体组织检查常用,特别是紧靠胸壁的肺部肿瘤,以判断肿瘤的性质。

8.放射性核素检查

放射性核素及其标记化合物对疾病诊断有一定帮助。

(三)诊断要点

(1)具有三大高危因素(男性、年龄＞45 岁和吸烟＞400 支/年)者,长期或反复呛咳、干咳或咳而痰中带血、反复发生的同一部位的肺炎(特别是段性肺炎),X 线检查出现局限性肺气肿、叶性肺不张,经抗感染治疗无明显好转者,应考虑肺癌的可能。

(2)原因不明的肺脓肿,抗感染治疗效果不显著者,应考虑肺癌的可能。

(3)原因不明的胸腔积液,反复抽吸不净,胸腔积液或呈血性者,抗结核治疗无效,应考虑肺癌的可能。

(4)通过胸部 X 线检查发现肺癌的直接和间接征象。

(5)通过痰脱落细胞、纤维支气管镜检查及活体组织检查等发现病理学证据是肺癌诊断的"金指标"。

四、鉴别诊断

(一)肺结核

肺结核有咳嗽、痰血、胸痛、潮热等症状,经痰结核菌检查阳性,抗结核治疗有效。

(二)肺炎

肺炎一般发病较快,全身症状比较明显,经抗菌治疗后,症状消失和病变吸收也较快。

此外,还应与肺脓肿、肺炎性假瘤、纵隔肿瘤、支气管囊肿和肺动静脉瘤等加以鉴别。

五、治疗

(一)辨证论治

1.痰湿蕴肺

(1)证候特点:咳嗽频繁,咳声重浊,痰色白呈清涎状,伴腹胀纳差,胸闷,肢体困重,舌质胖淡,或边有齿痕,苔白厚而腻,脉弦滑。

(2)治法:健脾化痰祛湿。

(3)方剂:二陈汤加减。陈皮、茯苓、半夏、甘草、土茯苓、蜂房。

2.肺热阴虚

(1)证候特点:干咳,无痰或痰少而黏稠,或痰中带血,血色鲜红,伴胸痛气短,心烦少寐,低热盗汗,口干口渴,咽干声哑,舌质红,苔薄黄,脉细数。

(2)治法:养阴润肺。

(3)方剂:沙参麦冬汤加减。沙参、麦冬、半夏、猪苓、半枝莲。

3.饮停胸胁

(1)证候特点:胸胁胀闷不适,呼吸短促,甚者咳逆气喘不能平卧,胸廓隆起,喉中有瘙痒感,痰多,舌淡红,苔薄白或白腻,脉沉弦或弦滑。

(2)治法:攻逐水饮。

(3)方剂:十枣汤加减。甘遂、芫花、大枣、泽泻。

4.脾肺气虚

(1)证候特点:咳喘无力,胸闷气短,咳痰清稀,色白量多,食欲不振,腹胀便溏,声低懒言,倦息困乏,面色㿠白,舌淡红,苔白,脉虚弱。

(2)治法:健脾补气。

(3)方剂:参苓白术散加减。人参、茯苓、白术、怀山药、甘草、砂仁、桔梗、莲子、薏苡仁、扁豆、大枣。

5.肺肾两虚

(1)证候特点:咳喘乏力,动则喘促,呼多吸少,咳痰无力,语声低微,腰膝酸软无力,形寒肢冷,夜尿频数,性功能减退,脉沉无力。

(2)治法:补肾纳气,益肺平喘。

(3)方剂:平喘固本汤加减。党参、五味子、冬虫夏草、核桃肉、沉香、灵磁石、紫苏子、款冬花、法半夏、橘红。

(二)其他治疗

1.中成药

(1)鹤蟾片:每次 4 片,每日 3 次,连服 30 天。

(2)猪苓多糖注射液:每次 2 支(4 mL),肌内注射,每日或隔日 1 次,15 次为一疗程。

(3)鸦胆子油乳注射液:每次 1 瓶,每日 1 次,静脉滴注,15 天为一疗程。

2.针灸疗法

(1)体针:①针刺风门、肺俞、心俞、天泉、膏肓、中府、尺泽、腹中以及癌痛压痛点。配穴取列缺、内关、足三里。耳穴取上肺、下肺、心、大肠、肾上腺、内分泌、鼻、咽部、胸等。补泻兼施,每日 1 次,每次留针 20～30 分钟。适用于各期肺癌者。针刺治疗时可配合汤药同时治疗。②针刺定喘、风门、肺俞、列缺、合谷等穴,宣肺降逆止咳平喘。痰多配太渊、丰隆、足三里等穴,化气、健脾、除痰。平补平泻法。适用于肺癌患者咳嗽喘促者。

(2)穴位敷贴:山奈、乳香、没药、大黄、姜黄、栀子、白芷、黄芩各 20 g,小茴香、公丁香、赤芍、木香、黄柏各 15 g,蓖麻仁 20 粒。上药共研细末,取鸡蛋清(或蜂蜜)适量,混合拌匀成糊状。肺癌敷乳根穴。痛剧者 6 小时换药 1 次,痛轻者 12 小时更换 1 次。可持续使用至疼痛缓解或消失。

(3)穴位注射:针刺百会、内关、胸区、风门、肺俞、定喘及丰隆突,每日或隔日 1 次,连续治疗 15 天为一疗程,休息 3～5 天,再开始下一疗程。适用于肺癌等晚期恶性肿瘤疼痛者。

(4)穴位封闭:在用止痛药无效时可使用本方法。取穴:足三里(双侧),让患者正坐垂足,从外膝眼下量 3 寸,胫骨外侧 1 寸处取穴。在无菌操作下用 5 mL注射器抽吸维生素 K3 注射液 8 mg,让患者取坐位(或仰卧位),选准穴位,局部皮肤常规用碘酒、乙醇消毒后,直刺进针,待患者有酸、麻、胀感时,快速将药液注入,两侧穴各一半,每日1次,3次为一疗程。间隔2天,再进行下一疗程。能有效缓解肺癌引起的疼痛。

第十四节 呼 吸 衰 竭

一、定义

呼吸衰竭是指各种原因引起的肺通气和/或换气功能严重障碍,以致在静息状态下亦不能维持足够的气体交换,导致低氧血症伴或不伴高碳酸血症,进而引起一系列病理生理改变和相应临床表现的综合征。其临床表现缺乏特异性,明确诊断有赖于动脉血气分析:在海平面、静息状态、呼吸空气条件下,动脉血氧分压<8.0 kPa,伴或不伴动脉二氧化碳分压>6.7 kPa,并排除心内解剖分流和原发于心排出量降低等因素,可诊为呼吸衰竭。

呼吸衰竭在临床上可分为急性与慢性两类。急性呼吸衰竭多见于突然发生的气道梗阻、神经肌肉损伤、胸廓病变及急性呼吸窘迫综合征等原因,特点是起病急骤,病情发展迅速,需要及时抢救才可挽救生命。慢性呼吸衰竭多继发于慢性呼吸系统疾病,尤其是慢性阻塞性肺疾病。慢性呼吸衰竭起病徐缓,病程漫长,机体有一定的代偿能力,但一旦有呼吸道感染,加重呼吸功能负担,即可出现危重症状。本章主要讨论慢性呼吸衰竭。

中医学无呼吸衰竭这一病名,但对其症状的描述却可上溯至先秦时代。呼吸衰竭的患者多以呼吸困难为主症,轻则呼吸费力,重则呼吸窘迫,属"喘证""痰饮""肺胀""心悸""水肿""惊厥""闭证""脱证"等多种危重症范畴,常表现为喘、厥、痉、闭、脱等特点。

二、病因病机

(一)肺脾肾虚

肺脾肾虚为发生慢性呼吸衰竭的重要病理基础,具体表现在三方面。

(1)久咳久喘、久患痨瘵、肺胀,或痰饮久羁,或水饮内停,皆能进一步伤及肺气,肺气虚衰,气失所主,而发生喘促。气不得续,肺气不足,血行不畅,又可导致气虚血瘀,而发生心悸气短,面唇青紫等症。

(2)脾虚失运,聚湿生痰,上凌于肺,或久咳、久喘,肺病不愈,影响及脾,脾虚失运,酿湿生痰,上干于肺,肺为痰壅,不得肃降,均可出现喘促、发绀等症。

(3)肺脾久病不愈,穷必及肾,肾虚不能制水,则水湿停聚而成痰饮,痰饮上泛于肺,肺气肃降不利,上逆而作喘。肾司气之摄纳,肾元不固,摄纳失常,则气不归元,上逆于肺,而发为喘促,动则加重,且呼多吸少。

(二)感受外邪

复感外邪是本病反复发作的主要原因。尤其是风寒或湿热之邪。肺虚病久,卫外不固,则邪易乘袭,邪犯于肺则肺气更伤,促使病情恶化。《诸病源候论·咳逆短气候》明确指出:肺胀为"肺本虚,气为不足,复为外邪所乘,壅否不能宣畅,故咳逆短乏气也。"并有"肺虚为微寒所伤,肺虚为微热所客"等不同。同时外感势必触动内伏之痰浊,而致内外合邪,同气相召,互为关联影响,如寒痰蕴肺者易为风寒所乘,痰热郁肺者易为风热所伤;或见外寒内热、寒痰热化等错杂演变情况。从邪正的关系而言,寒痰易伤阳气,痰热易伤阴津;而阳气虚者外邪易从寒化,阴虚者外邪易于热化。

(三)痰瘀伏肺

肺系疾病日久不愈,正气虚衰。肺气亏虚,肺主治节失司,水道失于通调而聚湿为痰,脾气虚衰,水谷精微不化其津壅滞生痰,肾气虚弱,气化不利,水湿上泛而为痰饮。痰饮日久,聚于贮痰之器,肺络受阻,血行不畅,瘀渐生成,加之气为血帅,气虚则血运无力,肺虚不能助心行血,血行不利而成瘀。瘀血阻滞气机,气化不利,则进一步加重痰饮的形成,且瘀阻血脉,血不利直接化为水,故痰瘀互为因果,是外邪侵袭人体后肺源性心脏病发展过程中形成的病理产物,同时二者又作用于人体,加速疾病的发展。其中痰浊蕴结于肺而致心血瘀阻,痰瘀互结,是本病的关键。痰瘀伏肺是内邪,风寒外袭是外邪,内外合邪造成肺气大伤,而出现诸多症状。因而痰瘀伏肺是肺源性心脏病心力衰竭的基本病机。

三、诊断

(一)临床表现

1.症状

(1)呼吸困难:是最早出现的临床症状,随疾病的进展而加重,可有呼吸频率、节律和幅度的改变。辅助呼吸肌参与时可见"三凹征"。中枢性疾病或中枢神经抑制性药物所致的呼吸衰竭,表现为呼吸节律改变,如潮式呼吸、比奥呼吸等。慢性呼吸衰竭的呼吸困难,稳定期表现为呼吸费力伴呼气延长;急性期发展成浅快呼吸,并发 CO_2 潴留时,患者呼吸转为浅慢呼吸或潮式呼吸。

(2)发绀:是缺氧的典型表现。当动脉血氧饱和度低于 90% 时,则出现口唇、指甲等处发绀。另应注意,发绀还受还原型血红蛋白含量、是否贫血、末梢循环情况、皮肤色素及心功能等的影响。

(3)精神神经症状:急性缺氧可出现精神错乱、狂躁、昏迷、抽搐等症状。CO_2潴留主要表现为中枢神经系统抑制症状如嗜睡、淡漠、扑翼样震颤等。慢性呼吸衰竭CO_2潴留的发展相对缓慢,患者表现为先兴奋后抑制现象。兴奋症状包括烦躁、失眠、夜间躁动而白天嗜睡(黑白颠倒现象)等,此时切忌使用镇静或催眠药物,以免诱发肺性脑病。动脉二氧化碳分压>10.7 kPa 时,患者出现表情呆滞、精神错乱甚或嗜睡;动脉二氧化碳分压>16.0 kPa 时,患者进入昏迷。但临床上急性发病,短期内出现CO_2潴留,症状相对较重;慢性呼吸衰竭致CO_2潴留并上升,症状相对较轻。

(4)循环系统表现:多数患者有心动过速。慢性呼吸衰竭CO_2潴留使皮肤温暖、红润、多汗、血压升高、脉搏洪大;还可因脑血管扩张产生搏动性头痛。严重低氧血症、酸中毒可导致心排血量减少、血压下降、心律失常等。

(5)消化和泌尿系统表现:严重缺氧可致细胞变性坏死。导致血清谷丙转氨酶与血浆尿素氮升高;个别病例可出现尿蛋白、红细胞和管型,严重者可出现急性肾衰竭。缺氧和CO_2潴留可导致胃肠道黏膜充血、水肿或应激性溃疡,引起上消化道出血。

2.体征

(1)呼吸衰竭的体征:患者神智的改变,呼吸节律、频率和幅度的改变,是否端坐呼吸、张口呼吸和/或三凹征,有无发绀等。

(2)基础疾病的体征:慢性阻塞性肺疾病患者多有桶状胸;支气管哮喘患者两肺可闻及哮鸣音等。

(3)并发症的体征:合并肺部感染时,可闻及湿性啰音;并发气胸时,一侧胸廓饱满,呼吸音低下或消失;此外,如并发肺性脑病、心力衰竭、消化道出血等均可出现相应体征。

(二)实验室及其他辅助检查

1.动脉血气分析

动脉血气分析对于判断呼吸衰竭和酸碱失衡的严重程度及指导治疗具有重要意义。pH 可反映机体的代偿状况,有助于对急性或慢性呼吸衰竭加以鉴别。当动脉二氧化碳分压升高、pH 正常时,称为代偿性呼吸性酸中毒;若动脉二氧化碳分压升高、pH<7.35,则称为失代偿性呼吸性酸中毒。需要指出,由于血气受年龄、海拔高度、氧疗等多种因素的影响,在具体分析时一定要结合临床情况。

2.肺功能检测

尽管在某些重症患者，肺功能检测受到限制，但通过肺功能的检测能判断通气功能障碍的性质（阻塞性、限制性或混合性）及是否合并有换气功能障碍，并对通气和换气功能障碍的严重程度进行判断。而呼吸肌功能测试能够提示呼吸肌无力的原因和严重程度。

3.影像学检查

影像学检查包括胸部 X 线、胸部 CT 和放射性核素肺通气/灌注扫描、肺血管造影等。

4.纤维支气管镜检查

对于明确气道疾病和获取病理学证据具有重要意义。

(三)诊断要点

在海平面大气压下，于静息条件下呼吸室内空气，并排除心内解剖分流和原发于心排血量降低等情况后，动脉血氧分压<8.0 kPa，或伴有动脉二氧化碳分压>6.7 kPa），可以诊断。呼吸衰竭的确诊主要靠动脉血气分析，并结合病史、症状和体征。

四、鉴别诊断

(一)心源性呼吸困难

左心衰竭引起的呼吸困难是由于心排血量减少，左心室舒张末期压增高继而引起左房压、肺静脉压和肺毛细血管楔嵌压升高，造成肺循环瘀血的结果，按其渐进性严重程度，表现为劳力性呼吸困难、端坐呼吸、夜间阵发性呼吸困难、心源性哮喘和急性肺水肿。可伴有咳嗽、咳痰等肺泡和支气管黏膜瘀血症状，亦伴有疲乏无力、头昏、心动过速等心排血量降低为主的症状。查体心界增大，心率增快，心尖区可听到舒张期奔马率。急性肺水肿时，咳粉红色泡沫痰，二肺可闻及大、中水泡音。

呼吸衰竭引起的呼吸困难，特别是慢性阻塞性肺疾病引起的呼吸困难，多可以平卧，患者由平卧位坐起后，呼吸困难并无改善，心率可以不快，二肺多细湿性啰音和干性啰音，心电图可有肺心的相应变化，血气分析有低氧血症和/或 CO_2 潴留的表现。急性呼吸困难应鉴别究竟是心源性呼吸困难，还是肺源性呼吸困难，亦可测呼气流速峰值，充血性心力衰竭为 224±82 L/min，慢性肺疾病为 108±49 L/min，敏感性 0.78，特异性 0.87，阳性预计值 0.82。

(二)重症自发性气胸

重症自发性气胸继发于基础肺部病变，尤其慢性阻塞性肺疾病患者合并自发性气胸,或者张力性气胸患者亦有呼吸困难,患者紧张,胸闷,甚至心率快,心律失常,强迫坐位,发绀,大汗,意识不清,甚至有低氧血症和CO_2潴留,但气胸患者常突然发作,伴有一侧胸痛,患者可有胸部隆起,呼吸运动和语颤减弱,叩诊鼓音,听诊呼吸音减弱或消失。X线显示气胸征是确诊依据。

(三)重症代谢性酸中毒

重症代谢性酸中毒,尤其是急性代谢性酸中毒时出现深大呼吸,应和呼吸衰竭引起的呼吸困难鉴别。患者可有恶心、呕吐、食欲不振、烦躁不安等表现,甚至精神恍惚、嗜睡、昏迷。代谢性酸中毒时常伴有原发病的其他表现,如糖尿病酮症呼气有烂苹果味;尿毒症者有尿味;失水者皮肤黏膜干燥等。确诊应依靠血气分析,其pH降低,动脉二氧化碳分压降低,实际碳酸氢盐减少,实际碳酸氢根小于实际碳酸氢盐,碱剩余负值增大。

五、治疗

(一)辨证论治

1.热毒犯肺

(1)证候特点:喘促胸闷,活动后气短,高热面赤,咽痛口渴,咳声重浊,汗出不畏寒,痰黏难咳,痰居胸中,痰稠黄绿,或咽痛,或发热,或便干,或大便稀薄,或痰中带血,或高热神昏。舌红,苔黄,脉数有力。

(2)治法:清热利咽、宣肺化痰。

(3)方剂:肺咳方加减。炙麻黄、杏仁、法半夏、橘红、茯苓、瓜蒌皮、浙贝母、木蝴蝶、金荞麦、生石膏、甘草。

(4)加减:全方功可清热利咽、宣肺化痰。咽痛者加射干;发热者加柴胡、黄芩各;便干者去瓜蒌皮、加瓜蒌仁;大便稀薄者加葛根;痰中带血者加仙鹤草;高热神昏者加安宫牛黄丸以豁痰清心开窍。

2.痰瘀阻肺

(1)证候特点:喘促气逆,发绀,咳嗽胸满胀闷,痰多色白黏腻,或呈泡沫,短气喘息,不能平卧,稍劳即甚,喉间痰鸣,神志恍惚,或嗜睡,或抽搐,舌质黯或紫黯,苔浊腻,脉滑或滑数。

(2)治法:涤痰祛瘀,开窍醒神。

(3)方剂:燥湿邪肺咳方加减。法半夏、陈皮、石菖蒲、炙麻黄、杏仁、荆芥、枳壳、胆南星、天竺黄、瓜蒌皮、前胡、郁金、三七、甘草。诸药合用,功可涤痰祛瘀,开窍醒神。

(4)加减:大便稀薄者加葛根;痰黄量多者加鱼腥草、浙贝母;痰瘀化热,蒙闭心窍,发热昏迷者加安宫牛黄丸以豁痰清心开窍;化火动风,抽搐者加山羊角或羚羊角、僵蚕、全蝎以凉肝熄风止痉。

3.水凌心肺

(1)证候特点:喘咳气逆倚息难以平卧,心悸,咳痰稀白,面目肢体浮肿,怯寒肢冷,小便量少,面唇青紫,舌胖黯,苔白滑,脉沉细。

(2)治法:温阳利水,泻壅平喘。

(3)方剂:真武汤合五苓散。附子、茯苓、白术、白芍、生姜、泽泻、桂枝、猪苓。诸药合用,功可温阳利水,泻壅平喘。

(4)加减:血瘀甚者加三七、丹参;气虚者加黄芪、党参。肿势盛者加茯苓、葶苈子;发绀明显者加泽兰、红花、桃仁。

4.喘脱症

(1)证候特点:喘促加剧,呼吸时停时续,神志不清,胸高气促,喉间鼾音,大汗淋漓,四肢厥逆,脉微细欲绝。

(2)治法:扶阳固脱,降逆平喘。

(3)方剂:参附汤送服黑锡丹。人参、附子。黑锡丹镇摄浮阳,降逆平喘。全方功可扶阳固脱,降逆平喘。为气衰微欲脱之要方。

(4)加减:口干舌红,脉沉细者,人参改用西洋参并加山茱萸;神志不清者加丹参、远志、石菖蒲;汗多者加煅龙骨、煅牡蛎。

(二)其他治疗

1.中成药

(1)竹沥膏:每日 2 次,每次 20 mL,口服。

(2)黑锡丹:每次 10 g,每日 1 次,适用于肾阳虚衰患者。

(3)消咳喘片:每次 10 g,每日 3 次,适用于喘促,呼吸困难为主要表现者。

(4)蛇胆川贝液:每次 1 支,每日 3 次,适用于咳、喘、痰多患者。

(5)补肾防喘片:每次 4～6 片,每日 3 次,适用于喘促,胸闷患者。

(6)六神丸:每次 20 粒口服或鼻饲,每日 3 次,用于急性喘促、痰多患者。

(7)苏合香丸:每次 1～3 丸水调鼻饲,每 4～6 小时 1 次,对晚期呼吸衰竭亦有一定作用。

(8)生脉散:生脉散浓煎 100 mL 频服,亦可改善呼吸衰竭的通气。

2.针灸疗法

(1)体针:取足三里、人中、肺俞、会阴等穴,中强刺激,反复施针。

(2)穴位敷贴:应用白芥子(炒)、甘遂、元胡、细辛等药研面,用生姜汁调涂背部肺俞、心俞、膈俞穴位上,暑伏当天贴 1 次,二、三伏各贴 1 次,每次贴 4～6 小时,可改善咳、痰、喘症状。

(3)穴位注射。①洛贝林 3 mg 注射曲池,两侧可交替注射一次。②盐酸二甲弗林 8 mg 注射足三里或三阴交,两侧可交替注射一次。③醒脑静注射液 1～2 mL 注射于膻中、曲池、中府、肺俞、足三里、双侧穴位可交替注射 1 次。

参考文献

[1] 顺民,彭立生.呼吸系统疾病中医特色疗法[M].北京:人民卫生出版社,2018.

[2] 王玉光,史锁芳.中医内科学-呼吸分册[M].北京:人民卫生出版社,2020.

[3] 林天东,胡世平,韩振蕴,等.呼吸系统疾病中医特色外治206法[M].北京:中国医药科学技术出版社,2021.

[4] 李建生,龙旭阳.肺病方剂学[M].北京:中国中医药出版社,2020.

[5] 蔡柏蔷,瞿介明,陈如冲,等.呼吸病学[M].北京:人民卫生出版社,2022.

[6] 武蕾,刘化峰,霍玉贤,等.呼吸内科中西医诊疗学[M].北京:科学技术文献出版社,2018.

[7] 王玉,蔡鸿彦.实用中西医结合肺病学[M].北京:中医古籍出版社,2020.

[8] 刘玮.现代内科学诊疗要点[M].北京:中国纺织出版社,2022.

[9] 金海浩.现代中医呼吸病学[M].长春:吉林科学技术出版社,2019.

[10] 梁蓉,黄亚渝.内科学[M].北京:中国医药科技出版社,2019.

[11] 宋安全.呼吸系统疾病诊断及临床治疗[M].长春:吉林科学技术出版社,2022.

[12] 高庆森,秦夫春,杨红燕.临床内科学诊断与治疗[M].哈尔滨:黑龙江科学技术出版社,2022.

[13] 程丰清,曾凡叶,赵素斌.内科学[M].北京:中国医药科技出版社,2019.

[14] 许建中,苗青,张文江.许建中呼吸病诊治精要[M].北京:北京科学技术出版社,2021.

[15] 潘俊辉,王鹏,喻清和.邱志楠平治肺病学[M].广州:广东高等教育出版社,2021.

[16] 吴海良.现代中西医结合呼吸内科学[M].北京:金盾出版社,2020.

[17] 侯栋.实用呼吸病诊疗精要[M].长春:吉林科学技术出版社,2020.

[18] 张伟.张伟中医肺病学[M].济南:山东科学技术出版社,2019.

[19] 顾文超.实用临床呼吸内科学[M].天津:天津科学技术出版社,2020.

[20] 孙久银.临床大内科常见疾病诊治[M].沈阳:沈阳出版社,2020.

[21] 倪青,王祥生.实用现代中医内科学[M].北京:中国科学技术出版社,2019.

[22] 刘荣奎.肺热论及肺病记忆论[M].济南:山东科学技术出版社,2019.

[23] 王秋林,朱晓魏.新编内科学临床精粹[M].长春:吉林科学技术出版社,2019.

[24] 张洪涛.实用呼吸内科学[M].长春:吉林科学技术出版社,2018.

[25] 徐燕燕.精编内科学[M].天津:天津科学技术出版社,2018.

[26] 王肖龙.内科学[M].上海:上海科学技术出版社,2020.

[27] 刘琳.现代内科学基础与临床[M].昆明:云南科技出版社,2018.

[28] 苏小军.新编中医内科学[M].上海:上海交通大学出版社,2018.

[29] 李建生,蔡永敏.中医经典肺病学[M].北京:科学出版社,2021.

[30] 郭桂珍.实用临床中西医结合内科学[M].西安:西安交通大学出版社,2018.

[31] 张群.中医肺系疾病诊疗辑要与特色疗法[M].北京:科学技术文献出版社,2021.

[32] 王韬,宋秀明.肺炎诊断与治疗[M].上海:上海科学技术文献出版社,2020.

[33] 孟爱宏.慢性阻塞性肺疾病基础与临床[M].北京:科学技术文献出版社,2019.

[34] 钱卫斌.现代肺系疾病辨证精要[M].汕头:汕头大学出版社,2019.

[35] 曹春阳,田苗,张福利.基于络病理论治疗间质性肺病临床经验探析[J].辽宁中医药大学学报,2023,25(2):145-148.

[36] 黄顺艳,肖婧,许金森.针灸从阳明治肺病的可行性探析[J].中国民族民间医药,2022,31(2):14-17.

[37] 苏炳伟.中医治疗急性加重期慢性阻塞性肺气肿的疗效观察[J].中国医药指南,2020,18(31):7-9.

[38] 杨皓博,周铭晗,范文涛.基于中医传承辅助平台与网络药理学探析中医治疗肺炎的组方配伍规律及作用机制[J].中医药导报,2022,28(4):90-96.

[39] 王丹,殷璀颖,蔡莉娟.中药穴位贴敷联合耳穴贴压治疗慢性阻塞性肺疾病急性加重期痰浊阻肺证临床研究[J].新中医,2023,55(8):193-197.